PATRIC HEIZMANN | SEBASTIAN BENTHE

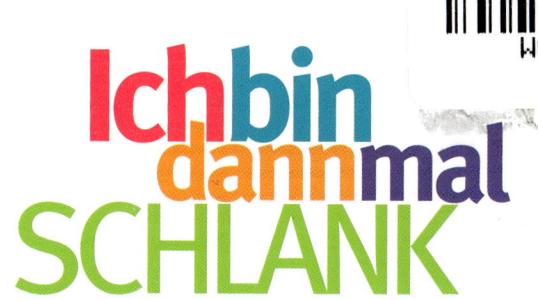

Besser durchhalten

mit der Protein-Plus-Formel

Bitte mit Gefühl

Die Ich-bin-dann-mal-schlank-Methode

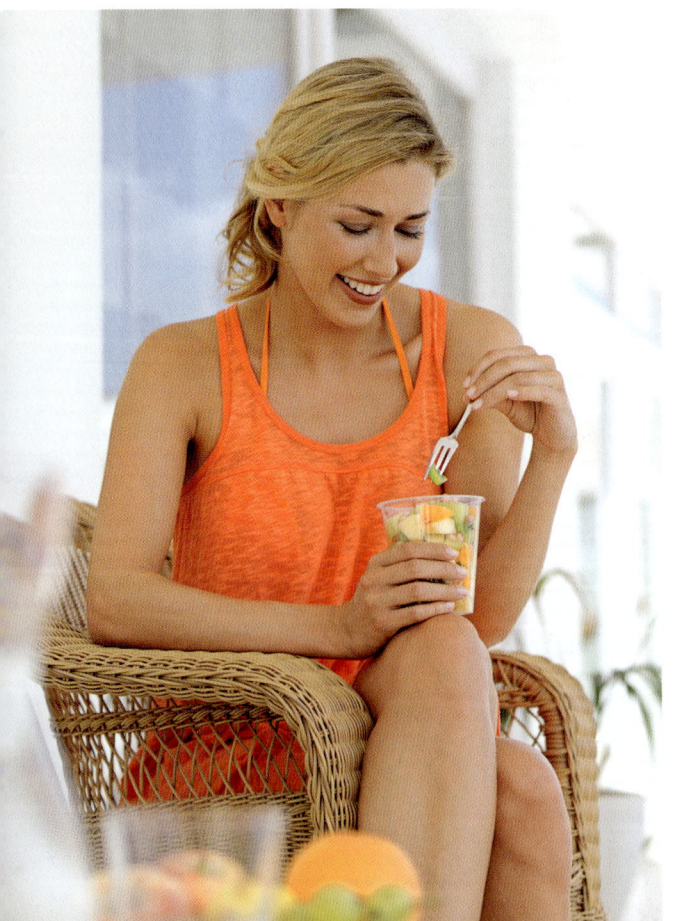

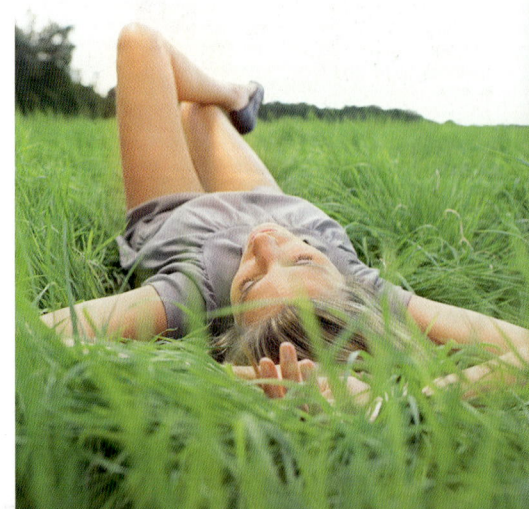

Die Protein-Plus-Formel

Mein Traum wird wahr

Service

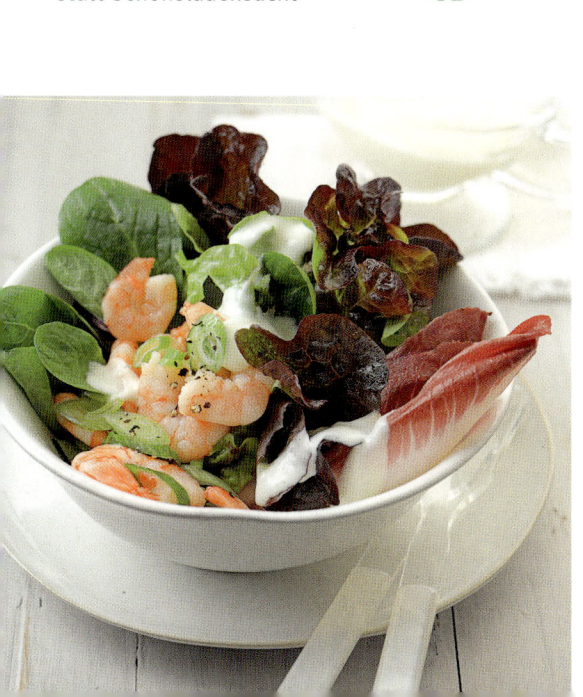

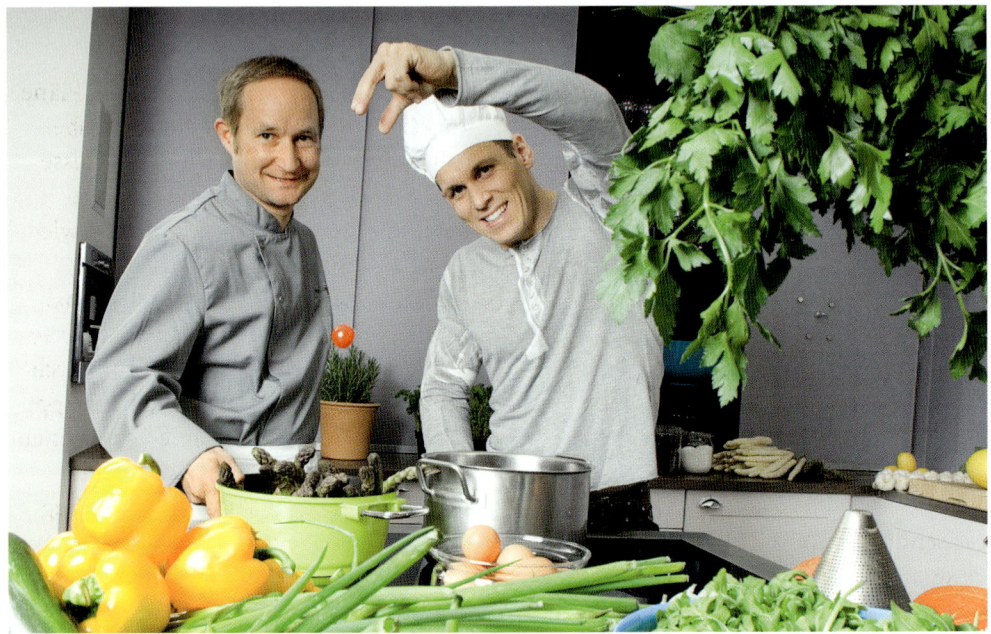

KAPITEL 1

So gelingt das Gesamtkunstwerk

Starten Sie jetzt in Ihr neues, schlankes Leben – ob Sie sich zum ersten Mal auf den Weg machen wollen oder ob Sie schon mehrere Abnehmversuche ohne dauerhaften Erfolg hinter sich haben.

MIT DIESEM BUCH setzen Sie dort an, wo herkömmliche Diäten aufhören. Sie freuen sich über Erfolgserlebnisse und belohnen sich gezielt dafür. Sie reden freundlich mit sich selbst und lassen sich von einer inneren Stimme begleiten, die Sie motiviert und bestärkt. Auch wenn sich auf der Waage mal eine Weile nichts tut, machen Sie weiter, denn Sie fühlen sich gut dabei. Klingt das nicht viel verlockender und positiver als Hungern, Verzicht und Selbstvorwürfe? Sie sind schließlich kein »Versager«, wenn Sie

beim Hungern scheitern. Letzteres wäre vielmehr der Normalfall: Wer sich mit kalorienreduzierten Diäten quält, verstößt gegen das jahrtausendealte Überlebensprogramm des Organismus.

Legen Sie los – egal wie oft Sie es schon probiert haben

Auch wenn Sie bereits das Buch »Ich bin dann mal schlank« gelesen und damit erfolgreich abgenommen haben, bringt Ihnen dieser Ratgeber viele neue, vertiefende Impulse und Anleitungen zum

Dranbleiben. Essen Sie sich mit unseren Rezepten und nach den Regeln der Ich-bin-dann-mal-schlank-Methode satt und schaffen Sie sich mithilfe unserer eigens entwickelten Übungen und zahlreichen Tipps ein positives Selbstbild.

Drei Säulen geben Halt und Selbstvertrauen

Die zehn Ich-bin-dann-mal-schlank-Regeln ab Seite 20 bieten Ihnen immer wieder einen guten Überblick, was alles zum gesunden Abnehmen dazugehört. Das Herzstück des Buches bildet unsere **Protein-Plus-Formel** (siehe ab Seite 33). Sie schützt Sie vor Gefühlen von Entbehrung und Verzicht durch ihre drei Säulen:

● **Eine vielfältige Ernährung** mit genug eiweißreichen Lebensmitteln, die wunderbar satt machen, bringt das Abnehmen voran – nicht zuletzt auch mithilfe der vielen leckeren Rezepte in diesem Buch. Mit dem vielseitig verwendbaren Koch- und Backeiweiß (siehe Seite 37) ergänzen Sie Ihren Eiweißbedarf perfekt.

● **Ihr tägliches Schlank-Ritual** auf dem Weg in Ihr neues Leben gibt Halt im Alltag. Es bietet alltagstaugliche »Portionen« von Entspannung, gesunder Ernährung und Bewegung. Sie können sich aussuchen, was Ihnen gefällt, oder eigene Ideen nutzen (siehe ab Seite 42).

● **Die Motivations-Kicks und intensiven Visualisierungen,** im vierten Kapitel ab Seite 57 und auf der CD, wirken direkt auf die Emotionen und helfen Ihnen, die Kraft des Unterbewussten anzuzapfen – es ist Ihr bester Helfer in Sachen Schlankwerden und Schlankbleiben! So räumen Sie sich selbst die typischen Abnehm-Hürden aus dem Weg.

Blicken Sie mit Vorfreude in die Zukunft

Nehmen Sie sich bewusst Zeit, um Pläne zu schmieden, die Sie beflügeln. Dabei sollten Sie ab und zu auch Hindernisse und Konflikte gedanklich durchspielen und Lösungen dafür finden. So wie Sportler, die schwierige Übungsabläufe, Hürden, an denen sie schon mal gescheitert sind, oder vorher analysierte Schwachpunkte intensiv im Kopf durchgehen, damit im Wettkampf alles klappt. Die häufigsten Stolpersteine beim Abnehmen werden in Kapitel 4 thematisiert und mit einfachen Tipps aus dem Weg geräumt. Ein kleiner Ausrutscher kann Ihnen dann nichts mehr anhaben.

Das wird Sie freuen: Auch »Heimwehtage« sind erlaubt, an denen Sie den alten Gewohnheiten frönen dürfen. Doch nach und nach werden Sie feststellen, dass diese Tage nicht mehr dauerhaft zu den alten Gewohnheiten zurückführen, sondern mit einer neuen Erkenntnis verbunden sind: »Gut, dass das vorbei ist. Ich brauche das nicht mehr.« Gleichgültig, ob Sie zu oft von Heißhunger-Gefühlen heimgesucht werden oder zu schnell aufgeben, wenn sich nicht sofort sichtbare Erfolge einstellen – es gibt immer eine Lösung, die zum Dranbleiben motiviert. Sie werden Ihre neuen Gewohnheiten so lieb gewinnen, dass Sie die alten gar nicht mehr vermissen!

Man muß es so einrichten, daß einem das Ziel entgegenkommt.

THEODOR FONTANE

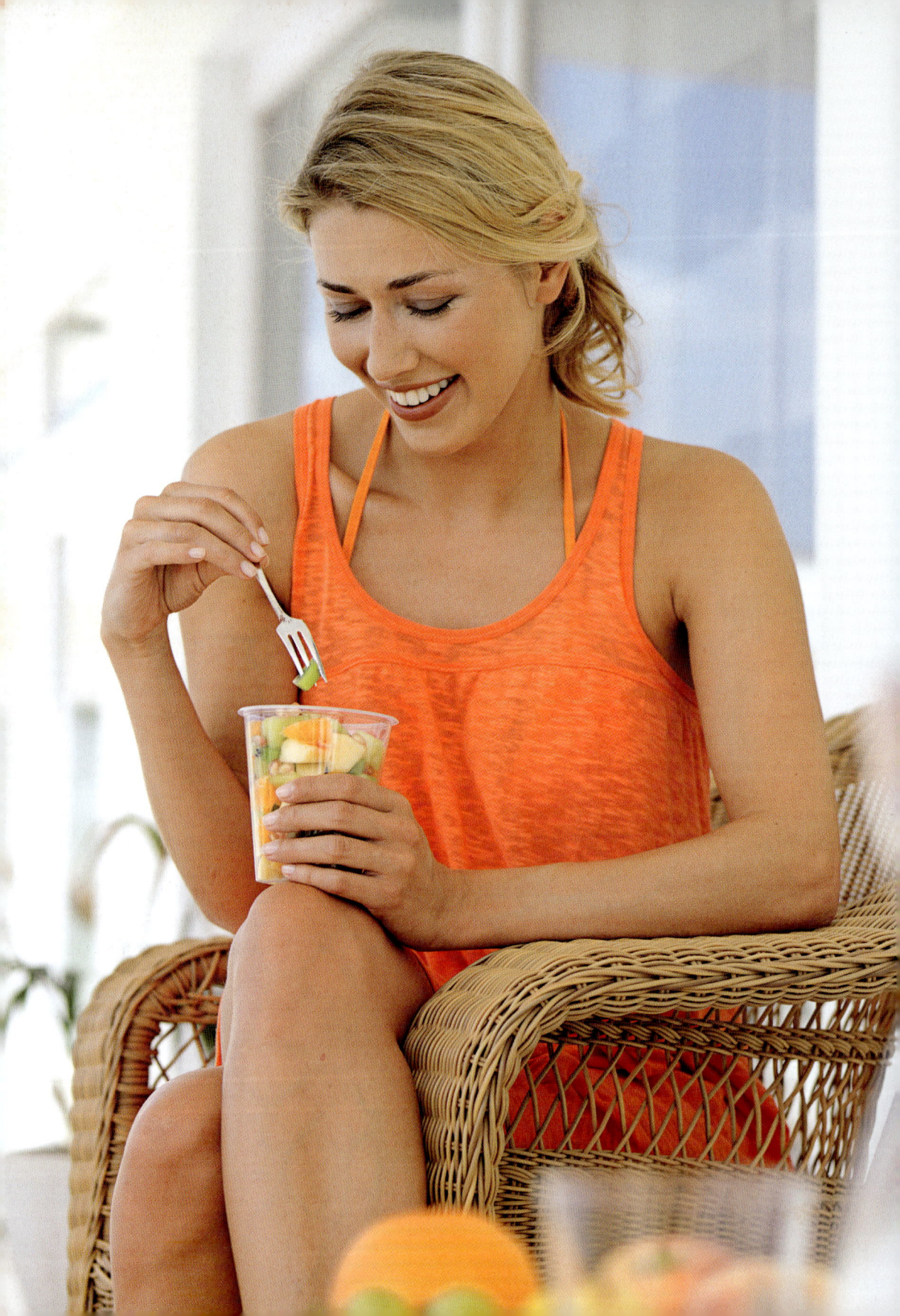

Bitte mit Gefühl

Wir brauchen positive Emotionen, um uns zu verändern

Harte Abmagerungskuren führen meist zu noch mehr Überge-wicht, weil Hunger gegen die Naturgesetze des Lebens verstößt. **Erfolgreiches Abnehmen** *klappt dann, wenn wir uns dabei wohlfühlen und das Leben auch weiterhin genießen.*

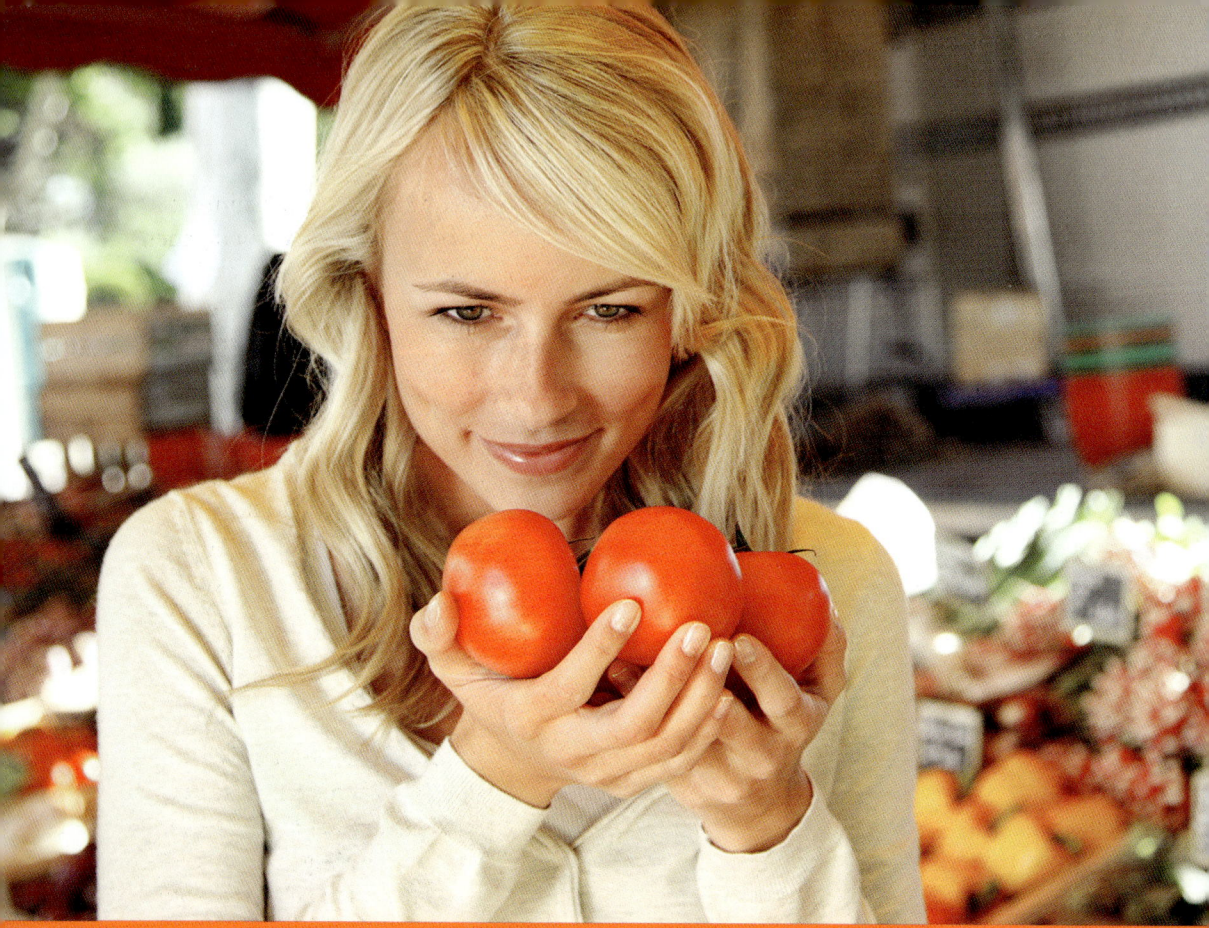

Besser essen,
besser leben

Beim Abnehmen unterliegt der Verstand dem Gefühl. Gute Vorsätze allein helfen deshalb wenig dabei, das gesetzte Ziel zu erreichen. Vielmehr sind hier eine starke Motivation und das nötige Know-how gefragt.

»ES MUSS ETWAS GESCHEHEN. So kann es doch nicht weitergehen. Ich habe mir ja schon so oft vorgenommen, mich zu bessern. Gesünder essen, mich mehr bewegen, früher ins Bett gehen, regelmäßig Wasser trinken, nicht mehr rauchen, netter sein, mich ehrenamtlich engagieren« – und so weiter. Wahrscheinlich haben Sie sich nicht nur einmal in Ihrem Leben mit solchen Überlegungen befasst. Vielleicht sind Sie in Gedanken schon des Öfteren durchgegangen, was das Erreichen Ihrer Ziele für Sie bedeuten würde. Sie haben wunderbare Träume entwickelt: Wäre doch prima, wenn wir all die streberhaften Dinge, die so einfach klingen, aber offenbar höllisch schwer sind, tatsächlich hinkriegen würden.

Alles auf einen Streich?

Die Folgen, wenn wir alle unsere Träume im Handumdrehen verwirklichen könnten? Fantastisch: ein langes, glückliches und gesundes Leben. Dafür lohnen sich ein paar Entbehrungen, oder? Klar, werden Sie sagen, und vielleicht gleich wieder gute Vorsätze fassen, wie Sie das alles schaffen könnten. Doch kaum ist die Aufbruchsstimmung (»Ab nächster Woche werde ich nie mehr ...«) verflogen und die Zeit der Umsetzung soll beginnen, kommt garantiert etwas dazwischen: Heute ist das Wetter schlecht. Morgen steht die Aussprache mit dem Chef an, da soll erst mal alles so bleiben, wie es ist. Am Wochenende ist das Geburtstagsfest meiner besten Freundin, da fasse ich besser keine neuen Vorsätze.«

Der absolute Favorit unter den Anti-Abnehm-Ausreden heißt jedoch: »Ich fange dann morgen an.«

Prompt folgt Katzenjammer: Kaum sind wir an einer unüberwindlich scheinenden Hürde hängen geblieben, schon sind sie wieder da – die Gewissensbisse und Versagensgefühle, die uns in unseren Selbstzweifeln bestärken: »Andere schaffen das und ich nicht. Ich habe einfach nicht genug Disziplin, Stärke und Selbstbewusstsein – tja, eigentlich fehlt es mir an allem, was angeblich zu einer erfolgreichen Veränderung des Lebens gehört.« Auch für drastische Hungerkuren sind solche Selbstvorwürfe typisch.

Wie verhext: ein Bumerang namens Hungerkur

Die meisten Diäten scheitern. Es ist nur eine Frage der Zeit, bis nach einer strengen Abmagerungskur die Pfunde wieder zurückkehren. Das bestätigen die Statistiken und wahrscheinlich auch Ihre eigenen Erfahrungen. Das schließt nicht aus, dass manche praxistauglichen Abnehm-Modelle durchaus gute Anfangserfolge aufweisen können.

Bestimmt kennen Sie einige Menschen, die mit einer Diät ein paar Pfunde losgeworden sind. Meist machen die ihrer Euphorie mit Sätzen Luft wie »Endlich habe ich meine Figur im Griff« – »Jetzt habe ich es geschafft, dank dieser großartigen Abmagerungskur«. Doch die Freude (und der missionarische Eifer) halten nicht lange an. Nach der Rückkehr ins normale Leben ist es fast immer nur eine Frage der Zeit, bis die alten Pfunde wieder da sind. Und nicht nur das: Schlimmstenfalls und absolut nicht selten vermehren sie sich nach der rabiaten Kilo-Killer-Kur auch noch – der Jo-Jo-Effekt hat zugeschlagen.

Neue Studien belegen, dass nur jeder fünfte aller Diätgeplagten schlank bleibt, selbst wenn die Diät zunächst durchaus Erfolg zu haben scheint. Die große Mehrheit scheitert nicht nur, sondern ist gleich doppelt bestraft. Ein Versuch macht auf diesem Gebiet nämlich nicht unbedingt klüger, aber mit hoher Wahrscheinlichkeit dicker. Denn im Zuge einer Diät sinkt der Kalorien-Grundumsatz des Körpers, und diesen niedrigeren Verbrauch behält der Organismus auch nach der Diät noch dauerhaft bei. Außerdem neigen wir nach einer Hungerkur dazu, mehr Kalorien aufzunehmen als zuvor, wie auch eine wissenschaftliche Studie eindrucksvoll gezeigt hat.

Ich meine es durchaus ernst, wenn ich behaupte, dass es größere Auswirkungen auf die Volksgesundheit hätte, wenn wir nicht das Rauchen, sondern Abmagerungskuren verbieten würden.

PAUL MCKENNA, ENGLISCHER
HYPNOTHERAPEUT

Eine Forschungsgruppe der Universität Pennsylvania konnte mit Experimenten an Mäusen belegen, dass Diäten unser Gehirn dauerhaft umprogrammieren, denn nach den Aussagen der Wissenschaftler ist das Ergebnis der Versuche auf den Menschen übertragbar.

In drei Wochen mussten die Mäuse sich bis zu 15 Prozent ihres Gewichts abhungern – ein typisches menschliches Abnehmziel. Ihr Stresshormonspiegel stieg, sie wurden depressiv. Nach der Diät genehmigten die Mäuse sich deutlich mehr fettreiches Futter als ihre Artgenossen, die keine Diät gemacht hatten.

Die Wissenschaftler führten dies auf bestimmte Veränderungen von Genen zurück, die an der Stressregulation und der Steuerung der Nahrungsaufnahme beteiligt sind. Im Zuge sogenannter epigenetischer Veränderungen lagern sich chemische Schalter an die Erbsubstanz an, die Gene ein- oder ausschalten können, was zu einem veränderten Essverhalten führt. Dieser Effekt hält auch nach der Diät an und ist sogar vererbbar.

Je häufiger Menschen rabiate Versuche unternehmen, um in möglichst kurzer Zeit möglichst viel Fett loszuwerden, desto schneller werden sie dick. Darauf reagieren sie wie alle, die an selbst auferlegten Aufgaben scheitern: Sie sind frustriert, fühlen sich als Versager und erwarten dann auch noch von sich selbst, dass es im nächsten Anlauf besser klappt – obwohl sie ihr Vorgehen auch dann nicht verändern werden.

Schlaue Anleitungen sind machtlos gegen Ur-Instinkte

In unseren Ich-bin-dann-mal-schlank-Bühnenshows ernten wir meist ungläubiges Staunen, wenn wir behaupten: »Wenig essen macht dick.« Dass das tatsächlich so ist, liegt nicht am Versagen all der Leute, die es trotzdem immer wieder versuchen, sondern es liegt seit Jahrtausenden in der Natur des Menschen.

Unser Organismus ist aufs Überleben programmiert und wehrt sich mit aller Macht gegen alles, was er als Bedrohung empfindet, wie zum Beispiel Hunger. Das lässt der Körper sich auch mit den besten Begründungen nicht ausreden.

Wir können uns noch so schlau machen, kluge Bücher lesen, Anleitungen auswendig lernen und gute Vorsätze fassen, bis die Wände wackeln – in Sachen Essgelüste werden wir von unseren niederen Instinkten bestimmt. Ob wir es wollen oder nicht: Hier verliert das »Kopfhirn« den Kampf gegen das »Bauchhirn«, der Verstand unterliegt dem Gefühl – was auch kein Wunder ist. Denn Gefühle sind fest in uns verankert. Sie liegen sozusagen eine Stufe tiefer in uns als der Verstand: im limbischen System, der Steuerungszentrale im Gehirn für Emotionen, die zuständig ist für unsere Grundbedürfnisse nach Glück, Genuss, Liebe und Essbarem. Dieses System hat viele verschiedene Funktionen, die aber alle eines gemeinsam haben: Sie sind an den Dingen beteiligt, die unbewusst entstehen und körperliche Bedürfnisse regulieren. Im unteren Teil unseres Zwischenhirns sitzt der eng mit dem limbischen System verknüpfte Hypothalamus, unser »Bauchhirn«, das Kontrollzentrum für Essen, Trinken, Schlafen, Temperaturregelung, Sexual-, Angriffs- und Verteidigungsverhalten. Hier entsteht das, was wir tun, wenn Trieb- und Affektzustände uns steuern.

Sinnesreize von außen landen erst einmal im limbischen System und werden dort sofort fest mit Emotionen verknüpft – lange, bevor sie das bewusst denkende Großhirn überhaupt erreichen.

Das läuft zum Beispiel so ab: Die Nase nimmt auf der Straße vor der Bäckerei Witterung auf. Der Sinnesreiz »Hier riecht's aber gut nach frischen Croissants« heitert gleich die Gefühlslage auf: »Lecker, jetzt so ein knuspriges Teilchen, und ich bin glücklich.« Noch bevor das Großhirn Alarmsignale senden kann (»Vorsicht, später wirst du es bereuen. Bleib vernünftig!«), ist es bereits um uns geschehen, und wir betreten den Backwaren-Tempel. Das Hörnchen wird gekauft und dann unweigerlich auch gegessen.

Das limbische System ist in dieser Hinsicht absolut kompromisslos. Warum sollte es auf die langweiligen, vernünftigen und möglicherweise leeren Worte aus der Großhirnrinde hören, wenn erfahrungsgemäß eine Hungersnot im Anmarsch ist, die es aus den strikten Diäten der Vergangenheit schon kennt und die es gemäß seiner jahrtausendealten Programmierung zu vermeiden trachtet?

Wie die Sache mit dem Hunger eigentlich funktioniert

Um zu verstehen, welche Probleme uns die uralte Programmierung unseres Gehirns und unseres Körpers in der heutigen Zeit machen kann, hilft es zu wissen, wie Hunger funktioniert.

Während man früher glaubte, dass der Magen knurrt, weil seine Wände sich zusammenziehen, weiß man heute, dass vielmehr Luft und Magensaft so umhergewirbelt werden, dass dabei Geräusche entstehen. Das Knurren ist also keine eigene »Meldefunktion« des Magens.

Für die richtige Dosierung der Nahrung sorgt ein kompliziertes System, das von Hormonen gelenkt wird.

Der Hypothalamus (siehe Seite 11) ermittelt, was wir verbrauchen, wie es um unseren Ernährungszustand bestellt ist und wie viel uns in welcher Situation gut tut. Hormone wirken dabei entweder stimulierend oder hemmend. Sie melden ans Gehirn: »Danke, ich bin satt« oder »Essen her, aber schnell!«.

Könnte der Körper ohne jegliche Einflüsse von außen nach den naturgegebenen Prinzipien arbeiten, würde er wohl dafür sorgen, dass alles optimal zusammenpasst. Dass wir genau so viel essen, wie wir brauchen, um weder zu verhungern noch dick zu werden. Das funktioniert aber fast nur noch bei Neugeborenen und manchmal auch noch bei kleinen Kindern, die sich ihre natürlichen Essgewohnheiten bewahren konnten.

Wir essen nicht nur, weil wir Hunger haben

Sobald die Umwelt Einfluss auf unser Essverhalten nimmt, ist es vorbei mit den natürlichen Regulationsrhythmen. Denn nun kommt all das hinzu, was sonst noch unsere Ernährungsgewohnheiten prägt. Das ist eine ganze Menge:
- Wir essen so, wie wir erzogen wurden und wie wir es gewohnt sind.
- Wir essen so, wie andere es auch tun.
- Wir versuchen unsere Emotionen mithilfe von Nahrung zu regulieren. Am liebsten greifen wir dabei auf fette oder süße Nahrungsmittel zurück.
- Meist essen wir das, was gerade zur Verfügung steht: Schokolade gegen Kummer, Currywurst mit Pommes rotweiß bei Stress. Wir essen zu viel – und manchmal auch zu wenig –, wenn wir uns einsam fühlen oder traurig sind.

In Stresssituationen Entspannung herbeifuttern?

»Die Seele isst mit« – diesen Satz kennen Sie bestimmt und Sie haben sicher auch bereits an sich selbst gespürt, wie wahr er ist. Es sind nicht nur körperliche Signale, die uns zum Essen treiben. Experten schätzen, dass jeder zweite Mensch in den Industrieländern psychischen Druck mit Trostessen ausgleicht. Dass das vorübergehend funktioniert, steht außer Frage, denn Süßes und Kalorienreiches dämpft den Stress.

Wenn Stress einen Menschen plagt, versucht dieser alles Mögliche, um dem Druck zu entgehen. Wichtig ist dabei, dass das Mittel zur Stressdämpfung schnell verfügbar ist. Eine Fett-Zucker-Kombination ist dann höchst willkommen, denn sie senkt die Konzentration des Stresshormons Cortisol im Blut. Cortisol wird im Körper ausgeschüttet, wenn wir fiesen Druck empfinden und in Alarmbereitschaft sind. Wenn das Cortisol wieder aus dem Blutkreislauf verschwindet, kehren Ruhe und Gelassenheit zurück. Es verschwindet jedoch nur, wenn wir die in der Stressreaktion freigesetzte Energie durch Bewegung wieder abbauen – so wie unser Steinzeitvorfahr, der seinen Cortison-Level nach der Begegnung mit einem wütenden Bären durch Wegrennen abbaute. Sobald der mit dem Leben Davongekommene in Sicherheit war, sank sein Cortisonspiegel, und tiefe Entspannung stellte sich ein. Diese uralte Stressreaktion des Körpers ist aber für einige Stunden gedacht, nicht für die vielen Wochen, Monate und Jahre, die viele von uns heute unter ständigem Stress verbringen.

Heute ist es uns außerdem oft nicht möglich, durch spontane Bewegung – Flucht oder Kampf – die Stresshormone gleich wieder abzubauen. Denn wer rennt schon nach dem Streit im Büro mal schnell durch den Park oder zettelt eine Schlägerei mit dem Chef an? Da bleibt uns scheinbar oft nur, den ersehnten Entspannungszustand herbeizufuttern.

Stressessen erzeugt neuen Stress

Weil Essen für Seelen unter Druck so wohltuend sein kann, ist es besonders schwierig, Gefühle und Essen zu trennen. Ein Keks, eine Scheibe Schinken, und schon setzt das Gehirn Glücksstoffe frei. Das Essen bringt die Denkfähigkeit auf Trab, gibt Energie und dämpft die Müdigkeit. Essen kann wie eine Psychopille wirken: einlullend und tröstend, aber auch aufputschend und anregend – nur nicht frei von Nebenwirkungen. Gegenüber den Pillen hat Essen allerdings den Vorteil, dass es für uns in der Regel ständig greifbar ist. Beim Bäcker, im Kaufhaus, am Imbissstand, im Supermarkt – Kalorienbomben gibt's heute an jeder Ecke »to go«.

Die Folgen dieser Essgewohnheiten verursachen neuen Stress, den wir uns wiederum wegfuttern müssen: Wir fühlen uns als Versager, auf den andere mitleidig oder gar verächtlich herabsehen. Wir finden uns irgendwann zu dick und nicht mehr attraktiv. Wir sind ständig schlapp und müde, und im schlimmsten Fall kreist unser Denken nur noch um das Essen, was sehr quälend sein kann.

Wenn wir diesem Kreislauf von Essanfällen und Selbstvorwürfen nicht entkommen, scheitert jeder Abnehmversuch.

Das »egoistische Gehirn«

Nicht nur äußere Verführungen spielen beim Zuviel-Essen eine Rolle. Zu dieser Erkenntnis kam der Lübecker Internist und Diabetologe Achim Peters. Um eine neurobiologische Erklärung für Übergewicht und Diabetes Typ 2 zu finden, verfolgte der Professor, was mit Glukose (Traubenzucker), der für den Organismus verfügbaren Form der Kohlenhydrate, im Körper passiert. So entstand sein Begriff des »egoistischen Gehirns«: Dieses organisiert die Glukoseverteilung zu seinen eigenen Gunsten. Als erster Abnehmer in der Lieferkette schnappt es sich, was es braucht. Normalerweise sind das 50 Prozent des täglichen Bedarfs, bei starkem Stress 90 Prozent. Ein gesunder Organismus verkraftet das.

Wenn jedoch Botenstoffe wie Insulin und Adrenalin, welche die Energieversorgung regeln, durch negative Essgewohnheiten gestört sind, funktioniert das nicht. Nur ein geringer Teil der Energie gelangt ins Gehirn, der Rest bleibt im Fett- und Muskelgewebe, weil der Körper die wichtigsten Überlebensfunktionen sichert. Obwohl wir satt sind, treibt uns das unterversorgte Gehirn an, neue Nahrung aufzunehmen. Wieder landet nur ein kleiner Teil Glukose im Gehirn. Professor Peters fasst zusammen: »Das Gehirn ist nicht mehr Herr im eigenen Haus.«

Nutzen Sie Ihre Emotionen!

So wie das Gehirn uns antreibt, viel zu viel zu essen, so kann es wiederum auch der Schlüssel fürs erfolgreiche Abnehmen sein. Wie Sie Ihre Emotionen beim Schlankwerden nutzen können, lesen Sie auf den nächsten Seiten.

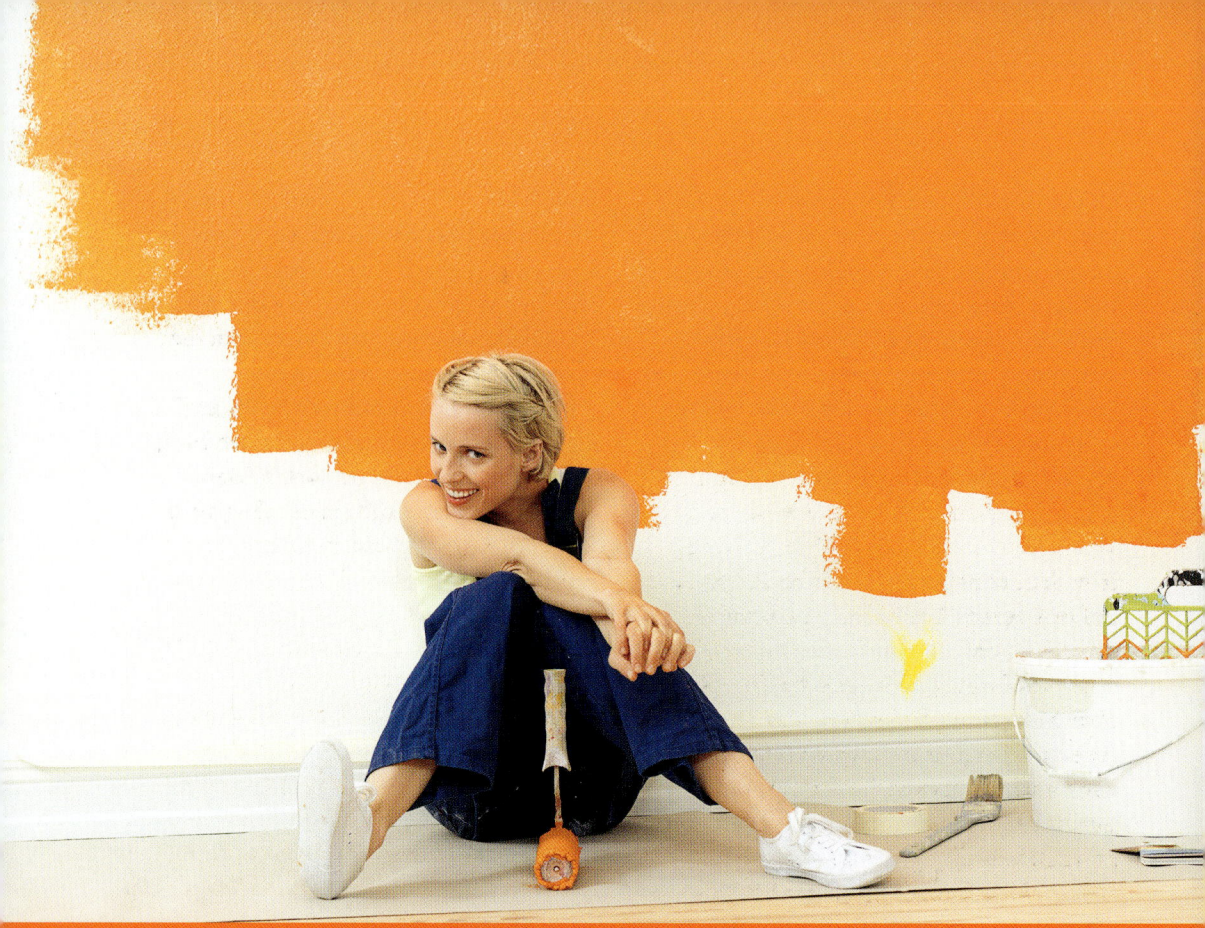

Veränderung ist machbar

Gewohnheiten lassen sich leichter verändern, wenn wir wieder spüren, was uns wirklich gut tut. Auf diese Weise können wir emotionale Gründe fürs Essen ganz bewusst beeinflussen.

DIE LAGE IST NICHT EINFACH, aber auch nicht aussichtslos: Zu diesem Ergebnis kamen zahlreiche Forscher, die sich mit dem Thema Übergewicht und gesundes Abnehmen beschäftigen. Denn wer sich angewöhnt hat, Gefühle mit Essen zu verbinden, der kann sich das auch wieder abgewöhnen und dann endlich erfolgreich und dauerhaft abnehmen. Dazu müssen wir unser Verhalten ändern. Wie schwer das ist, wissen Sie ja. Wie es trotzdem funktionieren kann, und zwar auf mehreren Ebenen, das erfahren Sie in diesem Buch.

Sie erfahren, wie Sie es schaffen, ohne Heißhungerattacken satt zu werden – mit regelmäßigen, ausgewogenen Mahlzeiten. Zum anderen lernen Sie, Ihre Emotionen und Ihr Unterbewusstsein auf »schlank« zu schalten – mit einer täglichen Selbstmotivations-Einheit und dem Schlank-Ritual mit Entspannung, Bewegung und Selbstbelohnung.

Der Organismus macht mit, wenn er Vorteile erkennt

Menschen sind in der Lage, sich zu verändern. Unsere Urzeit-Gene legen zwar fest, was wir zum Überleben brauchen, und sie lassen sich nicht davon abbringen. Aber unsere emotionalen Motive können wir sehr wohl beeinflussen. Gerhard Roth, Professor für Verhaltensphysiologie und Direktor des Instituts für Hirnforschung an der Universität Bremen, formuliert es so: »Verhaltensänderungen treten vornehmlich dann ein, wenn der Organismus einen Vorteil von dieser Veränderung hat, wobei der Vorteil auch im Vermeiden oder Beenden eines Nachteils liegen kann.«

Dass es Vorteile hat, schlanker zu werden – gesünder und fitter sein, sich attraktiver fühlen, vom Frust in der Umkleidekabine befreit sein und so weiter – weiß jeder. Und jeder hat rein theoretisch auch die Chance, es hinzukriegen.

Aber wie funktioniert das im Alltag? Denn unseren schier unbegrenzten Möglichkeiten, uns selbst zu »optimieren«, stehen gewaltige Kräfte gegenüber, und das sind unsere Gewohnheiten.

MEINE ERFAHRUNG

Als mein Bruder mir von der Ich-bin-dann-mal-schlank-Methode erzählte und gleich das Kochbuch dazu anschleppte, dachte ich: »Nicht schon wieder so eine Diät.« Ich mag es überhaupt nicht, wenn andere mit Büchern herumfuchteln und mir damit eigentlich sagen wollen: »Das wäre doch mal was für dich.« Also habe ich erst reingeguckt, als mein Bruder wieder weg war. Zwei Dinge haben mich sofort angesprochen. Erstens: viel Gemüse – das kann ich frisch aus dem Garten holen. Und zweitens: Schokolade. Ich stieg ohne Angst, Abschiedsmahl und große Vorsätze fast beiläufig ein, indem ich unser Mittagessen mit dem Abendessen tauschte und immer um 14 Uhr Schokolade aß. Mein Vorsatz hieß nicht mehr »Keine Schokolade«, sondern »Meine 14-Uhr-Schokolade«. Dass ich auf diese Weise in zwölf Wochen sieben Kilo abnahm, hat mich motiviert, zusätzlich mit Sport anzufangen. Carina, 42 Jahre

Unser Gehirn liebt Erfolg ohne viel Aufwand

Solange ein Vorteil schon im Vermeiden eines Nachteils besteht, hat es durchaus Vorteile, nichts zu verändern. Denn eine bewährte Gewohnheit ist genauso gut wie eine Belohung: Unser Gehirn hat einfach Spaß daran, an etwas festzuhalten, das sich als prima erwiesen hat. Es gefällt ihm, Dinge zu automatisieren, sodass sie schnell und effektiv klappen. Alles, was ohne großen Aufwand funktioniert, beschert uns Lust. Wir fühlen uns sicher, geborgen und haben weniger Angst davor, zu versagen.

Wenn es Ihnen also gelingt, aus einer schlechten Gewohnheit schön langsam, aber sicher eine bessere zu machen, ohne dass Sie schmerzlich Abschied vom Bewährten nehmen, sind Ihre Chancen auf dauerhafte Veränderung am besten. Die Betonung liegt auf »langsam«: Wenn Sie zu viel auf einmal wollen, überfordern Sie sich nur, statt Ihre Ziele zu erreichen.

Positive Emotionen: die Grundlage für neue Gewohnheiten

Aus der Motivationspsychologie ist bekannt, dass jeder Mensch nach positiven Gefühlen strebt und dass Motivation langfristig nur dann funktioniert, wenn sie zur Selbstmotivation geworden ist. Externe Belohnungen – wie der Besuch an der Frittenbude – werden dann von internen Selbstbelohnungen abgelöst. Letztere bestehen im Stolz auf sich selbst, auf das Erreichen der selbst gesteckten Ziele.

Das bedeutet konkret: Nehmen Sie sich nichts vor, was Ihren Gefühlen widerspricht, sondern schaffen Sie sich positive Gefühle für sich selbst. Um diese zu verstärken, können Sie sich mithilfe von Ritualen, »Reisen« ins Unterbewusstsein und Anti-Hunger-Strategien neue Gewohnheiten schaffen, die Sie bald genauso lieb gewinnen werden wie Ihre alten. Das Dranbleiben klappt dann von ganz allein. Im dritten Kapitel erfahren Sie, wie Sie das mit der Protein-Plus-Formel in Ihrem Alltag umsetzen.

Leben heißt Veränderung

Je mehr Sie darüber wissen, wie eine erfolgreiche Veränderung abläuft, umso leichter fällt sie Ihnen. Deshalb erfahren Sie hier nun vom »Spezialisten«, wie es geht: Der Psychologe Kurt Tsadek Lewin (1890 – 1947) war einer der einflussreichsten Pioniere auf seinem Gebiet. Er entwickelte ein Drei-Phasen-Modell – ursprünglich für soziale Veränderungen in einer Gesellschaft. Aber auch für die individuelle Veränderung lässt es sich hervorragend anwenden. Nach Lewin verläuft Veränderung immer in den folgenden drei Phasen:

1. Auftauphase (unfreezing): Am Anfang des Veränderungsprozesses steht die Einsicht, dass die Realität den eigenen Erwartungen nicht mehr gerecht wird. Allmählich erkennt man, dass eine Veränderung notwendig ist, akzeptiert dies und prüft, wie erfolgversprechend ein Versuch ist. Das alte Verhalten wird in Frage gestellt. Die Bereitschaft für Veränderungen entsteht, und der Wunsch nach etwas Neuem wächst. Die englische Bezeichnung »unfreezing« steht dabei für das Auftauen des allzu starr gewordenen, »eingefrorenen« Zustands.

Starten Sie in Ihr neues Leben – aber bitte ganz entspannt!

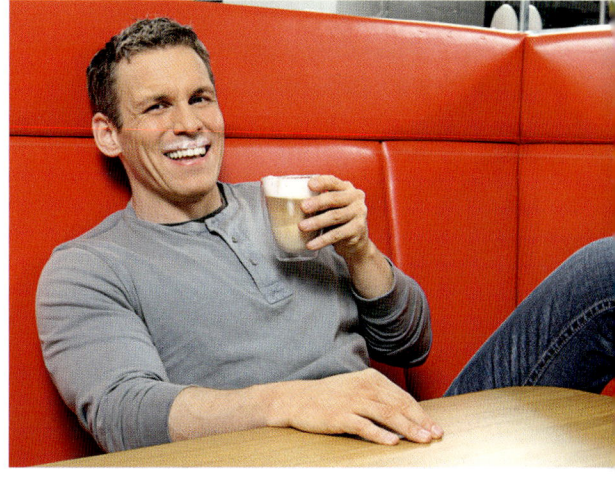

2. Bewegungsphase (moving): In der Bewegungs- oder Veränderungsphase wird die Veränderung bewusst und aktiv in die Hand genommen: Jetzt entwickelt man Lösungsstrategien, probiert neue Verhaltensweisen aus und geht das Problem in kleinen Portionen an, Schritt für Schritt, hin zu einem neuen, besseren Gleichgewicht. Diese Phase ist naturgemäß instabil, sodass man jetzt von saußen sehr beeinflussbar ist. Das kann bei Unachtsamkeit schnell negative Folgen haben – man kann es aber auch positiv nutzen.

3. Einfrierphase (refreezing): In der dritten Phase stabilisieren sich die gefundenen Problemlösungen, auch gegenüber Störungen von außen – die dauerhafte Veränderung ist geschafft!

Ganz wichtig: Der neue Gleichgewichtszustand muss wiederum offen sein für Veränderungen und kleinere Anpassungen an die aktuelle Situation. Das könnte zum Beispiel heißen, dass Sie sich nach ein paar Wochen neue Herausforderungen in Sachen Fitness suchen, etwa eine längere Radtour oder eine spannende Sportart, die Sie schon immer interessiert hat. Dass Sie einen Tanzkurs beginnen, neue Rezepte ausprobieren oder in einem Entspannungskurs frische Impulse bekommen.

Schlank werden und bleiben mit klarem Konzept

Wie Sie die große Kraft Ihres Unterbewusstseins nutzen, um erfolgreich abzunehmen und für immer schlank und fit zu bleiben, lesen Sie im dritten Kapitel. Dort erfahren Sie auch, wie Sie Bewegung, gezielte Entspannung und Selbstbelohnung so in Ihren Alltag einbauen können, dass sie Ihnen zu neuen, lieben Gewohnheiten werden.

Zuvor möchten wir Ihnen im Folgenden aber noch die zehn goldenen Regeln der Ich-bin-dann-mal-schlank-Methode ans Herz legen, falls Sie sie nicht schon aus dem Buch »Ich bin dann mal schlank – Das Erfolgsprogramm« kennen. Diese Regeln bieten Ihnen ein klares Konzept, damit Sie in der Spur bleiben und auch mit Ausrutschern umzugehen lernen. Blättern Sie auch später ruhig immer wieder mal dorthin zurück.

Zur Erinnerung können Sie sich die Übersicht auf Seite 21 auch kopieren und gut sichtbar aufhängen.

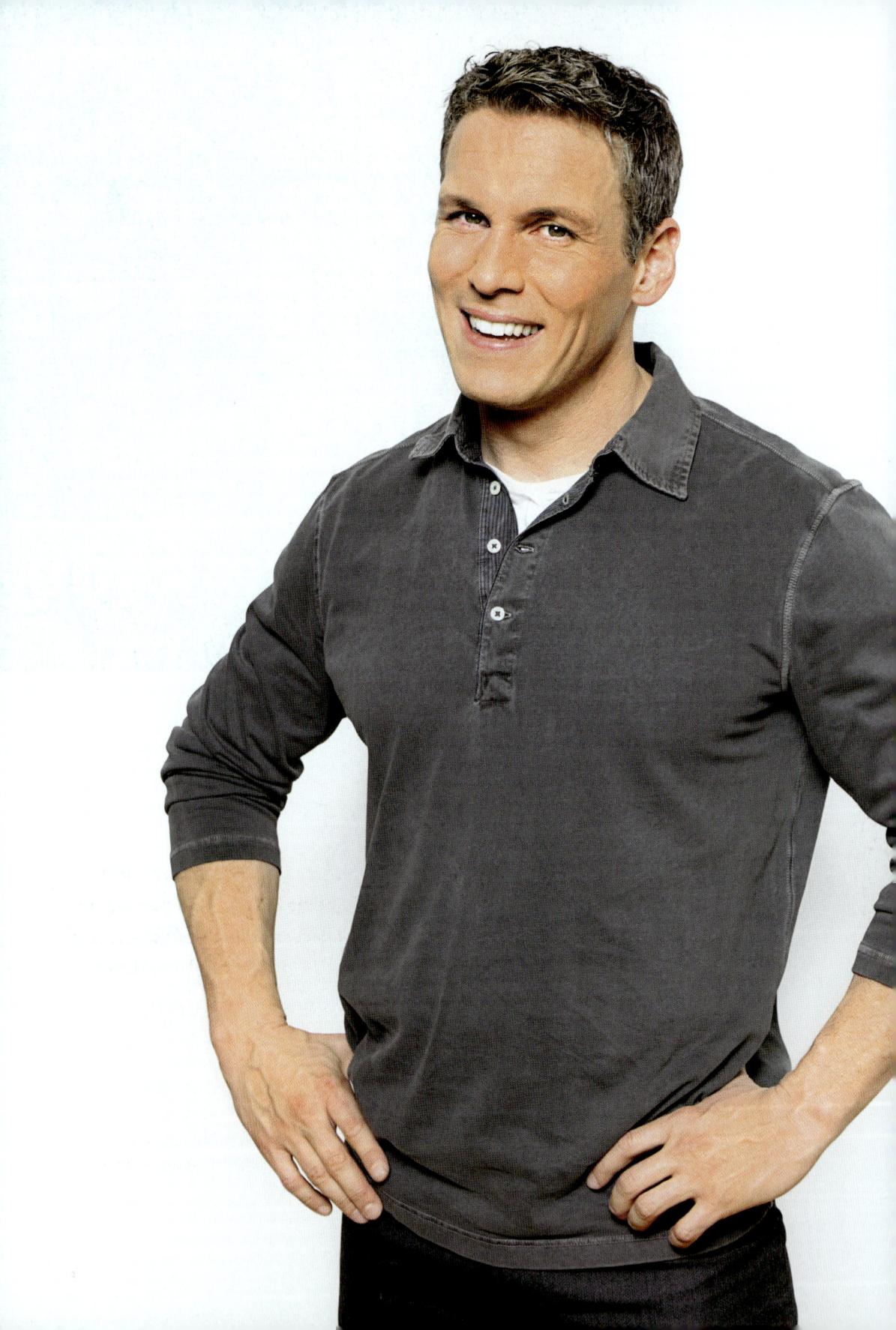

Die Ich-bin-dann-mal-schlank-Methode

Alles essen, nur nicht immer

Satt werden und trotzdem abnehmen. Regelmäßig essen, um Heißhunger zu verhindern. Mit wenig Zeitaufwand beim Sport große Wirkung erzielen und sich dabei rundum wohlfühlen. Auf den nächsten Seiten sehen Sie im Überblick die zehn goldenen *Ich-bin-dann-mal-schlank-Regeln*.

Zehn goldene Regeln für Ihren Erfolg

Die Ich-bin-dann-mal-schlank-Methode unterstützt Sie dabei, Ihren Wohlfühlweg zu gehen. *Dabei finden Sie die goldene Mitte zwischen strenger Diät und ständigem Zuviel-Essen.* Verbieten Sie sich nichts – verbotene Früchte sind ja bekanntlich besonders verlockend. Allerdings werden Sie langfristig auch kein Gramm an Gewicht verlieren, wenn Sie an Ihren alten Gewohnheiten festhalten. Je enger Sie sich den Rahmen stecken, desto eher möchten Sie alles wieder genauso machen wie bisher gewohnt. Sind die Regeln dagegen zu großzügig, scheren Sie ebenfalls wieder aus, weil Ihnen die klare Orientierung und der Halt im Alltag fehlen. Hier eine kleine Ausnahme, da eine Extrasünde – dreimal nachgegeben, und schon gehen die guten neuen Vorsätze flöten. Dafür stellen sich die alten Selbstvorwürfe wieder ein. Das kennen Sie ja.

Sie brauchen also einen Plan, mit dem Sie in der Spur bleiben. Den bieten Ihnen die 10 goldenen Ich-bin-dann-mal-schlank-Regeln. Sie sind die Grundlage für dieses Buch. Wenn Sie sich in Sachen Ernährung und Bewegung an diese Regeln halten, haben Sie *ein klares, einfach umzusetzendes Konzept* an der Hand. Sie merken dann schnell, wo Sie sich gelegentlich Regelübertretungen leisten können und wo Sie diese besser vermeiden.

Mehr über die zehn goldenen Regeln lesen Sie auf den folgenden Seiten. Wenn Sie die Regeln schon kennen, hilft Ihnen die Übersicht auf der rechten Seite dabei, sie sich noch mal ins Gedächtnis zu rufen. Kopieren Sie sich doch die Seite und hängen sie an den Kühlschrank, damit Sie die Regeln immer vor Augen haben!

1_Essen nach der Uhr: Immer gut mit allem versorgt

Passen Sie Ihre Ernährung Ihrem Lebensrhythmus an

2_Frühstück muss sein: Ihre Basis für den Tag

Stärken Sie sich morgens vor allem mit guten Kohlenhydraten

3_Drei Mahlzeiten am Tag: Proteine machen schön satt

Regelmäßige Eiweißportionen helfen Ihnen, Esspausen einzuhalten

4_Muskeln aufbauen: Effektive Fettverbrennung

Schon ein schnelles Workout kurbelt die Fettverbrennung an

5_Ausdauersport tut gut: Mehr Fitness im Alltag

Bauen Sie mehr Bewegungseinheiten in Ihren Tag ein

6_Perfekter Tag nach Plan: Schutz vor Überforderung

Mit kleinen Schritten kommen Sie sicher zum Ziel

7_Durstlöschen ohne Kalorien: Wasser marsch!

Trinken Sie genug – vor allem reichlich Wasser

8_Einkaufen mit Liste: So entkommen Sie Fallen

Wählen Sie mehr gesunde Basics und weniger Fertiggerichte

9_Entspannung gehört dazu: Relaxen Sie sich schlank

Gelassen und entspannt bleiben Sie Ihrem Weg viel eher treu

10_Positive Emotionen: Ich schaffe das!

Mit der richtigen Motivation kommen Sie sicher an Ihr Ziel

1_Essen nach der Uhr:
Immer gut mit allem versorgt

Weil Ihr Körper vor allem in der längsten Fastenphase, nämlich nachts, eifrig Fett verbrennt, sollten Sie ihn so versorgen, dass er das mit voller Kraft tun kann. Das ist die leichteste Art, ohne Hunger abzunehmen – so als ob Sie einen Berg mit Rückenwind nehmen. Sie verteilen die wichtigsten Nährstoffe so auf den Tag, dass der Körper mit Rücksicht auf Ihren natürlichen Lebensrhythmus einen großen Teil der »Abnehmarbeit« von allein macht. Sprich: Er verbrennt Fett, das Sie loswerden möchten, und baut Muskeln auf, die beim Schlankwerden helfen. Halten Sie sich an folgende Regeln:

● Morgens gute Kohlenhydrate aus Vollkorn und Obst sowie gesundes Eiweiß aus Nüssen, Milchprodukten, Käse oder Ei.

● Mittags Fisch mit Gemüse oder Fleisch mit Salat, auch Pilze. Jetzt sind noch Mini-Portionen von Kohlenhydraten erlaubt: zwei Kartöffelchen, eine Scheibe Vollkornbrot sowie Nudeln oder Getreide – möglichst ebenfalls die Vollkornvarianten. Wenn Sie nicht körperlich arbeiten, können Sie mittags die Kohlenhydrate auch schon ganz weglassen. Auf jeden Fall sollten Sie Kombinationen von Kohlenhydraten und Fettreichem meiden, also etwa Pizza oder Spaghetti Bolognese.

● Abends essen Sie keine Kohlenhydrate, also kein Brot, keine Nudeln, keinen Reis und weder Süßes noch Salz-Knabbereien. Stattdessen versorgen Sie Ihren Körper mit Gemüse und gesundem Eiweiß aus Fisch oder Milchprodukten.

Eine Übersicht bietet Ihnen die Ich-bin-dann-mal-schlank-Ernährungs-Uhr rechts. Hier sehen Sie auf einen Blick, was Sie zu welcher Tageszeit und mit welcher Gewichtung essen sollten. Dafür teilen Sie die Lebensmittel gedanklich in fünf Gruppen ein.

● Die beiden wichtigsten sind dabei die grünen Bereiche: Gemüse, Obst und gute Öle sowie Eiweiß. Davon dürfen Sie morgens, mittags und abends essen. Beachten Sie, dass Sie Obst (wegen des reichlich darin enthaltenen Fruchtzuckers = Kohlenhydrate) nur in der ersten Tageshälfte essen sollten.

● Im gelben Bereich finden Sie gute Kohlenhydrate in Vollkornprodukten wie Brot oder Müsli für den Morgen, aber auch in Naturreis, kurz gegarten Kartoffeln oder in Hirse zum Mittagessen. Im Laufe des Vormittags wird dieser Bereich immer schmaler, denn Sie sollten diese Lebensmittel spätestens ab 14 Uhr stark reduzieren oder ganz meiden.

● Im roten Bereich stehen die schlechten Kohlenhydrate. Dieser Bereich ist natürlich nicht von ungefähr sehr klein und verschwindet im Lauf den Nachmittags komplett. Das bedeutet: Diese Lebensmittel sind ab 14 Uhr tabu! Zucker, Weißbrot, Kuchen, Kekse und Schokolade – versuchen Sie, die unstillbaren Gelüste danach möglichst früh am Tag zu befriedigen und spätestens nach dem Mittagessen für den Rest des Tages damit Schluss zu machen.

Die Ich-bin-dann-mal-schlank-Ernährungs-Uhr

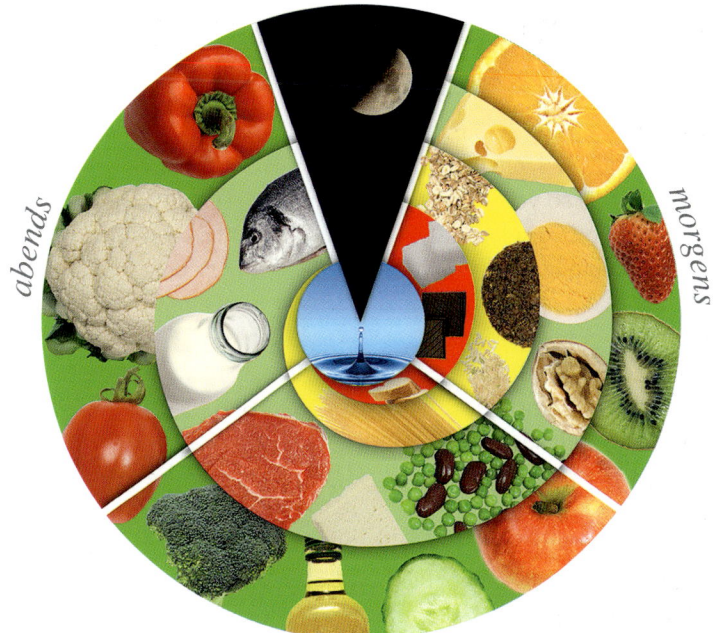

abends

morgens

mittags

Gruppe 1: Gemüse, Obst, Öl

- Gemüse, Salat und Obst: alle Sorten.
- Öle und Gewürze: Lein-, Oliven-, Raps- und Walnuss-Öl/alle Gewürze (mäßig Salz)

Gruppe 2: Eiweiß

- Ei, Milchprodukte (mager, natur), Frischkäse/Käse bis 20 Prozent Fett i. Tr.
- Fisch: Seefisch aus Wildfang
- Fleisch: magere Stücke; bei Aufschnitt Lightprodukte wählen; Geflügel ohne Haut; Wild
- Hülsenfrüchte: alle Sorten
- Sojaprodukte
- Nüsse

Gruppe 3: Gute Kohlenhydrate

- Getreide: alle echten Vollkornpro-dukte, kurz gegarte Kartoffeln, Hirse, Naturreis

Gruppe 4: Schlechte Kohlenhydrate

- Getränke: alle gesüßten Getränke, Milch-Fruchtgetränke, Obstsaft(schorlen), Smoothies
- Getreide: alle Produkte aus weißem Mehl, Cornflakes, Frühstückscerealien und Müsli auf Maisbasis/mit Zucker, süßes/pikantes Gebäck, Mehl unter Typ 1050, polierter Reis
- Kartoffelprodukte: Bratkartoffeln; Kar-toffelbrei, Chips, Pommes frites
- Süßes: Eis, Fruchtjoghurts und -quark, Fertigdesserts, Marmelade, Süßigkeiten, Schokolade, Süß- und Zuckeraustauschstoffe, Trockenobst, alle Zuckerarten

Gruppe 5: Getränke

- Gemüsesäfte, Tee (ungesüßt), Wasser (still und halbstill)

2_Frühstück muss sein:
Ihre Basis für den Tag

Morgens ohne Frühstück aus dem Haus, weil die Zeit dafür fehlt? Aufs Frühstück verzichten, um eine Viertelstunde länger schlafen zu können? Das sollten Sie künftig nicht mehr machen. Denn mit ziemlicher Sicherheit kommt am späten Vormittag der Heißhunger: Eine verführerische Bäckerei am Wegesrand, der wiederholte Griff in die Schreibtischschublade mit den Schokokeksen, und der schöne Erfolgsplan für den Tag ist dahin.

Unter Umständen zieht sich das Gefühl, zwischendurch etwas essen zu müssen, durch den ganzen weiteren Tag.

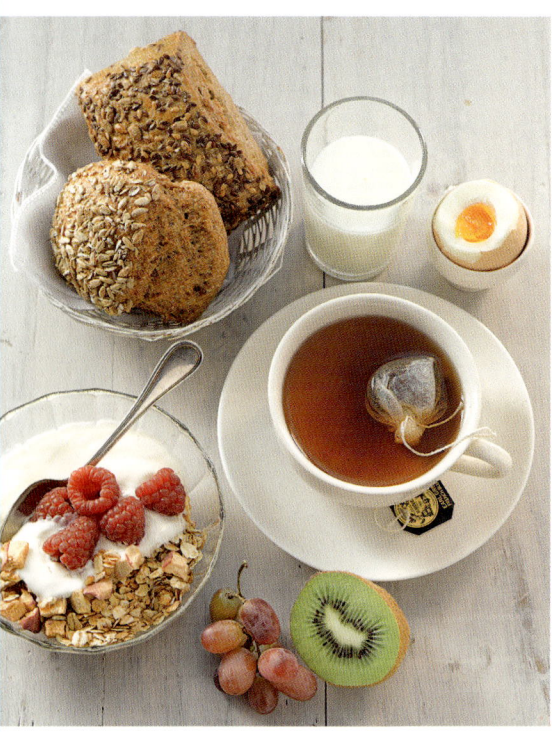

Wenn Sie nun sagen: »Morgens bringe ich aber nun mal wirklich nichts herunter«, dann essen Sie vielleicht abends zu viel oder naschen noch Kohlenhydrate – denn bei einer leichten, kohlenhydratfreien Abendmahlzeit, zum Beispiel mit Fisch und Salat, sollten Sie morgens eigentlich Hunger haben. Wenn Sie sehr früh aufstehen und erst später Appetit bekommen, können Sie sich Ihr Frühstück auch ins Büro mitnehmen.

Machen Sie sich zum Frühstück ein Müsli aus Vollkornflocken und ein paar Nüssen oder Samen, mit Milch, Joghurt oder Quark, wenn Sie mögen auch mit frischem Obst. Oder Sie essen Vollkornbrot, vielleicht mit Frischkäse und Obst oder mit einem Frühstücksei. Wählen Sie möglichst oft die Vollkornvarianten von Flocken oder Brot, denn das sind gute Kohlenhydrate. Sie können aber auch einfach einen sättigenden Eiweiß-Shake als Grundlage für den Tag trinken.

In der Ich-bin-dann-mal-schlank-Ernährungs-Uhr auf Seite 23 geht es übrigens rechts oben mit dem Frühstück los. Der Morgen ist auch die richtige Zeit, falls Sie auf Süßes oder Zucker nicht verzichten wollen: Greifen Sie hier möglichst früh am Tag zu. Natürlich heißt das aber nicht, dass Sie zum Frühstück nur Schokolade und Kekse in Massen vertilgen oder den Boden Ihrer Kaffeetasse mit Zuckerwürfeln pflastern sollten!

Denken Sie dran: Morgens ist alles erlaubt – nur nicht das Ausfallenlassen!

3_Drei Mahlzeiten am Tag:
Proteine machen schön satt

Einfach mal eine Mahlzeit überspringen, um schneller Erfolge zu sehen? Dem Gefühl »Eigentlich brauche ich jetzt nichts« nachgeben? Nicht bei der Ich-bin-dann-mal-schlank-Methode! Essen Sie dreimal am Tag. Je nachdem, wie lang Ihr Tag ist, sind auch vier oder fünf entsprechend kleinere Mahlzeiten möglich. Jede Ihrer Hauptmahlzeiten sollte Eiweiß enthalten (siehe Ich-bin-dann-mal-schlank-Ernährungs-Uhr Seite 23). Denn damit können Sie einige Stunden ohne Essen sehr gut überstehen.

In diesem Buch finden Sie zahlreiche Eiweißrezepte, die Ihnen dabei helfen, sowie eine Tabelle, mit der Sie sich selbst eine Mahlzeit mit guten Eiweißlieferanten zusammenstellen können (siehe vordere Klappe).

MEINE ERFAHRUNG

Bei der Ich-bin-dann-mal-schlank-Methode haben mich die klaren Regeln überzeugt. Die sind nicht zu fies, aber auch nicht zu lasch. Ich habe früher oft das Abendessen ausfallen lassen. Das funktioniert auf der Waage, aber nur, solange der Albtraum dauert. Ans Magenknurren um Mitternacht will ich gar nicht mehr denken. Als ich anfing, abends einfach scheibenweise Käse ohne Butterbrot drunter oder Joghurt ohne Süßkram drin zu essen, dachte ich erst: Huch, das macht ja satt. Es funktionierte aber. Ich hätte nie gedacht, dass man abnehmen kann, ohne Löcher im Bauch zu spüren. Sonja, 28 Jahre

4_Muskeln aufbauen:
Effektive Fettverbrennung

Der Weg zum Fettabbau heißt Muskelaufbau. Das Ziel sind schön geschmeidige, schlanke Muskeln, die rund um die Uhr Energie verbrennen – auch dann, wenn Sie schon selig schlummern. Deshalb ist es so wichtig, neben regelmäßigem Ausdauertraining auch gezielt die Muskeln zu trainieren. Denn während Sie bei Ausdauersportarten wie Joggen, Walken oder Schwimmen nur in Aktion Fett verbrennen, machen die Muskeln nach dem Krafttraining allein damit weiter – ein gutes Gefühl!

Sie trauen sich noch nicht ins Fitnessstudio? Gleich kommen zwei grundlegende Übungen für Ihr Wohnzimmer-Workout, weitere einfache Übungen ab Seite 112. Wenn Sie sich nach ein paar Wochen fitter fühlen, können Sie ja noch mal übers Fitnessstudio nachdenken.

Liegestütz

Hiermit bringen Sie vor allem Brustmuskeln, Schultern und Arme, also den ganzen Oberkörper, in Form. Machen Sie zwei- bis dreimal in der Woche so viele Liegestütze, wie Sie schaffen. Beschließen Sie vorher: Wenn's anfängt wehzutun, mache ich noch fünf. Dies wiederholen Sie nach einer kurzen Pause noch einmal und versuchen die Zahl der Wiederholungen zu steigern. So bekommen Ihre Muskeln genug Trainingsreize, und das Training wird besonders effektiv.

Sie müssen dafür nicht sofort in den klassischen Liegestütz, sondern dürfen erst einmal auf den Knien starten.

● Gehen Sie in den Vierfüßlerstand auf Knien und Händen und winkeln Sie die Unterschenkel an. Legen Sie sich ein gerolltes Handtuch unter die Knie. Wenn es sich stabiler anfühlt, können Sie die Fußgelenke überkreuzen. Die Handflächen sind neben Ihren Schultern am Boden, Daumen und Zeigefinger bilden jeweils einen möglichst großen Winkel.

● Drücken Sie Ihren Oberkörper mit den Armen gerade nach oben, die Knie bleiben dabei am Boden. Das Gewicht sollte nicht auf den Kniescheiben lasten, sondern etwas oberhalb der Kniegelenke. Spannen Sie auch die Bauch- und Pomuskeln kräftig an. Oben angekommen, drücken Sie die Arme nicht ganz durch. **1** Dann senken Sie Ihren Oberkörper wieder bis knapp über den Boden ab. Nicht ganz ablegen!

● Halten Sie die Position und zählen langsam: einundzwanzig, zweiundzwanzig. Dann drücken Sie sich wieder hoch.

Für Einsteiger: Bevor Sie sich auf den Boden wagen, machen Sie die Übung in der »Schräge«: Stellen Sie sich in einem Abstand von etwa einem halben Meter vor einen stabilen Tisch. Stützen Sie die Hände darauf und senken Sie sich mit geradem Oberkörper in den Ellenbogen ab. Anschließend drücken Sie sich langsam und mit Kraft, aber ohne Schwung, wieder nach oben.

Für Geübte: Ab auf die Fußspitzen statt auf die Knie! Der richtige Liegestütz verlangt mehr Kraft. **2**

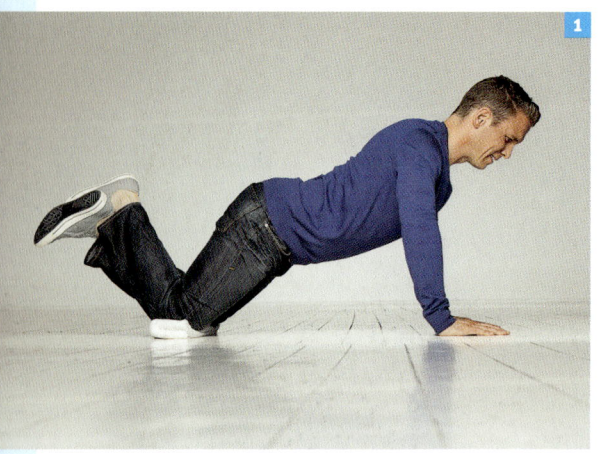

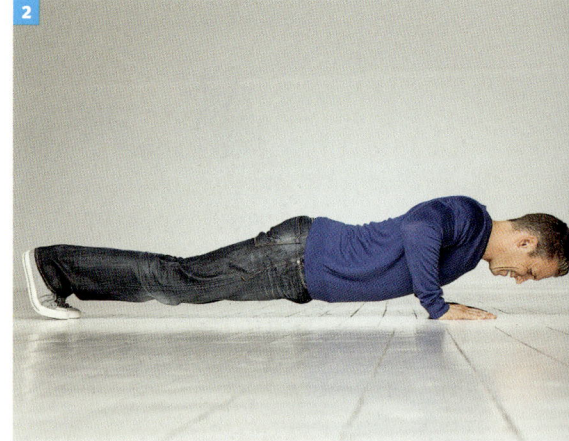

Soft-Kniebeugen

Für die Beine, den Po und mehrere weitere Muskelpartien machen Sie ebenfalls zwei- bis dreimal pro Woche als Basisübung die guten alten Kniebeugen. Im Vergleich zu den klassischen Kniebeugen, bei denen man den Po fast bis auf den Fußboden senkt, werden die Kniegelenke bei dieser Variante aber weniger belastet.

Wiederholen Sie die Übung so oft, wie Sie eine saubere Ausführung schaffen. Dann machen Sie kurz Pause, notieren die erreichte Wiederholungszahl und starten den zweiten Durchgang, der bestimmt schon etwas weniger leicht geht. Bleiben Sie trotzdem dran, so lange Sie können, und steigern Sie sich allmählich!

● Stellen Sie sich mit schulterbreit geöffneten Beinen vor einen Hocker oder einen Stuhl. Ihr Rücken bleibt gerade, indem Sie geradeaus blicken. Legen Sie Ihre Hände hinter den Kopf, Ihre Ellenbogen zeigen leicht nach hinten.
● Senken Sie nun, ohne den Oberkörper zu beugen, langsam den Po Richtung Sitzfläche. Gehen Sie dafür so tief in die Knie, dass Sie kurz davor innehalten. **3** Eine zarte Berührung ist erlaubt, Hinplumpsenlassen aber nicht. Zählen Sie langsam: einundzwanzig, zweiundzwanzig. Dann geht es wieder nach oben – mit Kraft, nicht mit Schwung. Drücken Sie Ihre Knie nie ganz durch, sondern lassen Sie sie immer leicht gebeugt.

Für Einsteiger: Wenn Ihnen die Übung noch zu schwer fällt, können Sie sich am Anfang ein Kissen auf den Hocker legen. Dann ist die Entfernung geringer und Sie brauchen weniger Kraft, um bis knapp über die Sitzfläche zu kommen.

Für Geübte: Wenn Sie es im zweiten Durchgang locker auf 30 Wiederholungen bringen, machen Sie die Übung ohne den Stuhl als Hilfsmittel und gehen etwas tiefer in die Knie. **4** Schwieriger wird die Übung auch, wenn Sie sie auf einem Bein machen, ohne mit dem anderen Bein den Boden zu berühren. Dabei können Sie sich anfangs seitlich abstützen. Wechseln Sie dann nach dem ersten Durchgang die Seite.

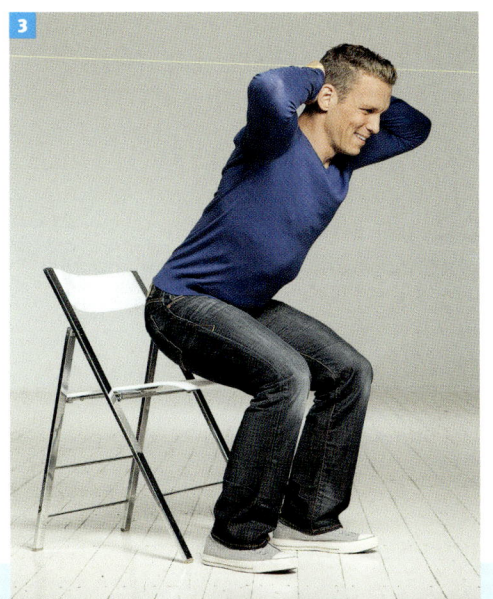

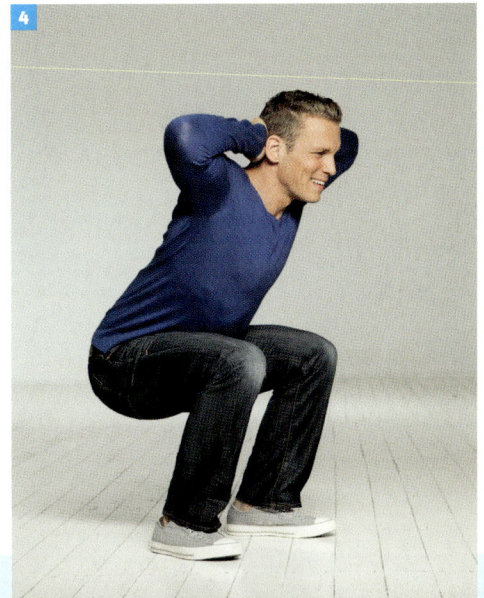

5_Ausdauersport tut gut:
Mehr Fitness im Alltag

Um wieder mehr Schwung in Ihr Leben zu bringen, brauchen Sie neben Ihrem kleinen Muskel-Workout (siehe Regel 4) auch etwas Ausdauersport an der frischen Luft. Damit halten Sie Ihr Herz-Kreislauf-System fit – das merken Sie bald zum Beispiel daran, dass Sie beim Treppensteigen oder beim Zur-Bushaltestelle-Rennen nicht mehr so schnell außer Atem kommen. Außerdem schlafen Sie besser, können sich besser konzentrieren, sind wacher, ausgeglichener ... und einfach glücklicher. Das Ausdauertraining trägt damit auf seine Weise sehr wirkungsvoll zum Abnehmen bei. Suchen Sie sich unbedingt das aus, was Ihnen wirklich Spaß macht: Ob Sie walken, schwimmen, laufen oder Rad fahren – eine halbe bis eine Stunde pro Woche gehört mindestens zum Ich-bin-dann-mal-schlank-Programm.

Am besten schneiden Sie ab, wenn Sie zusätzlich zu Ihrem Ausdauertraining noch leichte Fitnessübungen in Ihren Alltag integrieren: Mal mit dem Rad statt mit dem Auto oder der U-Bahn fahren, beim Treppensteigen zwei Stufen auf einmal nehmen, Fußwege einplanen, die länger sind als die vom Haus zur Garage und vom Kühlschrank zum Sofa ...).

6_Perfekter Tag nach Plan:
Schutz vor Überforderung

Ein »Kavaliersstart« mit Vollgas ist gefährlich. Wer versucht, von einem Tag auf den anderen seine Gewohnheiten zu ändern, der scheitert mit hoher Wahrscheinlichkeit. Bereits eine kleine Abweichung bringt den Schnellstarter aus dem Konzept – und nach einer Vollbremsung geht es direkt wieder zurück in die alten Verhaltensweisen.

Deshalb sieht die Ich-bin-dann-mal-schlank-Methode einen ganz sanften Start vor: Zuerst versuchen Sie nur an einem Tag in der Woche, die neuen guten Vorsätze umzusetzen. Später kommt ein zweiter »perfekter Tag« hinzu, dann ein dritter. Sie steigern sich so lange, bis Ihr Alltag aus perfekten Tagen besteht und die guten Vorsätze zu neuen, guten Gewohnheiten geworden sind.

Das Tolle daran ist, dass Sie mit Ihren alten Gewohnheiten gar nicht auf Nimmerwiedersehen abschließen müssen. Sie dürfen sich ab und zu einen »Heimwehtag« leisten und einen kleinen Ausflug in die früheren Gewohnheiten machen. Deshalb gibt es keine Torschlusspanik, keine Henkersmahlzeit – und keine dauerhaften Rückfälle mit Katzenjammer.

7_Durstlöschen ohne Kalorien:
Wasser marsch!

Die meisten Ernährungsfehler werden beim Trinken gemacht. Viele kommen gar nicht auf die Idee, dass Obstsaft, Fruchtnektar oder »Wellness-Drinks« wahre Kalorienbomben sind, deren Zuckergehalt es mit dem von Cola und anderen Limonaden aufnehmen kann. Auch Letztere werden gern ohne Bedenken literweise zum Durstlöschen verwendet – durch den hohen Zuckergehalt bekommt man aber immer mehr Durst und kippt noch mehr davon herunter.

Die kalorienreduzierten Light-Versionen der süßen Drinks sind keinesfalls besser: Sie bremsen die Fettverbrennung zwar nicht ganz so stark aus wie die gezuckerten Getränke. Aber die angeblichen Schlankmacher verführen zu übermäßigem Konsum, was außerdem das Abgewöhnen noch schwerer macht.

Der wichtigste Grundsatz beim Trinken lautet deshalb: Trinken Sie zum Durstlöschen vor allem Wasser (ob aus der Leitung oder der Flasche, ob mit oder ohne Kohlensäure, ist Geschmacksfrage) und ungesüßten Tee. Zwei bis drei Liter pro Tag sollten es sein; bei viel Sport und heißem Wetter auch mehr. Ob Sie genug trinken, können Sie ganz einfach feststellen: Wenn Ihr Urin klar und hell ist, dann ist alles in Ordnung. Ist er dagegen intensiv gelb, sollten Sie mehr trinken.

8_Einkaufen mit Liste:
So entkommen Sie Fallen

Wer seine Ernährung umstellt, kommt nicht darum herum, auch seine Einkaufsgewohnheiten zu verändern. Denn es ist viel leichter, auf etwas zu verzichten, wenn es sowieso nicht im Haus ist.

Erstellen Sie sich vor dem Einkauf immer eine genaue Liste. Darauf stehen vor allem gesunde Basics aus den grünen Bereichen der Ich-bin-dann-mal-schlank-Ernährungs-Uhr (siehe Seite 23): frisches Gemüse und Obst, Quark, Joghurt, Käse, frisches Fleisch und frischer Fisch. Fertigprodukte sollten Sie dagegen meiden. Süßes kaufen Sie nur genau dosiert – zum Beispiel eine Tafel Schokolade für die Woche, weil Sie jeden Tag (außer am perfekten Tag) ein Rippchen davon essen.

Orientieren Sie sich grob an der Ernährungs-Uhr, wenn Sie Ihren Einkaufswagen überprüfen: Die Lebensmittel aus dem grünen Bereich sollten mehr als zwei Drittel ausmachen, die aus dem gelben Bereich mit Vollkornprodukten weniger als ein Drittel. Die Naschereien aus dem roten Bereich dürfen nur ein Eckchen füllen.

9_Entspannung gehört dazu:
Relaxen Sie sich schlank

Wer Druck abbaut, kann das leidige Stress-Essen (siehe auch Seite 95) vermeiden. Wenn Sie gelassen und entspannt sind, ist die Wahrscheinlichkeit viel höher, dass Sie Ihrem Weg treu bleiben.

»Nichtstun, um besser abzunehmen? Das wäre ja zu schön, um wahr zu sein!« Wenn Sie das jetzt denken, haben Sie eigentlich recht: Natürlich wird niemand schlanker, weil er sich aufs Sofa legt, statt draußen herumzulaufen.

Dennoch spielt Entspannung beim Abnehmen eine sehr wichtige Rolle. Viele Menschen essen nämlich nicht dann zu viel, wenn sie hungrig sind. Vielmehr sind es die Stresssituationen im Alltag, die uns zum schnellen Snack greifen lassen, der dann meist viele Kohlenhydrate und viel Fett enthält – sei es der Schokoriegel mit Erdnüssen oder die panierte Fischfrikadelle im Brötchen. Diese Sachen halten aber nicht lange satt. Außerdem bekommt das Gehirn keine Sättigungssignale aus dem Magen, wenn wir unter Stress essen. Und deshalb bleibt es oft nicht bei dem einen Snack.

Wenn Sie lernen, sich gezielt zu entspannen, können Sie das Stress-Futtern wirkungsvoll vermeiden. Es gelingt Ihnen dann den inneren Druck ohne Essen abzubauen. Schöner Nebeneffekt: Sie haben den Stresssituationen auch äußerlich mehr entgegenzusetzen, weil Sie gelernt haben, ruhig zu bleiben.

Ob Sie nun einen Yoga-Kurs besuchen, sich ein heißes Bad in der Wanne gönnen, gemütlich im Sessel Musik hören und dabei vor sich hinträumen, ob Sie sich bewusst auf eine Traumreise begeben oder einfach eine Viertelstunde lang Mittagsschlaf halten – Entspannung lässt sich lernen und üben. In diesem Buch werden Sie viel darüber erfahren, zum Beispiel auf Seite 45.

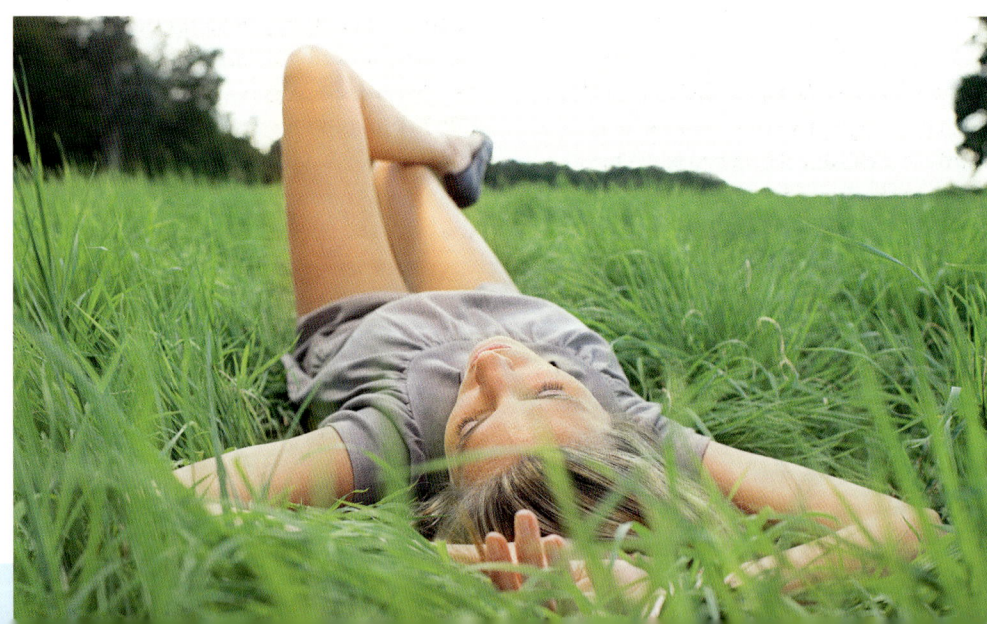

10_Positive Emotionen:
Ich schaffe das!

Nichts ist motivierender als Erfolg. Und der beste Weg zum Erfolg sind positive Emotionen. Sie haben es erkannt: Es ist wie mit dem lieben Geld – wer einmal eine Menge davon gewinnt, dem fliegt oft wie von selbst noch mehr zu!

Seien Sie deshalb bitte grundsätzlich nett zu sich selbst. Es ist außerdem ganz wichtig, dass Sie sich Ihre Ziele nicht zu hoch stecken, sondern jeweils so, dass Sie sie auch in absehbarer Zeit und Schritt für Schritt erreichen können.

> *Der Langsamste, der sein Ziel nicht aus den Augen verliert, geht immer noch geschwinder als der ohne Ziel umherirrt.*
>
> *GOTTHOLD EPHRAIM LESSING*

Planen Sie zum Beispiel nicht, innerhalb von drei Tagen zwei Kilo los zu sein, sondern nehmen Sie sich vor, erst einmal nur an drei Tagen der Woche die Kohlenhydrate am Abend wegzulassen und spätabends oder nachts nichts Süßes oder Saures mehr nachzulegen – das ist problemlos zu schaffen, denn Sie wissen ja, dass es jeweils nur für einen Abend ist. Wenn Ihnen das am ersten Abend gelungen ist, können Sie das bereits als Erfolg verbuchen. Auf diesem Erfolg können Sie dann am nächsten kohlenhydratfreien Abend aufbauen. Freuen Sie sich über jeden Fortschritt, der Ihnen bestätigt: Ich schaffe das.

Wenn Sie trotz aller guten Vorsätze erst einmal scheitern, geben Sie nicht auf. Machen Sie sich bitte keine Selbstvorwürfe, sondern versuchen Sie es einfach am nächsten Tag wieder – so lange, bis es klappt. In der Kommunikations- und Karriereberatung wird häufig mit den sogenannten »drei m's« für gute Vorsätze gearbeitet. Die helfen im Beruf, persönliche Zielvereinbarungen zu erreichen. Demnach muss ein Ziel machbar, messbar und motivierend sein – dann stehen die Chancen gut, dass es tatsächlich erreicht wird. Das gilt natürlich auch fürs Abnehmen.

Langfristig können Sie sich nur mit positiven Emotionen motivieren. Loben Sie sich für jeden kleinen Erfolg! Sprechen Sie mit einer positiven inneren Stimme zu sich selbst, so wie Sie das in den Visualisierungen auf der beiliegenden CD hören können, zum Beispiel in Track 15 und 17. Lassen Sie sich von schönen Bildern und Fantasien leiten, von Ihrem schlanken Zukunfts-Ich, statt sich von Ängsten und Vorstellungen vom Scheitern ausbremsen zu lassen.

Sehen Sie sich nicht als eingeschüchtertes Opfer in einem Horrorfilm, sondern als Hauptdarsteller in einer Heldengeschichte mit furiosem Happy End.

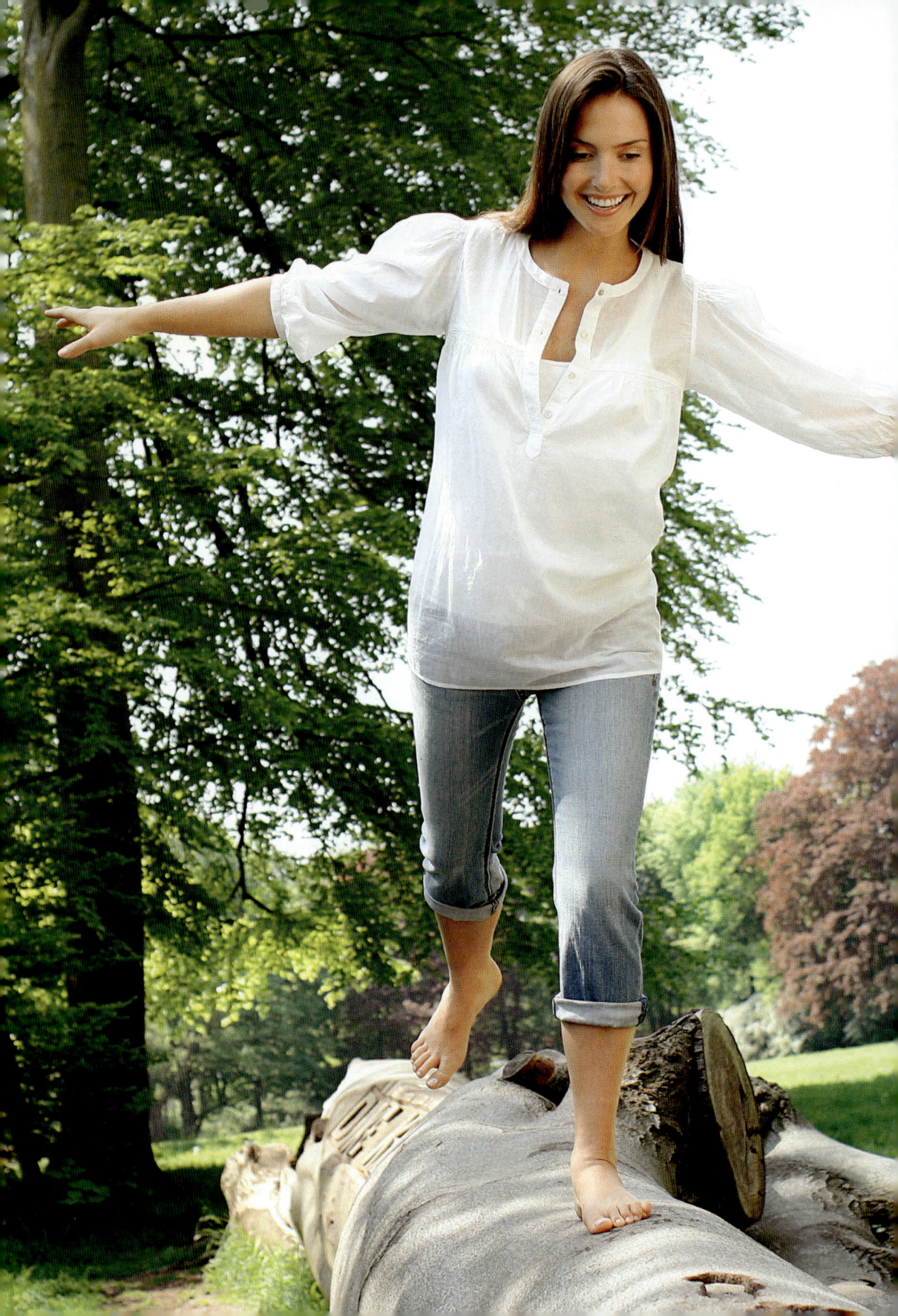

Die Protein-Plus-Formel

Schlank mit Proteinen, festen Ritualen und Glücksgefühlen

Mehr Eiweiß für weniger Naschgelüste. Gute Rituale für jeden Tag. Per Visualisierung das Unterbewusstsein umprogrammieren und seine Kraft für sich nutzen. Mit den **drei Säulen der Protein-Plus-Formel** *fangen Sie dort an, wo Diät und Disziplin aufhören. Über Ihre Gefühle motivieren Sie sich zum Dranbleiben.*

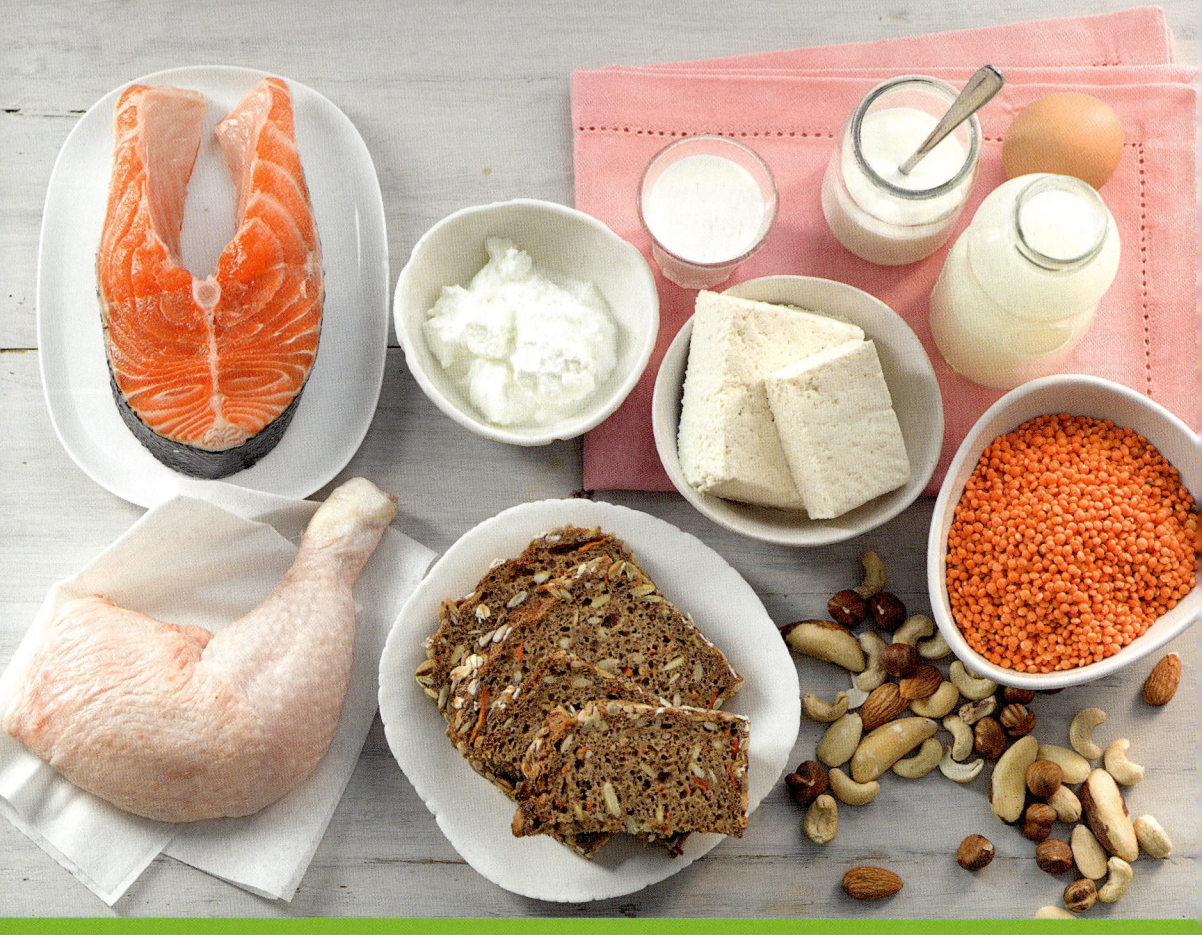

Eiweiß – der Baustoff des Lebens

Weniger naschen, abends rechtzeitig aufhören – Ihre Vorhaben klappen nur, wenn Sie immer schön satt werden. Eine proteinreiche Ernährung, die schmeckt und nicht belastet, hilft dabei.

DER JO-JO-EFFEKT ist ja hinlänglich bekannt: Nach einer scheinbar erfolgreichen Hunger-Diät nimmt man schnell wieder zu – und zwar mehr, als man zuvor abgenommen hat. Wenn Sie sich das ersparen wollen und lieber Schritt für Schritt Ihre alten Gewohnheiten durch neue ersetzen, sind Sie bei der Ich-bin-dann-mal-schlank-Methode genau richtig. Gewohnheiten zu verändern geht aber nicht von heute auf morgen. Meistens handelt es sich um einen längeren Prozess (siehe auch Seite 16, »Die Phasen der Veränderung«). Und auf diesem Weg liegen so einige Stolpersteine, die Sie aber bereits kennen und auf die Sie sich vorbereiten können.

So klagen zum Beispiel auch bei der Ich-bin-dann-mal-schlank-Methode sehr viele Kandidaten, dass ihnen die Abende so schwer fallen. Konsequent aufs Butterbrot verzichten, die Küche möglichst nach der letzten Mahlzeit schließen und den Feierabend ohne eine süße oder salzig-fettige Knabberbelohnung vorm Fernseher genießen? »Das geht bei mir einfach nicht«, hören wir dann oft.

Außerdem stellen in der Umgewöhnungsphase einige irritiert fest: »Ich werde einfach nicht richtig satt, wenn ich nach einem Essen ohne Kohlenhydrate nicht noch ein Stück Kuchen oder ein paar Pralinen habe.«

Auch Stress ist ein geradezu klassischer Killer guter Vorsätze. »Am Wochenende und in den Ferien klappt das bei mir ganz toll, aber wenn's im Job drunter und drüber geht, muss ich doch wieder essen.« – so lautet das Fazit vieler, die ihre Ernährungsumstellung abbrechen, bevor sie überhaupt richtig angefangen haben.

Immer schön satt mit ausreichend gesundem Eiweiß

Wenn Sie sich daranmachen, Ihre Ernährungsgewohnheiten zu verändern, ist die wichtigste Voraussetzung, dass Sie satt werden. Es gibt keine einzige wirksame Methode, deren langfristiger Erfolg auf Hungern basiert! Denn bewusstes Hungern verstößt gegen die Urinstinkte unseres Körpers (siehe auch Seite 9 f.).

Die angenehmste und zugleich effektivste Ess-Strategie lautet, auf den Punkt gebracht: Mehr Eiweiß, weniger Kohlenhydrate. Denn die Proteine verhindern auf angenehme Weise die Hungergefühle. Sie werden langsamer verdaut und senden schneller Sättigungssignale ans Gehirn. Sie wirken deshalb wie natürliche Appetitzügler. Ein weiterer Vorteil: Eiweiß hinterlässt kein Völlegefühl und »klebt« nicht in den Fettpolstern fest, wie Zucker das tut. Um satt zu werden, müssen wir bei einer eiweißreichen Mahlzeit weniger Kalorien aufnehmen als bei einer kohlenhydratreichen.

Während Kohlenhydrate (also Zucker) bereits in kleinen Mengen Ausschüttungen des Dickmacher-Hormons Insulin verursachen, die wiederum die Fettverbrennung stören und die Fetteinlagerung fördern, bleibt der Insulinspiegel bei einer proteinreichen Mahlzeit ausgeglichener.

Ihr Organismus kann also bei einem eiweißreichen Speiseplan mit weniger Kohlenhydraten ungehindert Fett abbauen, weil Eiweiß sättigt und Sie deshalb insgesamt weniger Kalorien aufnehmen. Proteinreiche Mahlzeiten und Snacks eignen sich daher nicht nur zum Abnehmen, sondern auch zum langfristigen Halten des Wunschgewichts. Sie verhindern nachweislich den Jo-Jo-Effekt und sorgen dafür, dass Sie in der Bilanz mit einem Drittel weniger an Kalorien auskommen! Da es sich bei einer proteinreichen Ernährung keineswegs um eine Diät handelt und es viele leckere Rezepte gibt, ist die Umstellung auch dauerhaft sehr gut möglich.

Die richtige Menge bringt den Erfolg

»Wenn man damit so einfach abnehmen kann, dann nehme ich doch künftig nur noch Eiweiß und lasse Fett und Kohlenhydrate einfach ganz weg«, denken Sie jetzt vielleicht. Doch obwohl Eiweiß der Fatburner schlechthin ist, klappt das Abnehmen nach dem Motto »Je mehr, desto besser« nicht. Da spielt der Stoffwechsel nicht mit. Und selbst wer viel Eiweiß isst, kann unter Eiweißmangel leiden, wenn er seine Mahlzeiten falsch zusammenstellt (siehe ab Seite 40). Achten Sie möglichst genau darauf, welche Lebensmittel hochwertiges Eiweiß liefern, ohne gleichzeitig zu viel Fett und zu viele schlechte Kohlenhydrate mitzubringen (siehe Kasten ab Seite 40). Ihr Körper braucht außerdem neben Eiweiß auch gute Kohlenhydrate, natürliche gute Fette und Öle sowie die Ballast- und Vitalstoffe aus frischem Gemüse und Obst.

Aber wie viel Eiweiß soll es denn nun genau sein? Für eine gesunde und ausgewogene Ernährung wird normalerweise empfohlen, pro Kilogramm Körpergewicht 0,8 Gramm Proteine pro Tag zu essen. Das heißt zum Beispiel: Wer 70 Kilogramm wiegt, sollte mindestens 56 Gramm Eiweiß pro Tag zu sich nehmen, und zwar am besten zwei zu zwei Dritteln aus pflanzlichen Lieferanten wie Vollkorn, Kartoffeln, Linsen oder Erbsen und zu einem Drittel aus tierischen Quellen wie Milch, Fisch oder Fleisch. Diese Mengen gelten für Frauen wie für Männer gleichermaßen.

Wer abnehmen will, häufig im Stress ist und Muskeln aufbauen möchte, braucht allerdings ein bisschen mehr Eiweiß. Wir empfehlen deshalb bis zu 1,5 Gramm pro Kilogramm Körpergewicht als sinnvolle Unterstützung beim Dranbleiben. Die tägliche Menge sollte dabei möglichst gleichmäßig auf die drei bis fünf Hauptmahlzeiten verteilt werden, bei drei Mahlzeiten wären das also morgens, mittags und abends jeweils etwa 20 bis 40 Gramm je nach Körpergewicht.

Wenn Sie sich an die Rezepte im vierten Kapitel halten, sind Sie gut mit Eiweiß und allen anderen Nährstoffen versorgt. Wenn Sie Neues ausprobieren wollen, können Sie sich Ihren Speiseplan nach der Ich-bin-dann-mal-schlank-Ernährungsuhr zusammenstellen. Achten Sie dabei besonders auf die proteinhaltigen Lebensmittel wie Eier, Fisch, mageres Geflügel, Sojaprodukte, Nüsse, Buttermilch, Kefir, Joghurt, Quark, Käse und Hülsenfrüchte. Nutzen Sie zur Ergänzung wenn Sie mögen auch Eiweißpulver (siehe ab Seite 37).

Früher wurde übrigens häufig behauptet, dass viel Eiweiß in der Nahrung die Nieren schädigen kann. Das konnte jedoch nicht wissenschaftlich belegt werden. Gesunden Nieren schadet Eiweiß, auch in größeren Portionen, keineswegs. Im Gegenteil, sie steigern bei erhöhter Aufnahme ihre Leistungen.

Proteine tun dem Körper und der Seele gut

Außerdem machen Proteine gute Laune. Einzelne Aminosäuren (Bausteine der Proteine, siehe ab Seite 39) spielen dabei eine wichtige Rolle. Glycin zum Beispiel bewies in Studien seine Qualitäten als Stimmungsmacher. Es schützt nicht nur Zellen und Immunsystem, sondern erhöht auch unsere Aufmerksamkeit und Konzentrationsfähigkeit. Fehlt es im Körper, wird der Heißhunger auf Süßes stärker. Andere Aminosäuren werden bei der Produktion der Gute-Laune-Stoffe Serotonin und Dopamin (siehe Seite 39) benötigt. Mit dem in ihnen reichlich enthaltenen Baustoff Tryptophan etwa halten starke Eiweißlieferanten wie Käse, Fisch, Eier, Hülsenfrüchte, mageres Fleisch oder Nüsse den Serotoninspiegel hoch und sorgen dafür, dass wir gut drauf sind: Dopamin und Serotonin lindern Schmerzen, beruhigen die Nerven und fördern den friedlichen Schlaf. Hat unser Gehirn genug Serotonin, fühlen wir uns zufrieden, ausgeglichen und innerlich ruhig. Gleichzeitig dämpft der Botenstoff Gefühle von Kummer und Sorgen.

Proteine helfen also auf vielfache Weise beim Schlankwerden: Sie kurbeln den Stoffwechsel an, sorgen für einen ungestörten Fettabbau, stoppen den gefürchteten Jo-Jo-Effekt und sättigen so, dass es lange anhält und Heißhungerattacken ausbleiben. Proteine machen gute Laune und stärken außerdem das Immunsystem. Und sie machen sogar schön: Eiweiß strafft das kollagene Gewebe der Haut, es wirkt also wie ein »Bügeleisen von innen«. Näheres zu Proteinen erfahren Sie ab Seite 39.

Kochen und Backen mit Eiweißpulver: Proteine in Reinform

Mit einer eiweißreichen Ernährung ist es wie mit vielen anderen Veränderungen in Sachen Gewohnheiten: Eine Umstellung von heute auf morgen gelingt oftmals nicht. Trotz der bereits beschriebenen zahlreichen Vorzüge von Proteinen fällt es vielen verständlicherweise schwer, die Kohlenhydratmenge in ihrer Ernährung zu reduzieren – vor allem am Anfang, wenn die alten Essgewohnheiten noch tief verankert sind. Es gibt einfach zu viele leckere Sachen, die reichlich Kohlenhydrate enthalten. Deshalb fragen sich viele, die ihre Ernährungsgewohnheiten umstellen wollen: »Was ist denn dann mit meiner geliebten Pizza?« – »Ich esse doch so gerne knusprige Ciabatta, darf ich das jetzt nie wieder?« – »Ohne meinen selbst gebackenen Apfelkuchen überstehe ich kein Wochenende!«

Sehr viele kohlenhydratreiche Gerichte sind klassische Lieblingsessen. Damit Sie darauf nicht verzichten müssen und sich den Spaß am Essen bewahren, können Sie beim Zubereiten auch geschmacksneutrales, ungesüßtes Proteinpulver verwenden, das zum Kochen und Backen geeignet ist, und damit zum Beispiel einen Teil des Mehls ersetzen. Entsprechende Produkte sind unter Bezeichnungen wie Sojaeiweiß, Casein, Molkeeiweiß oder Mehrkomponenteneiweiß im Handel erhältlich (übers Internet, in Drogeriemärkten oder Apotheken). Im Anhang auf Seite 151 finden Sie Bezugsadressen.

Das spezielle Koch- und Backeiweiß, das Sebastian Benthe entwickelt hat, erhalten Sie in Apotheken und auch übers Internet.

Der Vorteil der Pulver: Darin stecken Proteine in Reinform. Sie sind gesünder und schlankmachender als herkömmliche Zutaten wie zum Beispiel Mehl. Mit Pulvern, die auch zum Kochen und Backen geeignet sind, werden Kuchen und Co. zu hochwertigen Eiweißquellen.

Ergänzen Sie Ihren Proteinbedarf mit Eiweißpulver: Nicht immer ist es ganz leicht, allein mit frischen Zutaten den Eiweißbedarf des Körpers zu decken. Wenn Sie abnehmen und Muskeln aufbauen wollen oder wenn Sie im Stress sind, brauchen Sie außerdem noch etwas mehr Eiweiß als normalerweise, wir empfehlen bis zu 1,5 Gramm pro Kilogramm Körpergewicht (siehe auch Seite 36). Gerade beim Abendessen fällt es Ihnen mithilfe von Proteinen in Pulverform leichter, auf Kohlenhydrate zu verzichten und dafür genug wertvolles Eiweiß aufzunehmen. Dann laufen in der Nacht die Fettverbrennung und die Regenerationsprozesse des Körpers auf Hochtouren. So vermeiden Sie es, dass Sie bei der Zusammenstellung Ihres Speiseplans in Stress geraten, weil Sie fürchten, nicht genug Eiweiß zu bekommen.

Eiweißpulver ist einfach und vielseitig in der Anwendung: Nicht nur beim Backen, sondern auch beim Braten und Kochen kann Eiweißpulver zum Einsatz kommen: Statt zum Beispiel einen Fisch mit Mehl, Ei und Semmelbröseln zu panieren, können Sie ihm auch mit Ei und Eiweißpulver eine leckere Kruste verleihen. In einer weißen Sauce macht sich Pulver ebenfalls gut zum Andicken und Anreichern. In unseren Rezepten im vierten Kapitel sehen Sie zahlreiche Anwendungsmöglichkeiten. Nachdem Sie einige der Rezepte zubereitet haben, können Sie natürlich auch selbst mit Eiweißpulver experimentieren und ausprobieren, welche Ihrer Lieblingsgerichte Sie damit »schlanker« und reichhaltiger machen können.

Eiweiß-Getränkepulver – nicht nur als Drink verwendbar: Eiweißpulver, das für Drinks gedacht ist, zum Beispiel mit Vanillegeschmack, lässt sich auch zur Zubereitung von Gerichten verwenden. Als Drink angerührt, hilft Ihnen das Getränkepulver dabei, den gefährlichen Teufelskreis aus Heißhunger, Kohlenhydratzufuhr und rasch wiederkehrendem Hunger zu durchbrechen – vor allem, wenn es schnell gehen muss und Sie gerade keine vollwertige Mahlzeit zur Hand haben. Aber auch in der Küche können Sie das Getränkepulver verwenden, um Ihre Gerichte mit Proteinen aufzuwerten. In unseren Rezepten finden Sie Anwendungsbeispiele dafür: Immer wenn zum Beispiel »Vanille-Eiweißpulver« in der Zutatenliste steht, können Sie den Shake-Grundstoff verwenden.

Auch bei einer leichten bis mittelschweren Laktose-Intoleranz geeignet: In den meisten handelsüblichen Eiweißprodukten ist Laktose (Milchzucker) nur in so geringen Mengen enthalten, dass sie auch bei einer leichten bis mittelschweren Laktoseunverträglichkeit eingesetzt werden können. Lesen Sie bitte die Zutatenliste gut durch! Die Drinks rühren Sie dann natürlich mit laktosefreier Milch oder mit Sojamilch an.

Eiweiß:
ein Kraftprotz unter den Nährstoffen

Die Ich-bin-dann-mal-schlank-Ökotrophologin Antje Klein
über Eiweiß aus ernährungsphysiologischer Sicht

WIE WICHTIG PROTEINE (Eiweiße) für uns sind, wird klar, wenn man die Bedeutung des Wortes »Protein« kennt: Es stammt vom griechischen »protos«, das so viel bedeutet wie »das Wichtigste, das Erste«. Deshalb heißt es auch oft: »Ohne Eiweiß kein Leben.«
Alle Proteine sind aus den lebenswichtigen Aminosäuren aufgebaut. Diese wiederum werden aus den Elementen Wasserstoff, Kohlenstoff, Sauerstoff, Stickstoff und Schwefel gebildet (bei den sogenannten einfachen Proteinen), weitere Bestandteile wie Phosphor, Eisen, Farbstoffe und andere kommen bei den sogenannten zusammengesetzten Proteinen hinzu.

Aminosäuren haben bedeutende Aufgaben in unserem Körper: Sie sind für den Aufbau und die Regeneration aller Zellen sowie von Muskeln, Knochen, Haut, Haaren und Nägeln zuständig. Alle Hormone und Enzyme in unserem Körper brauchen Aminosäuren, um ihre Aufgaben wie Stoffwechsel und Verdauung erfüllen zu können. Aus Aminosäuren baut sich der Körper einen Schutz gegen die zellschädigenden freien Radikale auf und sie senken das Risiko für Herzinfarkt, Schlaganfall und Krebs. Als Bestandteil von Antikörpern bilden sie im Immunsystem die Schutzpolizei.

Auch für gute Laune und einen guten Schlaf sorgt eine Aminosäure: Das in Proteinen enthaltene Tryptophan wird im Körper in den Botenstoff Serotonin umgewandelt, der glücklich macht und uns wunderbar tief und fest schlafen lässt. Wer ausreichend von dem »Baustoff« Eiweiß isst und zudem genug schläft, dessen Organismus kann sich in aller Ruhe von innen regenerieren.

Lebensnotwendige Aminosäuren

Von den 20 proteinbildenden Aminosäuren sind 8 essenziell. Das bedeutet, dass wir sie mit der Nahrung aufnehmen müssen, da unser Körper sie nicht selbst herstellen kann. Allein bei Kindern während des Wachstums sowie nach schweren Verletzungen ist der Körper auf weitere Aminosäuren, die sogenannten semi-essenziellen Aminosäuren, aus der Nahrung angewiesen. Die 8 essenziellen Aminosäuren heißen Valin, Methionin, Leucin, Isoleucin, Phenylalanin, Tryptophan, Threonin und Lysin.

Eiweiß (Proteine) in der Ernährung

Bei Eiweiß denken die meisten zuerst an das Eiklar vom Hühnerei, das beim Garen fest wird. Der Nährstoff Eiweiß steckt aber in vielen weiteren Lebensmitteln, wie Milch, Gemüse, Pilzen und Fleisch.

Proteine sind also neben Kohlenhydraten und Fetten einer der Hauptbestandteile der menschlichen Ernährung. Durch die Stoffwechselprozesse wird das in der Nahrung enthaltene Eiweiß zu Körpereiweiß umgewandelt. Da unser Körper zu 15 bis 20 Prozent aus Eiweiß besteht, braucht er regelmäßig Nachschub an »Baustoff«, da er nicht in der Lage ist, das Eiweiß selbst herzustellen – ganz im Gegensatz zum Körperfett, das der Organismus aus allen Nährstoffen herstellen kann.

Eiweiß wird vom Körper in der Regel als Baustoff verwendet und dient nur »im Notfall« zur Energiegewinnung. Sind alle Reserven an Kohlenhydraten, dem Hauptbrennstoff des Körpers, ausgeschöpft, greift dieser neben den Fettspeichern auch auf Eiweiß zurück. Dabei wird wertvolles Muskeleiweiß abgebaut. Häufig geschieht dies bei einseitiger Ernährung, zum Beispiel während eiweißarmer oder -freier Diäten oder bei Fastenkuren. Aber auch bei intensiver sportlicher Betätigung ohne ausreichende, ausgewogene Nährstoffzufuhr kann der Körper in einen Proteinmangel geraten, da die wenigen aufgenommenen Proteine alle für den Muskelaufbau eingesetzt werden.

Wer also erfolgreich abnehmen will, sollte auf genügend Eiweiß im Speiseplan achten, um den Muskelaufbau zu unterstützen (und sich immer schön satt zu fühlen). Außerdem sind regelmäßige sportliche Betätigung und viel Bewegung im Alltag wichtig, denn aktive Muskeln baut der Körper nicht ab, solange ihm über die Nahrung genug Eiweiß zugeführt wird.

Die biologische Wertigkeit von Eiweiß

Die »Maßeinheit«, mit der die Eiweißqualität der Lebensmittel gemessen wird, heißt biologische Wertigkeit. Je nachdem, wie viel Eiweiß aus einem Lebensmittel in körpereigenes Eiweiß umgewandelt werden kann, ist die biologische Wertigkeit hoch oder niedrig. Sind die Aminosäuren des Lebensmitteleiweißes denen des Körpereiweißes ähnlich, ist die biologische Wertigkeit besonders hoch. Als Bezugswert 100 gilt dabei ein Hühnerei mit Eigelb und Eiklar, dazu werden alle anderen Lebensmittel ins Verhältnis gesetzt.

Die höchste biologische Wertigkeit mit einem Wert von 104 hat Molkeneiweiß. Es ist zum Beispiel in Trinkmolke enthalten, eigentlich ein »Abfallprodukt«, welches bei der Käseherstellung entsteht. Die Molke ist ein idealer Drink, um eine gute Portion Eiweiß zu tanken, das leicht verdaulich ist und sehr schnell vom Körper aufgenommen wird.

Den täglichen Eiweißbedarf mit einer vielfältigen Auswahl decken

Alle Menschen müssen Eiweiß regelmäßig über die Nahrung zuführen. Wie viel Eiweiß jeder Mensch braucht, richtet sich dabei nach seinem Alter und seiner körperlichen Aktivität. Die Qualität des Nahrungseiweißes ist entscheidend dafür, welche Mengen mit der Nahrung aufgenommen werden müssen.

Die essenziellen Aminosäuren (siehe Seite 39) stecken vor allem in den Proteinen von tierischen Lebensmitteln, die deshalb auf den ersten Blick wertvoller erscheinen. Aber vor allem kombiniert mit pflanzlichen Proteinen lässt sich der

Eiweißbedarf des Körpers besonders gut decken. Wer Fleisch, Fisch, Eier, Quark, Joghurt oder andere Milchprodukte mit pflanzlichen Lebensmitteln wie Hülsenfrüchten, Tofu, Nüssen, Kartoffeln und Sojaprodukten kombiniert, etwa Ei mit Kartoffeln oder Soja, Fleisch mit Hülsenfrüchten, erreicht eine besonders hohe biologische Verwertbarkeit der Proteine für den Körper – und profitiert daneben von den wertvollen Inhaltsstoffen aller Lebensmittelgruppen.

Geschicktes Kombinieren ist auch Vegetariern in besonderem Maße zu empfehlen, denn bei einer fleischlosen Ernährung kann sonst schnell ein Eiweißmangel entstehen. Je höher die biologische Wertigkeit des Eiweißes ist, desto weniger Eiweiß muss man mit der Nahrung insgesamt aufnehmen. Durch Kombinationen können Sie also Ihren Bedarf schneller decken.

Zusammenstellung der Eiweißportionen

Der Gesundheit zuliebe sollte nur etwa ein Drittel der Gesamteiweißmenge durch Proteine aus dem Fleisch von Landtieren gedeckt werden. Schließlich liefert Fleisch oft ungesunde gesättigte Fettsäuren sowie Purine – dies sind Stoffe, die im Körper zu erhöhten Harnsäurewerten führen und Erkrankungen wie Gicht begünstigen.

Auch aus ökologischen Aspekten gilt gerade bei Fleisch der Grundsatz »Weniger ist mehr«. Gleichzeitig sollte Wert auf artgerechte Tierhaltung gelegt werden – der eigenen Gesundheit und den Tieren zuliebe. Ersetzen Sie einen Teil Ihres Fleischkonsums durch pflanzliche

Eiweißquellen wie Hülsenfrüchte, Sojaprodukte, Kartoffeln und Nüsse sowie durch fettarme Milch, fettarme Milchprodukte und Käsesorten, die den Körper ganz nebenbei auch noch mit reichlich Kalzium versorgen.

Ein weiterer wertvoller Eiweißlieferant ist Seefisch, der zudem reichlich von den gesunden ungesättigten Fettsäuren mitbringt – vor allem zu empfehlen sind Hering, Makrele, Lachs und Thunfisch. Übrigens: Als am schonendsten für die Fischbestände unserer Meere gilt die Fischerei mit Langleinen. Sie erkennen entsprechende Fischprodukte an Aufschriften wie »Einzeln mit der Hand gefangen«. Genießen Sie auch Fisch in Maßen und immer von guter Qualität.

Bei fachgerechter Zubereitung bleibt Eiweiß stabil

Machen Sie sich keine Sorgen, dass Eiweiß weniger wertvoll werden könnte, wenn sich durch die sachgemäße Zubereitung oder bei der Lebensmittelherstellung seine Konsistenz verändert – zum Beispiel wenn Sie sich ein Spiegelei braten oder bei der Herstellung von Sauermilchprodukten. Die enthaltenen Aminosäuren bewahren sich dabei alle ihre positiven Eigenschaften. Durch die fachgerechte Zubereitung beziehungsweise Verarbeitung wird das Eiweiß sogar leichter verdaulich und nimmt der Magensäure schon mal ein Stück Arbeit ab.

Übrigens: Um die Gefahr einer Salmonelleninfektion zu vermeiden, trinken Sie bitte nie ein Ei roh aus, wie es einige unserer Großeltern früher gemacht haben (oder auch Sylvester Stallone als Boxer Rocky Balboa).

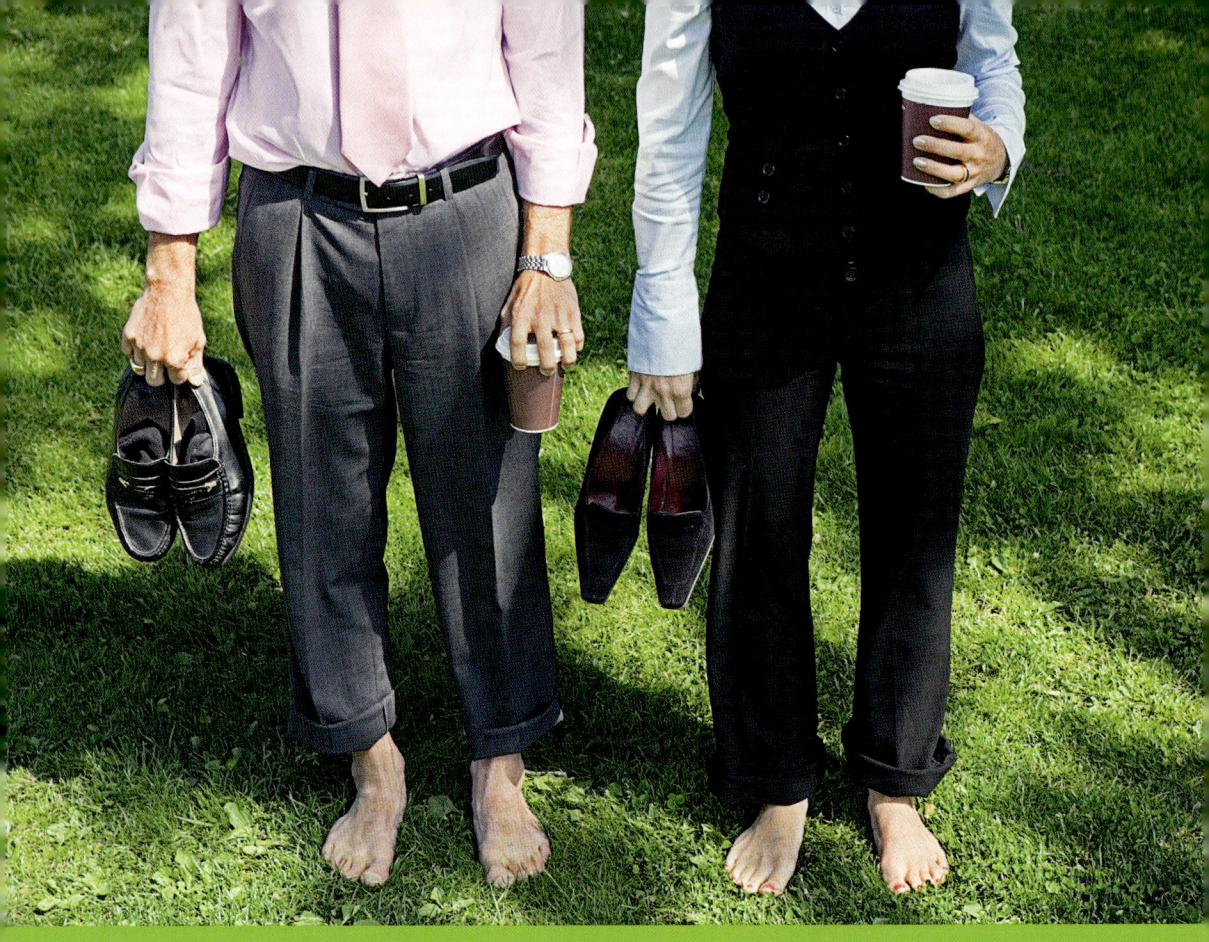

Schlank-Rituale: Konzentration auf das Ziel

Kleine Rituale helfen uns, Gewohnheiten Schritt für Schritt zu verändern und neue, hilfreiche Verhaltensweisen zu entwickeln. Dabei hilft es, wenn Sie sich möglichst oft gezielt mit Dingen beschäftigen, die Ihnen gut tun.

WER ETWAS VERÄNDERN MÖCHTE, braucht Kraft und Selbstvertrauen, also wirksame Unterstützung aus sich selbst heraus. Feste Rituale, die sich jeden Tag wiederholen, geben Sicherheit, schaffen Ordnung und Orientierung, vermitteln das Gefühl von Geborgenheit und reduzieren Ängste, die mit Veränderungen immer einhergehen. So können sich neue, gute Verhaltensweisen festigen. Rituale helfen Ihnen dabei, leichter etwas Neues zu lernen, sich auf die wichtigen Dinge zu konzentrieren und Ihrem Ziel unaufhaltsam näher zu kommen. Sie müssen für unsere kleinen Rituale nicht viel Zeit investieren, denn sie verlangen nur ein kurzes Innehalten am Morgen und wirken den ganzen Tag über nach, sodass Sie immer wieder Kraft daraus schöpfen können.

Rituale sind ein Schatz, der in der Kindheit angelegt wird

Erinnern Sie sich noch daran, wie Ihre Mutter oder Ihr Vater Ihnen jeden Abend eine Geschichte vorgelesen hat? Vielleicht hatten Sie auch Lieblingsgeschichten, die dann wochenlang jeden Abend vorgelesen werden mussten, ohne langweilig zu werden. Welche Lieder haben Sie im Kindergarten, in der Schule und zu Hause gesungen? Wurde am Familientisch gebetet, gab es ein besonderes »Guten-Appetit-Ritual«?

Wir alle werden früh im Leben von Regeln und Ritualen geprägt. Diejenigen, die sich bewährt haben, weil sie uns beruhigten und ein gutes Gefühl gaben, behalten wir oft bei oder beleben sie bei unseren eigenen Kindern wieder. Für die kindliche Entwicklung sind Rituale sehr wichtig, da sie Sicherheit und Geborgenheit vermitteln. Aber auch noch uns Erwachsenen geben Rituale Halt in unruhigen Zeiten.

Ungünstige Rituale können sehr belastend sein

»Ich habe keine Rituale – bis auf Sachen, die man immer wieder gleich macht.« Im Unterbewusstsein war sich Fußballer Michael Ballack wohl darüber klar, wie sehr unser Alltag von Ritualen bestimmt ist. Leider gibt es auch Rituale, mit denen wir schlechte Gewohnheiten verfestigen: die Tüte Chips um Mitternacht, die morgendlichen Selbstvorwürfe vor dem Spiegel. Ersetzen Sie alte, »schlechte« Rituale durch neue, die Ihnen helfen, Ihr Ziel zu erreichen! Machen Sie sich ruhig Notizen dazu, was Sie im Alltag ständig wiederholen, obwohl es Ihnen nicht gut tut.

MEINE ERFAHRUNG

Mein Feierabend-Ritual war immer, auf dem Heimweg durch die Stadt (immerhin mit dem Rad!) am Coffeeshop zu halten und mir einen Cappuccino mit ein, zwei dicken Schokocookies zu gönnen. Der Rest des Weges führte dann durch den stressigen Rush-hour-Verkehr – Hauptsache, schnell daheim auf der Couch! Als ich mir meine Alltagsrituale vorknöpfte, kam dieses zuerst dran: Ich nahm den Weg durch den Park. Wunderbar! Doppelt so lang, aber schön entspannend. Und es liegen keine Cookies am Wegesrand. Das gesparte Geld kommt ins Sparschwein für mein Traumrad.

Johannes, 38 Jahre

Nutzen Sie Ihre Sinne, um neue Rituale zu entwickeln

Mithilfe unserer Schlankrituale gelingt es Ihnen, dort weiterzumachen, wo Ernährungspläne, rabiate Sportübungen und strenge Disziplin nicht mehr helfen.

Sie gelangen auf diese Weise in tiefere Schichten Ihres Unterbewusstseins und beeinflussen Ihr Verhalten auf Wegen, die Ihnen im Alltag sonst nicht zugänglich sind. Unsere kleinen Visualisierungen, die Sie auf der beiliegenden CD finden, ergänzen diesen Weg ebenso wie das vierte Kapitel dieses Buches, in dem es um typische Stolpersteine beim Abnehmen geht. Beide zusammen funktionieren nach diesem System: Sie lernen, im Alltag entspannter und gelassener zu sein, Dickmacher zu meiden und Schwung in Ihr Leben zu bringen. Spielerisch eignen Sie sich dabei in kleinen Schritten neue, gute Verhaltensweisen an.

Auf geht's – von der Theorie in die Praxis. Sie werden sich von jetzt an jeden Morgen einem kleinen Schlankritual unterziehen und so Ihr neues Verhalten zu neuen, guten Gewohnheiten verfestigen. Am besten setzen Sie sich dafür in einen Sessel oder auf einen bequemen Stuhl, zum Beispiel nach dem Frühstück. Achten Sie darauf, dass Sie in dieser Zeit ungestört sind. Vielleicht warten Sie, bis gegebenen falls Ihr Partner oder Ihre Partnerin und die Kinder aus dem Haus sind; eventuell stehen Sie ein bisschen früher auf, um einen ruhigen Zeitpunkt zu finden. Es sei denn, Ihre Familie möchte mitmachen. Das funktioniert sehr gut, denn Gemeinschaftsgefühle verstärken die Wirkung von Ritualen.

Ein Ritual wirkt auf der emotionalen Ebene. Es spricht alle Sinne an. Es verfestigt sich am intensivsten, wenn Sie es zum Beispiel mit bestimmten Gegenständen und Farben assoziieren.

In der hinteren Umschlagklappe dieses Buches finden Sie dafür drei verschiedene Farbkarten zum Heraustrennen. Mit ihrer Hilfe nutzen Sie Ihre Emotionen, um die neuen Rituale im limbischen System im Gehirn (siehe Seite 11) zu verankern. Die Umstellung wird Ihnen dann überraschend leicht fallen!

Konzentrieren Sie sich auf drei Themen, die zum Abnehmen wichtig sind – und zwar nacheinander: Entspannung, Ernährung und Bewegung. Sie überlegen ab jetzt jeden Morgen:

Was will ich heute für meine Entspannung tun?

Wie kann ich mich heute gesund ernähren?

Wie komme ich heute in Bewegung?

Die blaue Karte: Yoga, Musik oder Faulenzen

Die Farbe Blau steht für Ruhe, Zufriedenheit und die Klarheit Ihrer Ziele. Legen Sie die blaue Karte jeden Morgen vor sich auf den Tisch oder halten Sie sie in der Hand. Gehen Sie jetzt in Gedanken Ihren Tag durch. Welche Möglichkeiten, sich zwischendurch einmal richtig zu entspannen, gibt es für Sie? Auch im hektischen Alltag lassen sich meist kleine, ruhige Nischen finden.

Morgens Kraft sammeln. Vielleicht können Sie ja morgens noch etwas auftanken, bevor Sie mit Ihrem Tagespensum starten. Ob Sie in aller Ruhe eine Tasse Kaffee oder Tee trinken, auf dem Balkon in der Sonne sitzen oder ein bisschen Musik hören, ob Sie die Augen noch einmal schließen, um Pläne für den Tag zu machen – wichtig ist, dass Sie etwas für sich tun, ohne dabei abgelenkt zu werden.

Kleine Pausen im Tagesverlauf. Wer sich konzentriert und viel leistet, braucht spätestens nach zwei Stunden geistiger oder körperlicher Arbeit 20 Minuten Zeit zum Relaxen. Haben Sie an Ihrem Arbeitsplatz die Gelegenheit, eine Pause einzulegen? Sie sollen dabei nicht in tiefen Büroschlaf versinken: Wichtig ist, dass Sie den Ort des Geschehens verlassen. Lassen Sie das Papierchaos auf dem Schreibtisch so, wie es ist, und nehmen Sie sich diese Minuten für sich selbst. Am besten hilft Bewegung: Gehen Sie zügig einmal um den Block. Schöner Nebeneffekt: In Bewegung fallen uns sehr oft spontan Lösungen für Probleme ein, an denen wir seit Stunden »geknabbert haben«.

Relaxen am Feierabend. Können Sie sich abends zurückziehen und sich bewusst ausruhen? Meditieren, Musik hören? Vielleicht verzichten Sie auf einen Fernsehfilm, um ein Entspannungsbad zu nehmen, mit Kerzenschein und Duftlampe? Nach dem Abendessen eine Runde zu Fuß um den Block zu gehen, kann ebenfalls ein hilfreiches Entspannungsritual werden. Wenn zu Hause immer Trubel ist: Buchen Sie doch einen Yogakurs im Yogacenter. Die bewährte Methode bietet wirkungsvolle körperliche und mentale Entspannungstechniken.

Früher ins Bett. Wenn es tagsüber mit der Entspannung nicht geklappt hat, bleibt dies als Hintertürchen. Es sorgt für Erholung und unterstützt das Schlankwerden auf einer weiteren Ebene: Wer tief, fest und lang schlummert, kurbelt die Fettverbrennung an. Denn über Nacht läuft der Regenerationsstoffwechsel, für den viel Energie gebraucht wird, auf Hochtouren. Außerdem haben Sie tagsüber weniger Hunger, wenn Sie nachts gut schlafen, da das »egoistische Gehirn« (siehe Seite 13) zufriedener ist. Sieben bis acht Stunden Schlaf sind für die meisten optimal.

Wenn Sie sich für einen Entspannungsweg entschieden haben, ob aus unseren Beispielen oder Ihren eigenen Ideen, sollten Sie sich zunächst auf diese eine Möglichkeit konzentrieren. Versuchen Sie nicht, alles auf einmal zu machen, um eventuell schneller voranzukommen. Dann besteht die Gefahr, dass Ihre täglichen Entspannungseinheiten zur lästigen Pflicht werden und Sie denken: »Was soll ich denn noch alles schaffen?«

Stecken Sie sich erst einmal nur ein Ziel, dann behalten Sie den Überblick. Gerade am Anfang sollten Sie auf jeden Erfolg stolz sein, statt immer zu denken: »Ich müsste noch mehr machen.«

Wenn Sie Ihren Plan gefasst und dazu eine realistische Möglichkeit zur Umsetzung entwickelt haben, stecken Sie die gelbe Karte in Ihre Hosen-, Jacken- oder Handtasche. Das symbolisiert: »Abgemacht, heute werde ich etwas für meine Entspannung tun.« Die Karte wird Sie im Laufe des Tages daran erinnern, die Abmachung nicht zu vergessen.

Die grüne Karte: Knäckebrot statt Kekse

Die Farbe Grün steht für Lebensfreude und Naturverbundenheit sowie für Ruhe und Beharrlichkeit. Nehmen Sie die grüne Karte in die Hand oder legen sie vor sich auf den Tisch. Gehen Sie wieder im Kopf Ihren Tag durch. Diesmal konzentrieren Sie sich dabei

Die lecker zusammengestellte Brotbox erspart Ihnen so manches »Fettnäpfchen« in der Kantine.

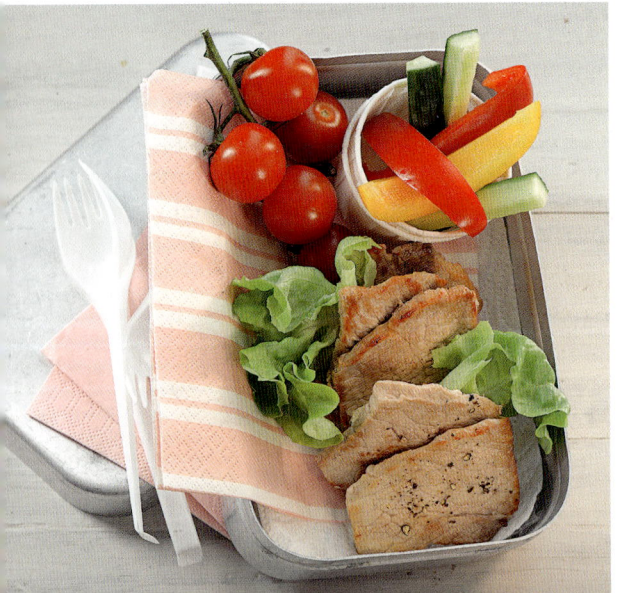

auf die Frage: Wie kann ich mich heute gesund ernähren?

Auch hier gilt es, eine Balance zu finden. Einerseits sollten Sie sich nicht mit dem Gedanken überfordern, sofort einen perfekten Tag hinzulegen. Andererseits soll Ihnen mindestens ein Vorhaben gelingen, das Sie kurzfristig als Erfolg verbuchen können, das aber langfristig auch auf der Waage positive Folgen hat.

Als Basis gilt dabei: Halten Sie sich so oft wie möglich an die Ich-bin-dann-schlank-Ernährungs-Uhr (siehe Seite 23). Als zusätzliches Ziel sollten Sie sich einen Teil davon vornehmen, der Ihnen besonders schwer fällt. Hier ein paar Beispiele für Dinge, die Sie gezielt planen können:

Heute Morgen frühstücke ich richtig. Falls Sie es bisher noch nicht getan haben, gewöhnen Sie sich ab jetzt ans Frühstücken. Nicht jedem fällt das leicht. Lesen Sie dazu noch einmal unsere Frühstücks-Liebhaber-Tipps ab Seite 24.

Mit dem Heißhunger am Vormittag werde ich fertig. Ob Sie gefrühstückt haben oder nicht, im Laufe des Vormittags meldet sich unweigerlich mindestens einmal der kleine Hunger. Wenn die Zeit bis zum Mittagessen nicht mehr lang ist, versuchen Sie, diese Phase mit einem Glas Wasser, einer Tasse ungesüßtem Tee oder Kaffee, gerne auch mit Milch, zu überbrücken. Klappt das nicht, greifen Sie zu einem eiweißreichen Snack ohne nennenswerte Kohlenhydrate (also auch ohne Mehl und Zucker): ein Stück Käse oder ein paar Nüsse oder Mandeln. Die lassen den Insulinspiegel in Ruhe und rufen keine neuen Hungergefühle hervor.

Heute Mittag esse ich gesund. Wer mittags keine Küche zur Verfügung hat, um sich schnell selbst etwas Gesundes zuzubereiten, braucht einen guten Plan. Hier können Sie sich zum Beispiel vornehmen: »Ich esse in der Kantine, nehme aber nur Fleisch und Gemüse oder Geflügel und Salat ohne kohlenhydrathaltige Beilage wie Nudeln, Kartoffeln, Pommes, Knödel oder Reis. Oder: Sie packen sich zu Hause ein leckeres Mittagessen in Ihre Brotbox (kalt oder zum Aufwärmen), das Sie dann an einem schönen, ruhigen Ort verspeisen. Aber nicht am Vormittag schon essen! Leckere Rezepte für die Brotzeitbox finden Sie ab Seite 142.

Den Nachmittag überstehe ich. Wenn sich nachmittags der Appetit meldet, überlegen Sie erst einmal, ob Sie durchhalten können bis zum Abendessen. Vielleicht brauchen Sie nur etwas neue Energie, die Sie sich auch bei einem kurzen Besuch an der frischen Luft holen können. Oder Sie genehmigen sich eine kleine, eiweißreiche Zwischenmahlzeit (ein paar Nüsse, ein Stück Käse oder ein Naturjoghurt). Hauptsache, die Süßigkeitenschublade bleibt zu.

Zum Abendessen gibt's leckere Proteine. Ein Abendessen mit möglichst wenig Kohlenhydraten ersetzt Butterbrot, Nudeln oder Kartoffeln. Voraussetzung ist, dass Sie dabei satt werden – ob Sie sich nun nach der Ich-bin-dann-mal-schlank-Uhr (siehe Seite 23) Ihr Essen zusammenstellen oder nach Rezept kochen. Gerade am Anfang empfehlen wir Ihnen aber eines unserer Protein-Plus-Rezepte (siehe ab Seite 115).

Heute Abend wird's gemütlich – ohne Nachlegen! Prima, wenn Sie zwei bis vier Stunden nach dem Abendessen satt und selig ins Bett gehen. Doch die meisten sind es gewohnt, am späten Abend noch zu knabbern. Ersetzen Sie hier die schlechten Gewohnheiten erst einmal durch bessere, bevor Sie sich ganz von ihnen verabschieden. Statt Flips und Chips gibt es ein Knäckebrot mit Frischkäse und Kräutersalz, statt Kaubonbons zuckerfreien Kaugummi, statt Schokolade genießen Sie ein Stück guten Käse. Wenn Sie Ihren Plan gefasst haben (zunächst wieder nur ein oder zwei Vorhaben!), verfahren Sie genauso wie beim Entspannen: Sie stecken das grüne Kärtchen ein. Die Sache ist abgemacht. Die grüne Karte wird Sie daran erinnern.

Die gelbe Karte:
mehr Muckis, mehr Ausdauer

Die Farbe Gelb steht für Energie und Licht, für Optimismus und positive Veränderungen, fürs Voranstreben und Aus-sich-Herausgehen. Für den dritten Teil Ihres morgendlichen Schlank-Rituals nehmen Sie die gelbe Karte in die Hand oder legen sie vor sich auf den Tisch.

Dass Sport beim Abnehmen hilft, wissen Sie längst. Das heißt aber noch lange nicht, dass Sie sich auch tatsächlich dazu aufraffen. Wie beim Essen dürfen auch hier die Hürden anfangs nicht zu hoch sein: Bis das Sporteln ein echter Fatburner wird, dauert es ein bisschen. Wenn Sie sich zu Beginn erst einmal nur wenig bewegen, zählt das für den Anfang, denn schließlich beginnt jeder Weg mit dem ersten Schritt. Wenn der gemacht ist, können Sie noch mehr Energie aufbringen, um das Ritual langsam zu festigen. Der Start auf Low level ist aber sehr wichtig, damit Sie dranbleiben.

Gehen Sie wieder gedanklich durch den vor Ihnen liegenden Tag und stellen diesmal Ihre Möglichkeiten für mehr Bewegung in den Mittelpunkt.

Eine Sportstunde im Fitness-Studio oder im Sportverein: Dies ist die beste Lösung, denn Sie können dabei gezielt alles durcharbeiten, was gut tut: Aufwärmen, Ausdauer, Muskelaufbau, Beweglichkeit und am Ende sanftes Entspannen. Vielleicht verabreden Sie sich ja mit einem oder einer Gleichgesinnten, oder Sie vereinbaren für den Anfang feste Trainerstunden im Fitnessstudio und bezahlen sie am besten im Voraus, damit Sie dann auch wirklich hingehen.

Workout zu Hause. Wer die Selbstdisziplin dafür aufbringt, kann natürlich auch zu Hause sein persönliches Workout absolvieren – dabei lassen sich die Muskelaufbauübungen, die wir Ihnen in unseren Ich-bin-dann-mal-schlank-Regeln vorstellen (siehe ab Seite 20) noch erweitern, indem Sie sich vorher aufwärmen: Walken oder laufen Sie auf der Stelle (oder auf dem Mini-Trampolin). Ziehen Sie dabei die Knie schön hoch. Oder Sie hüpfen oder tanzen zu Musik, bis Sie warm und locker sind. Das Aufwärmen muss nicht länger als zwei Minuten sein, darf aber ruhig auch eine halbe Stunde dauern, wenn Sie es gleich als Ausdauertraining nutzen wollen. Anschließend machen Sie unsere Übungen zum Muskelaufbau ab Seite 26. Und zum Abschluss strecken und dehnen Sie alle Muskeln kräftig, die Sie benutzt haben. Auch eine schwungvolle Walkingrunde oder eine halbe Stunde Joggen im Park dürfen Sie selbstverständlich als dickes Plus verbuchen.

Eine Bewegungseinheit ganz beiläufig. Ob im Sportclub, draußen in der Natur oder zu Hause – sich gezielt zu einer Sporteinheit aufzuraffen, erfordert ein hohes Maß an Disziplin, solange Sie noch nicht so viel Lust dazu haben. Wenn Sie merken, dass Sie sofort nachlassen, wenn die Anfangseuphorie vorbei ist, brauchen Sie kleinere Ziele. Zum Beispiel:
● Ich gehe heute zu Fuß zur Arbeit oder ich fahre mit dem Rad. Oder: Ich laufe zwei Haltestellen, bevor ich in den Bus steige, oder stelle das Auto so weit weg, dass ich meine Beine für ein paar Minuten in Bewegung setzen muss.

- Ich nehme heute die Treppe in den vierten Stock zur Kollegin, gehe zügig hoch und absolviere dabei immer zwei Stufen auf einmal – das mache ich am besten gleich mehrmals am Tag.
- Statt in der Mittagspause am PC zu spielen, mache ich einen Spaziergang.
- Ich leihe mir heute den Hund der Nachbarn und führe ihn abends aus.
- Ich will jeden Tag bei jeder sich bietenden Gelegenheit ein paar hundert Schritte mehr zu Fuß zu gehen, als ich eigentlich müsste, und zwar sowohl zu Hause als auch im Büro.

Ein Hintertürchen zur Rettung Ihrer guten Vorsätze sollten Sie sich immer offenhalten. Wenn den ganzen Tag über wirklich gar nichts geklappt hat, machen Sie vorm Schlafengehen noch die kleinen Ausgleichs-Übungen von Seite 112. Diese dienen dann vor allem dem Abbau Ihres schlechten Gewissens und nebenbei – je nachdem, wie intensiv Sie sie betreiben – noch dem Muskelaufbau.

Das Wichtigste ist heute, dass Sie überhaupt etwas tun. Stecken Sie die Karte in die Tasche und holen sie immer mal hervor, damit Sie daran erinnert werden.

Persönliche Betreuung am PC: Online-Coach »Mein Tag«

Besser essen, mehr bewegen und den Alltag entstressen – Sie möchten sich dafür gern zusätzlich noch professionelle Unterstützung holen, wollen aber keinen Personal Trainer bezahlen? Dann ist der Ich-bin-dann-mal-schlank-Online-Coach vielleicht das Richtige für Sie. Hier bekommen Sie täglich Anregungen für Bewegung, Ernährung und Entspannung, abgestimmt auf Ihr persönliches Zeitbudget, Ihre Stimmung und Ihre Vorlieben. Das macht Spaß und bietet Ihnen Extra-Kicks, um Ihre Ziele zu erreichen.

Zu welchem Lerntyp gehören Sie? Was motiviert Sie am ehesten dazu, schlechte Gewohnheiten erfolgreich abzulegen? Welche Strategie passt am besten zu Ihrem ganz persönlichen Lebensstil, mit welcher können Sie gute Vorsätze tatsächlich umsetzen? Solche Überlegungen sind die Basis für den Online-Coach.

Ihr persönlicher Betreuer kommt in Form des Begleitprogramms »Mein Tag« zu Ihnen auf Ihren Computerbildschirm oder Ihr Mobiltelefon. Und zwar immer dann, wenn Sie ihn brauchen.

Unter www.ich-bin-dann-mal-schlank.de finden Sie Rezepte, Übungen und Expertentipps. Die Ökotrophologin Antje Klein informiert über Ernährung, der Personal Trainer Timo Krüger steht Ihnen mit Rat und Tat in Sachen Bewegung zur Seite. Wir, Patric Heizmann und Sebastian Benthe, liefern Ihnen frische Motivation und noch mehr leckere Rezepte.

Über die Website, per Mail oder Smartphone-App (iPhone und Android) erhalten Sie Ihr persönliches Programm und müssen dafür zunächst nur Ihre E-Mail-Adresse und Ihren Namen eingeben. Aus Ihrem Feedback ermittelt »Mein Tag« die optimale Strategie für Sie.

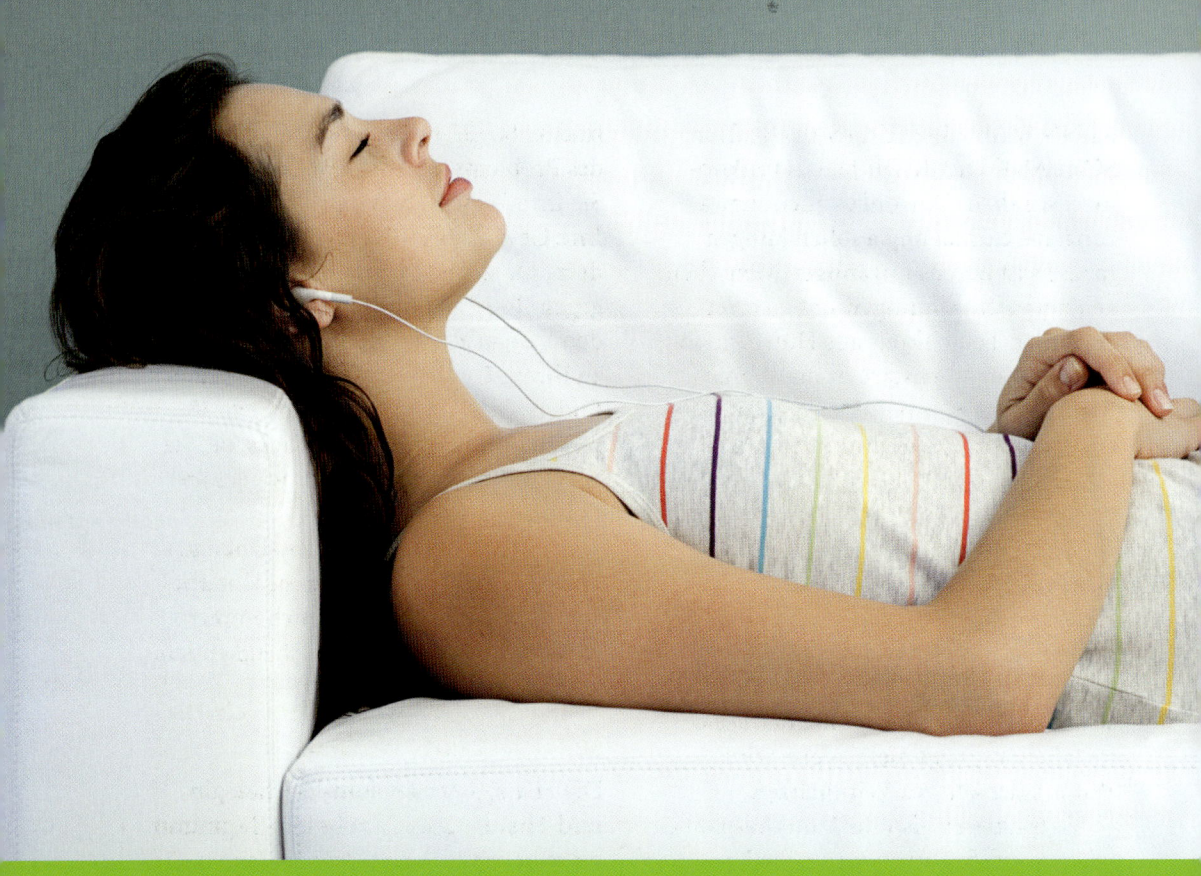

Der mentale Weg: Schlanksein beginnt im Kopf

Wenn es Ihnen gelingt, Ihre innere Wahrnehmung zu verändern und besser über sich selbst zu denken, haben Sie einen wichtigen Schritt getan. Unsere Motivations-Kicks und Visualisierungen helfen Ihnen, sich immer wieder selbst zu motivieren.

KANN MAN SICH TATSÄCHLICH SCHLANK DENKEN? Ja, das funktioniert wirklich. Obwohl es auch für Sie zunächst einmal unglaublich klingen mag: Es ist bereits unzähligen Menschen gelungen, ihr Traumgewicht zu erreichen, den Teufelskreis aus Hungern, Jo-Jo-Effekt und Neustart zu durchbrechen, nachdem sie ganz bewusst ihr Unterbewusstsein »umprogrammiert« haben.

Nutzen Sie die Selbstheilungskräfte Ihrer Seele

Das Prinzip der Autosuggestion, bei der Sie Ihr Unbewusstes auf Ihr Ziel hin trainieren, funktioniert selbstverständlich auch beim Abnehmen. Dabei können sich die Selbstheilungskräfte der Seele entfalten, und auf diese Weise wird Wunschdenken zur Wirklichkeit.

Sie trainieren also Ihr Unterbewusstsein darauf, fest an etwas zu glauben – nämlich an die Dinge, die sich Ihrem Wunschtraum gemäß erfüllen sollen. Sich einfach nur Wissen anzueignen, reicht dafür nicht aus. Sie begeben sich vielmehr in einen tranceähnlichen Zustand, der nicht auf Ihren Verstand, also Ihr »Kopfhirn«, wirkt, sondern direkt auf der Gefühlsebene, auf Ihr »Bauchhirn« (siehe auch Seite 11). Daraus ergeben sich Wege zur inneren Veränderung, die Sie im normalen Wachzustand vielleicht nicht für möglich gehalten hätten.

Probieren Sie es doch einmal aus! Mit der CD, die diesem Buch beigelegt ist, gelangen Sie in kleinen Traumreisen – wir nennen sie Visualisierungen – dorthin, wo die Ursachen für Ihre Essprobleme liegen. Dies ist gleichzeitig auch der Ort, wo Sie die Lösungen dafür finden. So gehen Sie direkt an die Wurzel des Problems. Auf diese Weise können Sie Ihre Einstellung zu sich selbst und Ihre Gewohnheiten erfolgreich verändern, ohne dass Ihr rationales Denken gegen Ihre Gefühle arbeitet. Zusätzlich zu den Visualisierungen, die Ihnen Zugang zu Ihrem Unterbewusstsein verschaffen, finden Sie auf der CD und ab Seite 58 verschiedene Motivations-Kicks, die Sie auch zwischendurch immer wieder an Ihre Ziele erinnern.

Mit den Selbstmotivations-Übungen holen Sie sich Kraft aus Ihrem Unterbewusstsein und motivieren sich immer wieder auf dem Weg zum schlanken Ich.

Der Weg zum natürlichen Schlanksein führt über Gefühle

Die Hamburger Diplom-Psychologin und Therapeutin Cora Besser-Siegmund betreibt seit mehr als zwanzig Jahren ein renommiertes Institut für Coaching und Training in der Hamburger Innenstadt. Sie gehörte schon in den Achtzigerjahren des vergangenen Jahrhunderts zu den ersten Experten, die nicht nur auf Diäten mit Ernährungs- und Bewegungsprogrammen setzten, sondern mit der Behauptung »Abnehmen beginnt im Kopf« seinerzeit noch ungläubiges Staunen ernteten. Heute vielfach bestätigt: Die Kopfarbeit beim erfolgreichen Abnehmen beginnt im Unterbewusstsein.

Cora Besser-Siegmund hat die Visualisierungen erstellt, die Sie auf der CD hören und deren Inhalte Sie für Ihren Weg zum Erfolg aktiv nutzen können. Auf den folgenden Seiten erklärt sie eingehend, worauf die Wirkungsweise der erfolgreichen Methode eigentlich beruht.

Salatfreude statt Schokoladensucht

*Die Therapeutin Cora Besser-Siegmund spricht mit
uns über mentale Wege zum Schlankwerden*

*WAS ANTWORTEN SIE JEMANDEM,
der Ihnen erklärt: »Ich muss endlich meine
Schokokekse-Sucht loswerden? Was soll ich
bloß tun?«*

Allein die Wortwahl zeigt, dass dieser
Mensch sich selbst überwiegend negativ
beurteilt: »Sucht«, »endlich« oder »loswerden« – das sind Selbstvorwürfe, wie
die meisten Leute, die abnehmen wollen, sie sich ständig machen. Sie reden
schlecht über sich selbst, und sie arbeiten
mit Verboten und Selbstbestrafungen,
um vom Zuviel-Essen loszukommen.
Doch wenn die Gedanken dauernd um

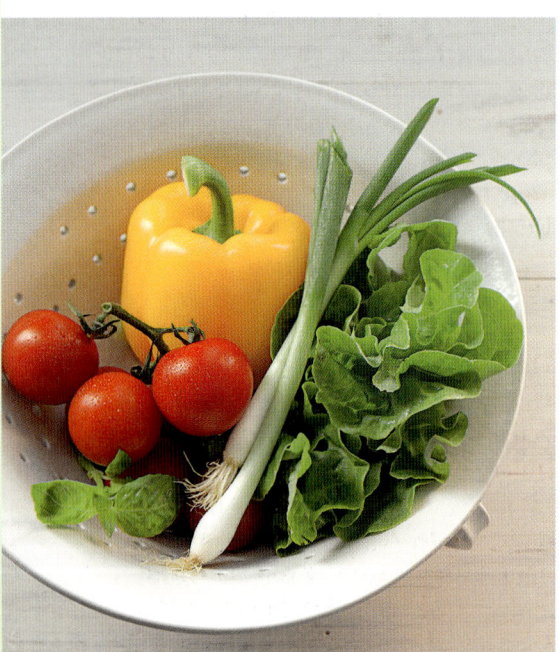

ein bestimmtes Thema kreisen, ist das
kontraproduktiv. Ein Beispiel: Ich sage
Ihnen jetzt, dass Sie an alles denken dürfen, nur nicht an ein Kamel – woran denken Sie da als Erstes?

An ein Kamel.

Genau. Und je mehr Sie es vermeiden
wollen, umso hartnäckiger haben Sie
das Kamel vor Augen. Das ist beim
Essen nicht anders. Wer sich ganz fest
vornimmt, Kekse aus seinen Gedanken
zu verbannen, kann gar nicht anders als
exakt daran zu denken. Unser Gehirn
steuert dieses Verhalten, sodass wir mit
reiner Willenskraft nichts dagegen tun
können. Wir sind aber glücklicherweise
in der Lage, unser Denken umzupro-
grammieren. Denn die Konzentration auf
ein »nicht« wirkt auf uns immer negativ.

*Was bedeutet das konkret für die Lust auf
Schokoladenkekse?*

Wenn Sie im Restaurant dem Kellner auf-
zählen, was Sie alles nicht essen wollen,
also keine Suppe, kein Rindfleisch und
keinen Reis, dann weiß der nicht, wie er
Ihnen helfen soll. Er braucht das Gegenteil: Eine klare Ansage, was Sie wollen.
Unserem Gehirn geht es genauso. Worauf
darf es sich freuen, wenn es immer nur
hören muss, was nicht geht? Also brauchen Sie einen Ersatz für die Schokoladenkekse. Zum Beispiel einen Salat.

Der ist aber nicht so lecker.
Doch, wenn Sie sich darauf konditionieren und gleichzeitig von den Schokoladenkeksen wegkommen. Führen Sie sich ein tolles Bild von einem Salat vor Augen. Malen Sie ihn saftig grün aus, riechen Sie ihn, mischen Sie ihn in Ihrer Vorstellung mit Ihren Lieblingszutaten. Holen Sie dieses Bild so nah an sich heran, dass Sie reinbeißen möchten. Aus Kekssucht wird dann Salatfreude.

Und was genau lernt das Gehirn dabei?
Es lernt eine neue Einstellung kennen und bald auch, sie zu mögen, wenn das alte, unerwünschte Bild mehr und mehr in den Hintergrund rückt. Stellen Sie sich den Keksteller ganz weit weg vor – so, als ob Sie durch ein umgedrehtes Fernglas auf ihn blicken. Wie wirkt er nun? Unscharf, ernüchternd. Wenn das Gehirn diese Gefühle oft genug erlebt, assoziiert es sie automatisch mit den Keksen und rückt das Salatbild in den Vordergrund.

Wie oft sollte man sich solche Bilder ins eigene Kopfkino holen?
Möglichst oft, immer mal wieder zwischendurch, und vor allem nicht erst wenn der Keksteller vor einem steht. Das funktioniert genauso wie mentales Training vor einem Wettkampf. Erfolgreiche Sportler machen das so oft wie möglich, um neue Abläufe zu vertiefen.

Nicht jeder ist Sportler. Viele sagen: »Bei mir klappt das nicht.«
Das ist eine Frage der Übung. Ich weiß aus langjähriger Erfahrung, dass man dem Gehirn Schlanksein beibringen kann wie eine Fremdsprache. Man muss eben ein bisschen länger durchhalten. Immer wieder üben, immer neue Anläufe nehmen. Um Gewohnheiten auf diese Weise zu verändern, muss man das vier bis sechs Wochen lang auf diese Weise üben.

Was passiert dabei im Gehirn?
Wir züchten neue Synapsen, also neue Verbindungen zwischen Nervenzellen. Sie können sich bildhaft vorstellen, wie diese Synapsen zusammenfinden, einen neuen Pfad bilden und so das neue Verhalten automatisch interessant wird. Wie stark das prägt, zeigt das Phänomen der selektiven Wahrnehmung. Unterbewusst sind wir ständig auf der Suche nach bekannten Mustern, um die Informationsflut bewältigen zu können. Argumente, die unsere eigenen Ansichten unterstützen, nehmen wir zum Beispiel stärker wahr als andere. Wenn ein Paar ein Kind erwartet, haben die beiden plötzlich das Gefühl, die halbe Welt sei schwanger: Überall sehen sie Babybäuche und Kinderwagen. Oder: Sie beschließen, sich eine neue Küche zu kaufen, und plötzlich haben Sie das Gefühl, dass es an jeder Ecke interessante Geschäfte für Kücheneinrichtung gibt.

Wie lange dauert es, bis jemand auf diesem Weg sein Essverhalten ändert?
Das ist wie beim Küchekaufen: Je öfter wir uns gedanklich mit etwas beschäftigen, desto eher bestimmt es das, was in unserem Kopf vorgeht. In der Psychologie geht man davon aus, dass eine Verhaltensänderung vier bis sechs Wochen dauert. Um langfristig von »dick« auf »schlank« umzustellen, braucht das Gehirn ein halbes bis ein Jahr.

Wer abnehmen will, ist meist ungeduldig – ginge es nicht schneller, wenn man erst einmal fastet und dann das Gewicht nur noch halten muss?

Nein, auf keinen Fall. Beim Fasten geht das Gewicht tatsächlich runter, aber am Ende der Fastenzeit ist es sofort wieder oben. Denn unser Gehirn hat in dieser Zeit nichts Neues gelernt. Fasten hat keinen Lerneffekt. Wie soll jemand den Umgang mit Essen neu lernen, wenn gar nichts zu essen da ist? Ich plädiere sogar dafür, sich bewusst einem gewissen Risiko auszusetzen, um dabei zu trainieren, wie man erfolgreich widerstehen kann.

Was genau soll ich tun, wenn die Schokoladenwerbung mich derartig »anspringt«, dass ich gar nicht so schnell an einen leckeren Salat denken kann?

Dann müssen Sie sich sofort bewusst machen, dass Sie ein Opfer der Werbung sind. Noch nie wurden Menschen mit Bildern und Werbefilmen so intensiv verfolgt wie heute. Unsere Gefühle reagieren eine halbe Sekunde vor unserem Verstand. In dieser Zeit fallen emotionsgesteuerte Entscheidungen. Dieses Wissen kann es ermöglichen, mit der Gefühlsentscheidung zu warten, bis der Verstand zum Zuge kommt. Wir können uns bewusster steuern, wenn wir das lange genug geübt haben. Unter Psychologen sprechen wir da von der emotionalen Entzauberung.

Wie trainiere ich das?

Am effektivsten in Form von Visualisierungen. Die helfen uns, Dinge zu lernen, die wir beherrschen müssen, um erfolgreich auf einem Gebiet zu sein. Das ist keine Frage des Wollens. Stellen Sie sich vor, jemand soll einen Hubschrauber fliegen. Da kann ich ihm doch hundert Mal sagen: »Wenn du es willst, schaffst du es auch.« Das wäre Quatsch, denn es fehlt ihm ja nicht am Willen, sondern einfach an Flugstunden. Um Leichtigkeit ins Essverhalten zu bringen, müssen wir unserem Gehirn also sinngemäß Flugstunden geben. Das können Visualisierungen sein.

Wie bleibt man dran, wenn man das Prinzip einmal verstanden hat?

Das ist eine Frage der Selbstmotivation. Es funktioniert nicht mit einem Appell an die Selbstdisziplin oder mit Selbstbestrafungen. An dieser Stelle müssen Sie umschwenken auf den Hörkanal. Wie spreche ich mit mir selbst? Menschen, die sich selbst beleidigen, machen sich nur unnötigen Stress. Kein Sportler, der einen Wettkampf gewinnen will, malt sich vorher aus, dass er schlecht ist, nichts schafft, sowieso wieder versagt und Letzter wird. Wer lange erfolglos versucht hat abzunehmen, redet leider häufig exakt so mit sich. Die Folge sind negative Emotionen, die im Gehirn Aussetzer hervorrufen – so wie die sogenannte Schwarze Pädagogik in der Erziehung, bei der mit Androhen von Strafen und mit Herabsetzung gearbeitet wird. Der beste Antrieb für tolle Leistungen ist positive Motivation. Und die kann nur aus einem selbst kommen.

Wie spricht man sich selbst denn pädagogisch wertvoll an?

Indem ich mir ein realistisches Zielbild von mir selbst mache. Dafür braucht das Gehirn genaue Vorgaben, wie ein

Architekt für ein Haus. Natürlich wird niemand drei Meter groß, nur weil er sich ständig vorstellt, ein Riese zu sein. Doch Gedanken an die eigene Traumfigur führen zum Erfolg, da sie unser Vorhaben unterstützen und uns helfen, dranzubleiben. So wie Sportler, die sich selbst auf dem Siegertreppchen visualisieren, um das Beste aus sich herauszuholen.

Wird Schlanksein dabei nicht verklärt?
Das könnte passieren. Deshalb gehört noch mehr dazu: Stellen Sie sich immer wieder sich selbst mit Ihrer neuen schlankeren Figur und schönen Muskeln, auch in Bewegung, vor. Denken Sie an die Dinge, die Sie künftig umsetzen wollen. Wichtig ist es dabei, dass Sie sich schon mal mögliche Hindernisse ausmalen und sich dabei überlegen, wie Sie reagieren, wenn zum Beispiel Ihr Partner nicht mitspielt, wenn andere Leute neidisch werden, Ihre Erfolge vielleicht schlechtmachen – je besser Sie sich darauf vorbereiten, desto leichter werden Sie diese Hürden später nehmen.

So funktioniert die CD

Die Selbstmotivations-Übungen auf der CD beinhalten Motivations-Kicks und Visualisierungen zu den häufigsten Stolpersteinen beim Durchhalten.

Die sieben verschiedenen Visualisierungen gehen auf die typischen Hürden beim Abnehmen ein, in die Kapitel vier gegliedert ist, und bilden ein wichtiges Element der jeweiligen Problemlösung. Ob Sie unter Heißhunger leiden, bei Stress zu viel essen oder sich nicht zum Sporttreiben aufraffen können – Sie finden jeweils die passende Visualisierung zu Ihrem gerade besonders belastenden Problem.

Als Hinführung zu den intensiven Visualisierungen beginnen Sie diese mit der Einführung (Track 2). Damit sollten Sie anfangen, solange Sie noch keine Erfahrung mit Traumreisen oder Visualisierungen haben, denn Sie brauchen für den Einstieg anfangs ein bisschen mehr Zeit. Sobald Sie wissen, wie es funktioniert, können Sie die Visualisierungen mit der Kurzversion der Einführung (Track 3) beginnen.

Hören Sie jedes Mal Track 2 oder 3, die Lang- oder Kurzeinführung, und programmieren anschließend die Visualisierung, die Sie hören möchten. Die achte Visualisierung dient als Zusammenfassung und erinnert Sie stets an Ihr großes Ziel.

Wenn Ihre Zeit es zulässt, können Sie jeden Tag einen Kurs machen. Dafür eignet sich besonders Ihre Extra-Zeit am Morgen oder der Abend, wenn Sie zur Ruhe kommen und Pläne für den nächsten Morgen schmieden.

Zusätzlich zu den Visualisierungen gibt Patric Heizmann Ihnen zu jeder Abnehm-Hürde einen Motivations-Kick für morgens oder bei einem akuten Durchhänger mit auf den Weg. Sie finden die Kicks im vierten Kapitel sowie auch auf der CD zum Hören. Am besten stärken Sie sich damit morgens nach Ihrem Schlankritual.

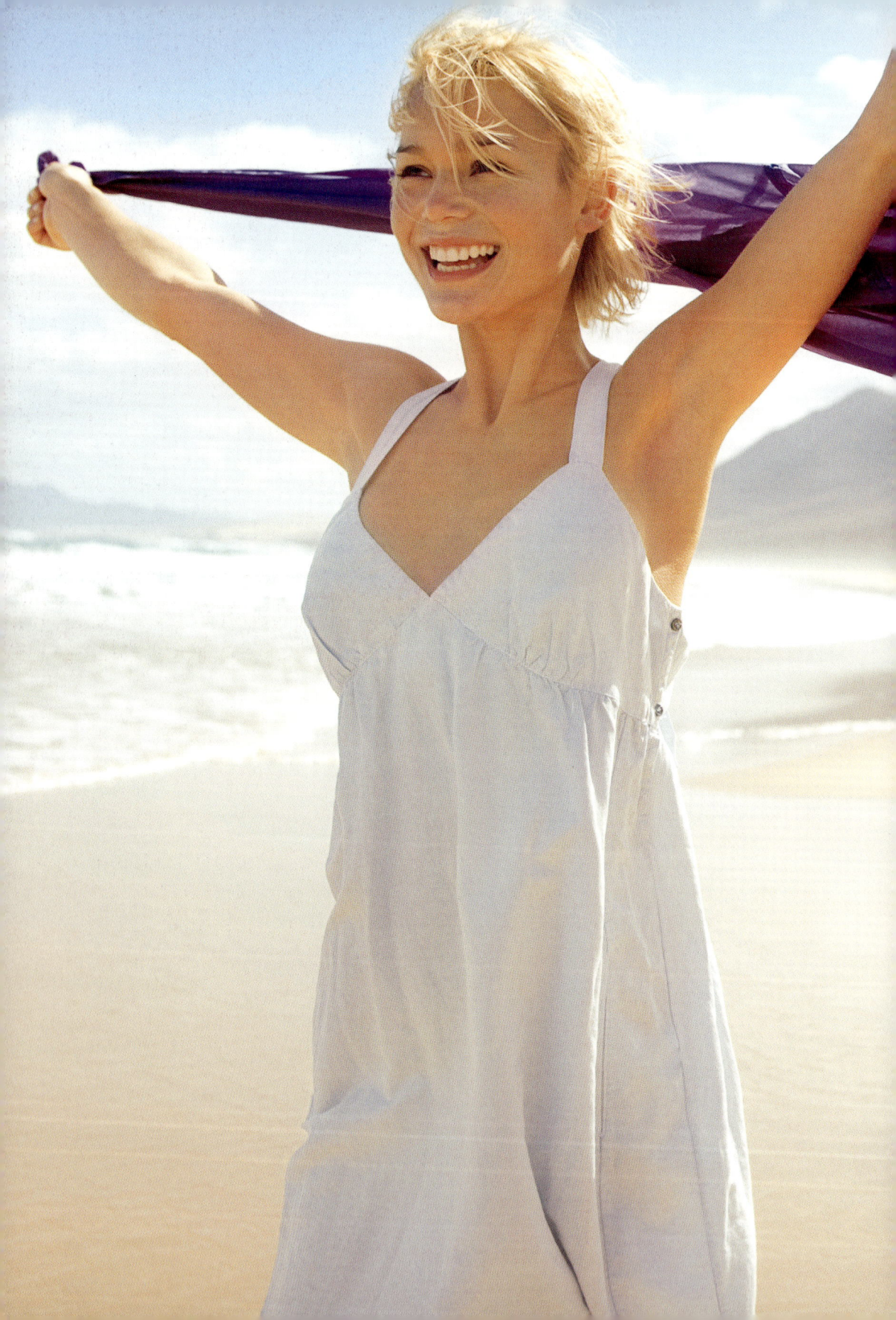

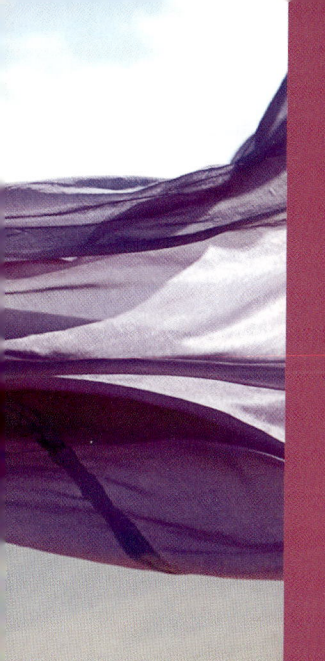

Mein Traum wird wahr

Neustart unter optimalen Bedingungen

Sich schlank essen ist keine Frage der Selbstdisziplin. Genuss und Erfolg sind die Schlüssel, um dranzubleiben und die typischen Stolperfallen beim Abnehmen zu meistern. Den optimalen Plan für jede Abnehm-Hürde, mit Ritualen, Motivation und Rezepten, finden Sie hier.

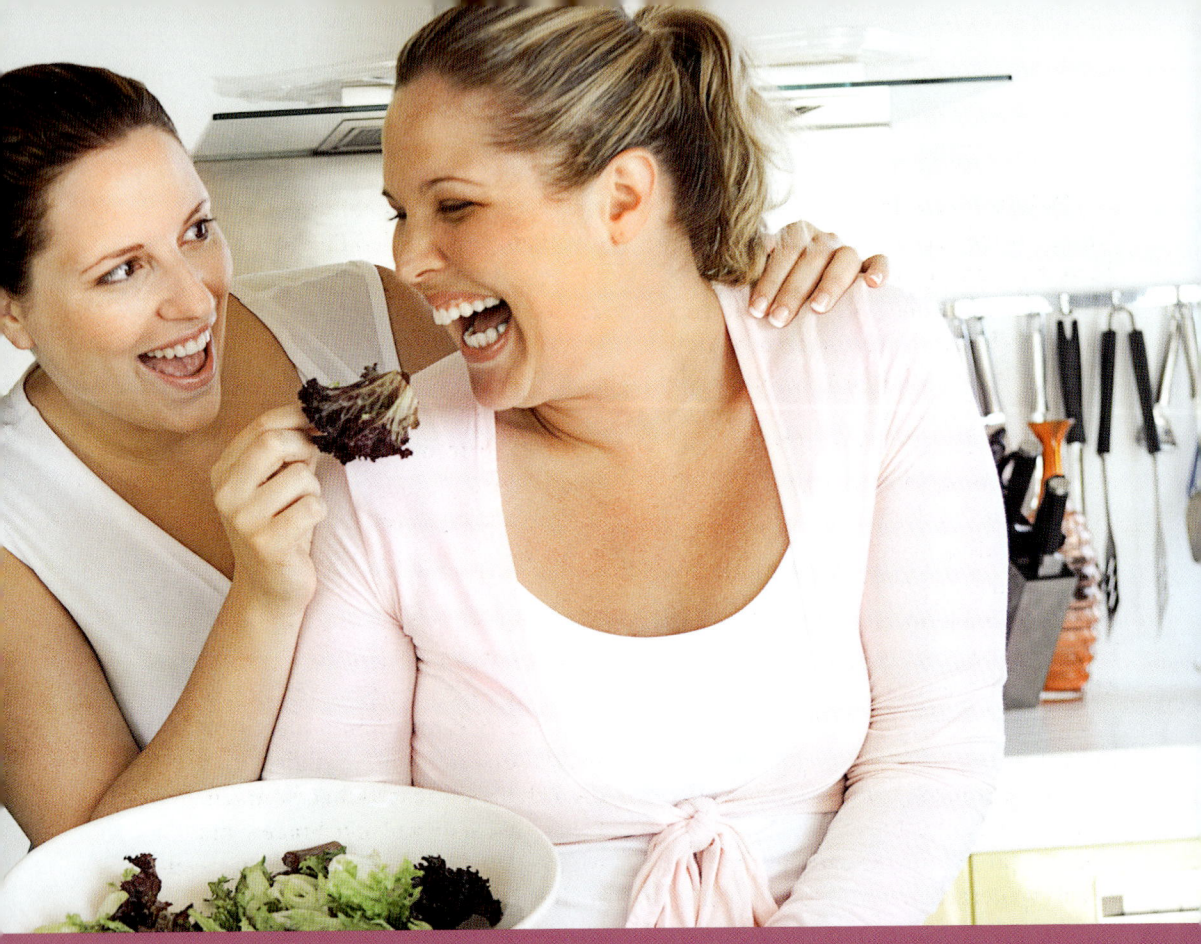

Gehen Sie gut mit sich selbst um

Jeder Mensch hat einen anderen Bauplan. Unsere Figur ist zum Teil genetisch bestimmt. Vor allem aber die Einstellung zur eigenen Person macht den Unterschied: Wer sich selbst mag, behandelt sich auch besser und hat schneller Erfolg.

ZEHN KILO IN ZEHN TAGEN? Wer schon einmal versucht hat, eine Diät nach strengen Vorschriften durchzuhalten, kennt den Ablauf nur allzu gut. Am Anfang stehen tolle Versprechungen: Locker mit 600 Kalorien am Tag auskommen und trotzdem immer schön satt werden. Das bedeutet aber: Ein nacktes Knäckebrot mit Tomate drauf zum Abendessen. Mit knurrendem Magen ins Bett und hoffen, dass man schnell einschläft. Wie lange halten Sie das durch? Wahrscheinlich höchstens zwei Tage. Denn das Überlebensprogramm Ihres Körpers will Sie vorm Verhungern schützen und setzt sich mit Macht durch (siehe ab Seite 15).

Wenn es Ihnen gelingt, das zu akzeptieren, haben Sie schon einen Riesenschritt getan. Wenn Sie dann noch einen Schritt weitergehen und Ihren Körper ausgewogen mit allem versorgen, was er braucht, dann ist Schluss mit Katzenjammer und mit Selbstvorwürfen nach dem Diätabbruch Nummer X. Mit nächtlichen Verzweiflungstaten vor dem Kühlschrank. Und mit dem Gefühl, ein »Diätversager« zu sein.

1_Analyse
»Andere sind dünner als ich« Kein Grund für Selbstzweifel

Ob Ärzte, Fitnesstrainer, Ernährungsberater oder Therapeuten: Wer täglich mit übergewichtigen Menschen zu tun hat, ist immer wieder erschrocken, was diese so alles von sich selbst verlangen – weil sie der festen Überzeugung sind, ihnen fehle es an nichts anderem als Selbstdisziplin!

Haben Sie den Jugendbuchklassiker »Krabat« von Ottfried Preußler gelesen? Dann erinnern Sie sich mit Sicherheit an den Lehrlingsjungen Krabat, der in der verhexten Mühle die Mehlkammer ausfegen soll. Fenster und Tür sind durch einen Zauber verschlossen, sodass die Staubwolke immer schlimmer wird, je mehr man fegt.

So ähnlich geht es Ihnen, wenn Sie versuchen, mit einer strengen Diät abzunehmen: Sie sind vor eine von vornherein unlösbare Aufgabe gestellt. »Aber andere schaffen das schließlich auch« – das ist ein Trugschluss. Nur aus der Tatsache, dass andere Leute dünner sind als Sie selbst, können Sie nicht schließen, dass die sich besser beherrschen könnten. Denn viele sehr schlanke Frauen und Männer essen ungesund, vertilgen regelmäßig Süßigkeiten, Pizza und Fastfood und nehmen trotzdem nicht zu. Durch ihre genetische Veranlagung erreichen diese Leute das, was Sie sich so sehnlich wünschen, ohne eigenes Zutun. Von übermenschlicher Selbstdisziplin kann hier gar nicht die Rede sein.

Ein Teil unserer Figur ist nun einmal genetisch bedingt. Unser »Bauplan« lässt zwar Spielräume zu, in denen wir das Gewicht beeinflussen können. Der Grundtyp ist aber festgelegt.

Menschen, die erfolgreich abgenommen haben und dauerhaft schlank geblieben sind, haben jedoch alle eines gemeinsam: Sie haben eine freundliche Einstellung zu sich selbst entwickelt. Sie haben zunächst einmal gelernt, sich auch mit einigen Kilos zu viel selbst zu mögen und sich schön zu finden. Sie stehen nicht mit sich selbst auf Kriegsfuß.

Das, was wir heute sind, folgt aus den Gedanken, denen wir gestern nachgingen, und unser gegenwärtiges Denken bestimmt unser Leben, wie es morgen sein wird.

AUS DEM BUDDHISMUS

Wir können die meisten großen Dinge im Leben nur vollbringen, wenn uns positive Emotionen auf dem Weg begleiten. Jemand, der mit Gewalt in kurzer Zeit »endlich« sein Problem loswerden will, begibt sich immer in negativen Stress. Vorschriften, Verbote, schlechtes Gewissen, das Gefühl, versagt zu haben – all das verdirbt Ihnen das gute Verhältnis zu Ihrem eigenen Körper. Sie hören nicht mehr auf das, was Ihr Innenleben Ihnen verzweifelt mitteilen möchte!

Wer ständig versucht, seinen Hunger zu unterdrücken, und dann – wenn es endlich etwas gibt – gleich doppelt zuschlägt, der erlebt den wohligen Zustand »Ich bin satt« nicht mehr. Er fühlt sich stattdessen unangenehm voll, und Schamgefühle und schlechtes Gewissen lassen nicht lange auf sich warten.

Wer sich dagegen immer nur Mini-Mahlzeiten gönnt und nur die Hälfte isst, läuft Gefahr, zwischen den eigentlichen Mahlzeiten seinem Hunger nachzugeben und ordentlich zuzuschlagen.

Der Körper gerät dabei in einen Zustand, in dem er permanent Fett speichert. Denn er schaltet auf »Hungersnot« und hält alles fest, was er nur kriegen kann – er weiß ja nie, wann es wieder etwas gibt. Daran hat sich der Organismus eines »Diätgeschädigten« in unzähligen Härtetests in Form von Crashdiäten bereits gewöhnt.

Wir möchten Ihnen deshalb hier einige Anregungen geben, was Sie tun können, wenn Sie sich als Diätversager fühlen – weil keine kalorienarme Extremdiät bei Ihnen langfristig Wirkung gezeigt hat. Machen Sie sich klar, dass Sie nicht allein mit Ihrem Problem sind!

2_Lösungen
Die Kraft des Unterbewussten

Wenn Sie sich nicht mit Hungergefühlen quälen, sondern mit einer durchdachten, gesunden Ernährung immer schön satt werden, gönnen Sie Ihrem Körper Entspannung. Ihr Organismus hat dann die nötige Ruhe, um Fett zu verbrennen, statt es einzulagern. Es besteht für ihn kein Grund, Energie zu sparen, den Stoffwechsel zu verlangsamen und damit seinen Besitzer regelrecht zu lähmen.

Auch Ihr Unterbewusstsein, die gute, ehrliche Seele, profitiert, denn es nimmt Hunger-Dramen nicht unbeeindruckt zur Kenntnis. Sie verbinden Essen dann nur noch mit Stress, Aufregung, Unruhe und Unzufriedenheit. Dies lässt sich sogar anhand der messbaren Gehirnaktivitäten nachweisen.

Um ein neues, positives Verhältnis zum Essen und zu Ihrem Körper zu entwickeln, brauchen Sie deshalb Lösungen, die helfen, sich selbst wieder zu mögen und Ihr Essen ohne schlechtes Gewissen zu genießen. Das ist die Basis für positive Emotionen – damit Sie nicht nur euphorisch starten, sondern auch durchhalten, wenn Stolperfallen lauern.

Wissenschaftliche Studien, die der Frage nachgehen, wer erfolgreich abnimmt und wer abbricht, bestätigen das eindrucksvoll: Nur positive Gedanken führen langfristig zum Erfolg. Wer sich von übertriebenem Perfektionismus befreien und den Kriegszustand mit dem eigenen Körper beenden kann, der bleibt auch dran. Alles andere ist ein vergeblicher Kampf. Deshalb rate ich Ihnen, folgende Tipps zu beherzigen:

Setzen Sie sich ein großes Ziel, aber gehen Sie es in kleinen Schritten an.
Schreiben Sie zum Beispiel als großes Ziel auf, wie viel Sie abnehmen möchten. Oder, wenn Sie die Waage lieber meiden, in welche Hose Sie wieder passen wollen. Notieren Sie dann jedes neue Zwischenziel, zum Beispiel »Ich schaffe einen Fernsehabend ohne Naschen«, und loben Sie sich, wenn Sie es erreicht haben. Sie müssen dabei nicht an einem Tag zehn Zwischenziele erreichen – wenige sicher erreichte Ziele sind genug.

Feste Begleiter geben Ihnen immer wieder positive Antriebe.
Führen Sie ein Tagebuch oder schreiben Sie in einen Kalender, was Sie sich vorgenommen haben – und dann haken Sie jeweils ab, was geklappt hat. Denken Sie auch daran, dass das nicht nur verlorene Kilos (oder Pfunde, das klingt nach mehr!) sein sollten, sondern dass jeder Abschied von einer schlechten Gewohnheit ebenfalls als Erfolg zählt.

Gestalten Sie Ihre Pläne realistisch.
Gehen Sie ruhig genau nach Ihrem Plan vor, aber gestalten Sie den nicht so schwierig, dass Sie gleich wieder aufgeben. Sie müssen nicht morgen loslegen, aber das nächste Wochenende wäre ein gutes Ziel. Denn gute Vorsätze sollten schnell umgesetzt werden, bevor etwas dazwischenkommt. Wenn Sie das hinkriegen, ist der erste Erfolg schon verbucht. Start gelungen!

MEINE ERFAHRUNG

Ich habe Patric Heizmann auf einem Vortrag erlebt und bin danach ganz euphorisch heimgegangen. Damit ich sofort loslegen konnte, habe ich mir auch gleich das Buch mitgenommen. Natürlich habe ich in meinem Leben schon unzählige Male versucht, weniger zu essen. Aber alle Versuche sind im Sande verlaufen – wie das eben so ist. Doch diesmal merkte ich schnell, dass es besser klappen würde. Ich war nicht nur erstaunt, dass ich abnahm, obwohl ich nicht weniger aß. Mein Mann behauptet sogar, ich würde heute mehr essen. Vor allem war ich überrascht, weil die Stimmung besser war als bei der miesen Diätlaune, die ich sonst von mir kannte. Irgendwie war's lustig – wie in der Show. Wenn ich mal Durchhänger hatte, habe ich immer daran gedacht, wie Patric erzählt hat, dass der Tag kommen wird, an dem die Leute hinter mir hergucken und staunen werden. Das war meine Motivation.

Sabine, 48 Jahre

Nehmen Sie sich so viel Zeit, wie Sie persönlich brauchen. Es gibt Leute, die sind nach ein paar Wochen am Ziel; andere hingegen brauchen ein paar Jahre. Beruhigend zu wissen: Forscher konnten nachweisen, dass es mit der Zeit immer leichter wird, sein Gewicht zu halten. Wer zwei Jahre dabeigeblieben ist, schafft erfahrungsgemäß auch fünf oder sechs. Langsam, aber sicher heißt die Devise!

Viele Leute, die erfolgreich abgenommen haben und das ersehnte Wunschgewicht danach auch halten, staunen über Dinge, die ihnen vorher unmöglich erschienen: »Ich hätte nie gedacht, dass ich einmal ohne Süßigkeiten klarkommen würde«, sagen sie. Oder: »Früher konnte ich mir nicht vorstellen, einen Kaffee ohne Zucker zu trinken. Heute finde ich das ganz normal.« In dem Moment, in dem Dinge »ganz normal« werden, verlangen sie keine besondere Willensanstrengung mehr. Schlankbleiben wird so zum Selbstläufer.

3_Schlank-Ritual
Schön, dass es mich gibt!

Entspannung, Bewegung und gesunde Ernährung – was haben Sie sich in den drei Bereichen als neues Teilziel gesetzt, als Sie bei Ihrem täglichen Morgenritual Ihre Farbkarten in die Hand genommen

Ein Held ist einer, der tut, was er kann. Die anderen tun das nicht.

ROMAIN ROLLAND

haben? Nutzen Sie die »Basics« ab Seite 44 oder werden Sie kreativ und denken sich selbst etwas aus.

Wenn Sie von Versagensängsten und Selbstvorwürfen geplagt werden, ist Entspannung besonders gefragt, damit Sie sich von dem inneren Stress befreien können. Deshalb haben wir hier noch einen besonderen Vorschlag für Ihre heutige Entspannungs-Einheit.

Nutzen Sie doch heute Ihre Extrazeit am Morgen (siehe Seite 44) für einen »Ich-liebe-mich-Film«, den Sie vor Ihrem inneren Auge ablaufen lassen. Das können Szenen aus Ihrem wirklichen Leben sein, in denen Sie sich gut gefühlt haben. Sie können auch zum Beispiel als Heldin oder Held in Ihren Lieblingsfilm schlüpfen und ihn nach Ihrem Geschmack weiterspinnen. Oder Sie entwickeln in Ihrer Fantasie einen eigenen Kurzfilm, in dem Sie sich richtig toll finden. Ihr Zwischenziel ist heute, mal wieder so richtig gut über sich selbst zu denken.

Dafür können Sie natürlich auch die Zeit vor dem Einschlafen wunderbar nützen – dann nehmen Sie die positiven Bilder von sich selbst mit in Ihre Träume.

Auch die Ich-mag-mich-Visualisierung (Track 5: Mein schlankes Zukunfts-Ich) auf der beiliegenden CD entführt Sie in einen inneren Film. Wenn Sie noch nicht so recht in Ihr inneres Drehbuch einsteigen können, inspiriert der gesprochene Text Sie vielleicht, es später noch mal selbst zu versuchen.

Tipp: Immer wenn Sie zwischendurch eine Idee für ein kleines Ritual haben, notieren Sie sie in Ihr Tagebuch! Dann haben Sie gleich einen Fundus parat.

4_Motivations-Kick
Alles ist ganz leicht

Sie finden diesen Motivations-Kick auch in gesprochener Form auf der beiliegenden CD (Track 4).

Sie sind schlank und fühlen sich wunderbar. Sie bewegen sich mit Leichtigkeit. Sie sehen genauso aus, wie Sie immer aussehen wollten. Sie haben Ihre Traumfigur und betrachten Ihren wohlgeformten Körper. Die Arme, die Beine, die Taille und den Po. Es geht Ihnen gut. Sie sind gesund. Sie haben viel Kraft und Energie. Sie spüren, wie gut es sich anfühlt, wenn Sie kein überflüssiges Gewicht mehr mit sich herumtragen. Ihnen gelingt alles, denn alles fällt Ihnen leicht. Sie haben reichlich Zeit und genießen Ihr Leben in Ruhe. Sie sehen gut aus, und andere blicken Ihnen nach.

Ihre Familie, Ihre Freunde, Ihre Kollegen halten zu Ihnen. Sie erreichen Ihre Ziele, heute, morgen und auch übermorgen. Sie werden jeden Tag besser. Wenn Sie unterwegs sind, betrachten Sie sich gerne im Schaufenster. Denn Sie mögen sich und Sie gefallen sich.

5_Visualisierung
Mein schlankes Zukunfts-Ich

Sie finden die zugehörige gesprochene Visualisierung auf der dem Buch beiliegenden CD als Track 5. Hören Sie bitte vorher die Einführung (Track 2) – oder die Kurzeinführung (Track 3), wenn Sie schon einige Male die lange Einführung angehört haben.

In dieser Visualisierung drehen Sie in Ihrer Fantasie einen Film. Die Hauptrolle spielen Sie selbst in Ihrer schlanken Zukunft. Sie versetzen sich in Ihren schlanken Alltag, bewegen sich zu Hause oder im Büro. Sie treffen alte Freunde und ernten bewundernde Blicke. Sie erzählen Ihre Geschichte und merken dabei, dass Ihnen das richtig Spaß macht. Auch Sport fällt Ihnen gar nicht mehr schwer. Sie haben prima Laune und erleben sich selbst ganz neu. Die Beschäftigung mit diesem Traum von Ihrer Zukunft bringt Ihnen angenehme Gefühle, die noch viel schöner sind als Essen und Kauen. Lassen Sie sich ruhig darauf ein!

Starten Sie in den nächsten drei Tagen – und zwar ohne Henkersmahlzeit. Schon ist der erste Erfolg im Kasten.

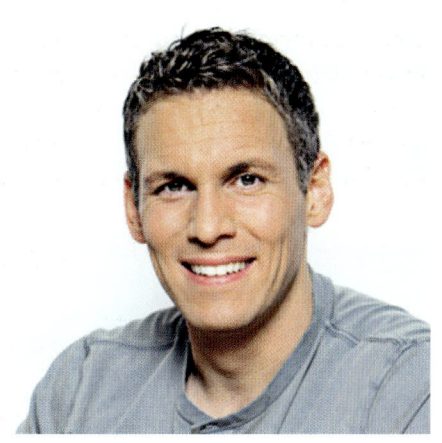

6_Rezepte
Sattmacher für den perfekten Tag

Sie haben immer noch Zweifel, ob es Ihnen gelingen wird, Ihre Ernährung umzustellen? Sie möchten gerne einen Beweis dafür haben, dass Sie einen perfekten Tag schaffen, an dem Sie alle zehn Ich-bin-dann-mal-schlank-Regeln (siehe ab Seite 20) einhalten? Dann probieren Sie's doch einfach mal aus – das kostet ja nichts, außer vielleicht Ihre feste Überzeugung, dass es nicht machbar ist.

Wenn Sie es geschafft haben, einen perfekten Tag einzulegen, ist das Balsam für Ihre Seele. Es macht Sie stolz, gibt Ihnen neue Motivation und ein gutes Gefühl. Damit Ihnen der perfekte Tag gut gelingt, finden Sie auf den nächsten Seiten fünf eiweißreiche Sattmacher-Rezepte für das Mittag- und Abendessen, die Ihnen besonders gut helfen, ohne Naschen, ohne Zwischenmahlzeiten und ohne Heißhunger durch Ihren perfekten Tag zu kommen.

Fangen Sie außerdem an, die zehn Ich-bin-dann-mal-schlank-Regeln in Ihren Tag zu übernehmen. Versuchen Sie so oft es geht, einen perfekten Tag einzulegen und all die Dinge zu beherzigen, die Sie in jedem einzelnen Kapitel gelernt haben. Je öfter Sie das tun, desto besser. Das große Ziel ist dabei klar definiert: Sie werden perfekte Tage nicht mehr als Ausnahme vom Alltag erleben, sondern die einstige Ausnahme wird Ihr neuer Alltag sein!

Gleich morgens geht's los: Wenn Sie bisher gar nicht gefrühstückt haben, sollten Sie jetzt damit loslegen. Nichts übertreiben: Essen Sie ruhig erst einmal ganz gewöhnlich! Vielleicht eine Scheibe

Brot? Brötchen? Müsli? Morgens ist alles erlaubt. Mehr zum Thema Frühstück lesen Sie ab Seite 24.

Je weniger ausgiebig Sie frühstücken, umso wahrscheinlicher ist es, dass Sie zwischen Frühstück und Mittagessen Hunger bekommen. Für diesen Fall sollten Sie immer ein paar Nüsse oder Mandeln (ohne zugesetztes Fett!), ein Stückchen Käse, ein Stück Knäckebrot, einen Apfel oder ein hartgekochtes Ei dabeihaben.

Falls Sie mittags keine Gelegenheit zum Kochen haben, können Sie sich zum Beispiel die Süßkartoffelsuppe mit Hähnchen (siehe Seite 69) am Abend zuvor vorbereiten, in der Frischhaltebox mitnehmen und am Arbeitsplatz aufwärmen. Weitere Rezepte, die sich gut zum Mitnehmen eignen, finden Sie ab Seite 142.

Verzichten Sie für heute auf den Besuch in der Kantine. Wenn es sich gar nicht umgehen lässt, lesen Sie hierzu noch mal die Tipps auf Seite 47.

Falls Sie Ihre zweite Hauptmahlzeit, Ihr eiweißreiches Mittagessen, relativ spät zu sich genommen haben, kommen Sie vielleicht ohne einen weiteren Snack durch bis zum Abendessen! Falls nicht, greifen Sie wieder auf ein paar Nüsse oder etwas Käse zurück. Mit dieser kleinen Eiweißportion schlagen Sie dem Hunger ein Schnippchen und schaffen es bis zum Abendessen.

Die Zeit nach dem Abendessen fällt den meisten anfangs am schwersten. Denn nach dem Dinner wird die Küche im Idealfall geschlossen. Die folgenden Rezepte machen wunderbar satt und helfen Ihnen dabei, nach dem Abendessen aufzuhören.

Thunfischsteaks mit Paprika-Zucchini-Gemüse

Zubereitungszeit: ca. 15 Minuten

Für 2 Portionen: 1 kleine Fenchelknolle |
½ Zucchini | 1 rote Paprika |
1 Schalotte | 2 Knoblauchzehen |
1 Zweig Rosmarin | 2 EL Olivenöl | Salz |
Pfeffer | 1 Handvoll Basilikumblätter |
2 Thunfischsteaks à 125 g

1. Den Fenchel, die Zucchini und die Paprika waschen, putzen und in kleine Würfel schneiden, die Schalotte und 1 Knoblauchzehe schälen und in dünne Scheiben schneiden. Die Rosmarinnadeln vom Zweig abstreifen.
2. In einem kleinen Topf 1 EL Olivenöl erhitzen, das Gemüse darin anbraten. Mit Rosmarin, Salz und Pfeffer würzen und bissfest dünsten. Das Basilikum etwas klein zupfen und dazugeben.
3. Die Thunfischsteaks waschen und trocken tupfen. Die zweite Knoblauchzehe schälen und vierteln. Das restliche Öl in einer beschichteten Pfanne erhitzen, den Knoblauch hineingeben und die Fischsteaks von beiden Seiten scharf anbraten. Mit Salz und Pfeffer würzen. Bei kleiner Hitze fertig garen und auf dem Gemüse anrichten.

Pro Portion:
442 kcal | 30 g E | 9g KH | 32 g F

Tipp: Statt frischen Thunfisch können Sie auch frisches Lachsfilet nehmen.
Grüne Beilage: Eine Handvoll Blattsalat mit etwas Essig, Öl und Salz rundet das Gericht lecker ab und macht satt.
Für Vegetarier: Das Paprika-Zucchini-Gemüse passt hervorragend zu gebratenem Tofu oder Räuchertofu.

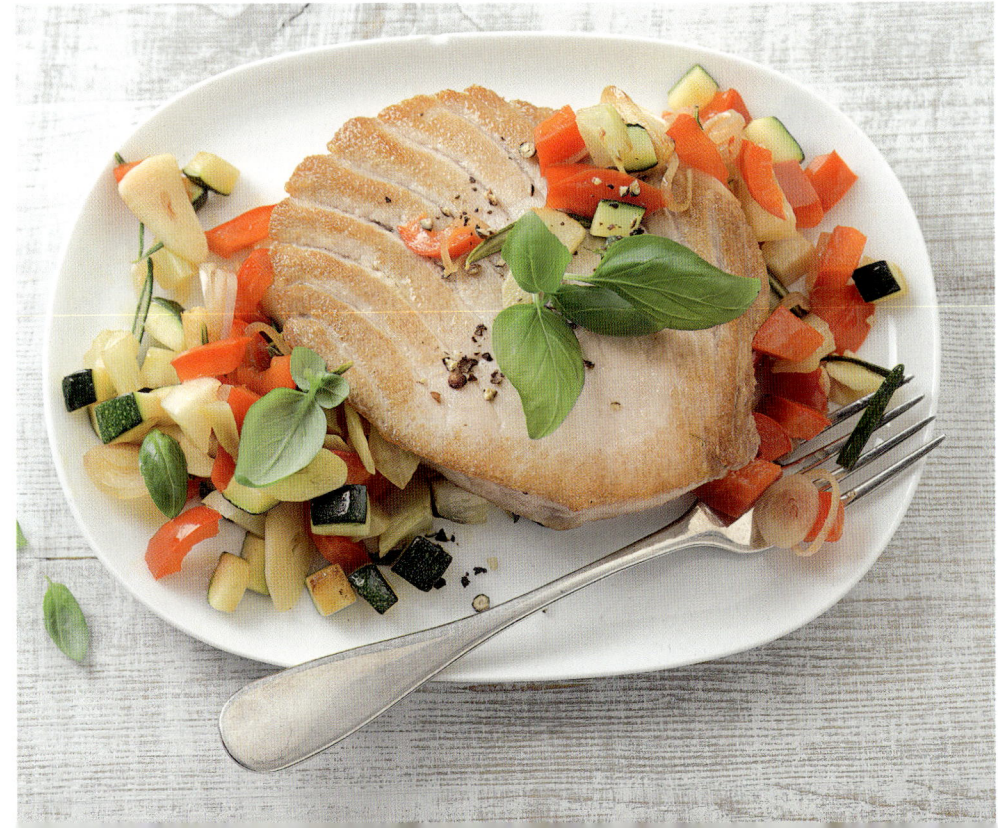

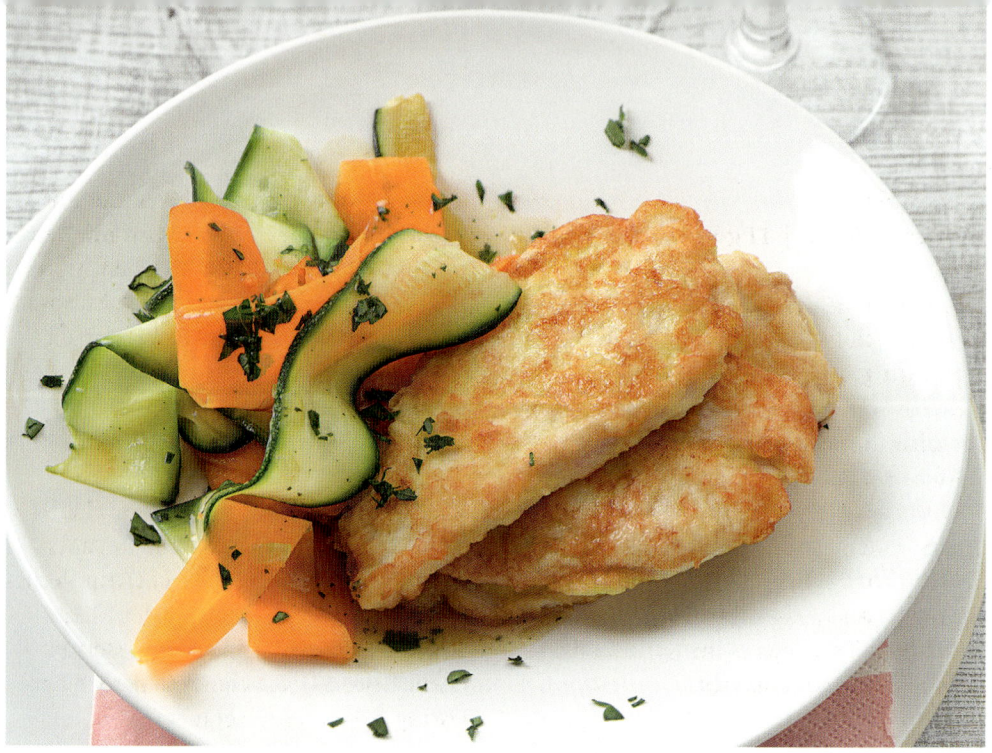

Hähnchen-Piccata mit Gemüsenudeln

Zubereitungszeit: ca. 20 Minuten

Für 2 Portionen: 2 Hähnchenbrustfilets à ca. 140 g | 1 Knoblauchzehe | Salz | 1 kleine Zwiebel | 1 kleine Zucchini | 2 kleine Möhren | 3 EL Olivenöl | Pfeffer | 125 ml Gemüsebrühe | 50 g Koch- und Backeiweiß | 1 Ei | 2 EL Schlagsahne | 1 EL gehackte Petersilie

1. Die Hähnchenbrustfilets waschen und mit Küchenpapier trockentupfen. In dünne Scheiben schneiden und diese jeweils zwischen zwei Lagen Frischhaltefolie plattieren.
2. Den Knoblauch schälen, klein schneiden und mit etwas Salz grob zerdrücken. Die Zwiebel schälen und fein würfeln. Die Zucchini und die Möhren waschen und putzen, mit einem Sparschäler in lange Streifen schneiden.
3. Die Hälfte des Olivenöls in einem flachen Topf erhitzen, den Knoblauch und die Zwiebeln darin andünsten. Die Gemüsestreifen dazugeben und kurz mitdünsten. Mit Salz und Pfeffer würzen und die Brühe angießen. Alles zugedeckt noch 4 bis 5 Minuten weiterdünsten.
4. Das Koch- und Backeiweiß in einen tiefen Teller geben. Die Eier mit der Sahne verquirlen und in einen zweiten tiefen Teller geben.
5. Die Schnitzel rundum salzen und pfeffern. Das restliche Öl in einer Pfanne erhitzen. Die Schnitzel im Koch- und Backeiweiß wenden, dann durch die Eiersahne ziehen und erneut im Eiweißpulver wenden. Überschüssiges Pulver abschütteln. Die Schnitzel bei milder Hitze von beiden Seiten goldbraun braten.
6. Das Gemüse mit der Petersilie abrunden, mit den Schnitzeln anrichten.

Pro Portion:
494 kcal | 56 g E | 11 g KH | 25 g F

Tipp: Anstelle des Hähnchenbrustfilets passen auch feste Fischfilets, die in dünne Scheiben geschnitten werden.
Scharfe Schnitzel: Eine pikante Tomatensalsa (siehe folgendes Rezept) passt perfekt dazu.
Für Vegetarier: Anstelle der Filets können Sie auch in Scheiben geschnittenen Räuchertofu verwenden. Sehr lecker schmeckt auch das »Japanische Bratstück« aus Tofu, das es im Naturkostladen und Reformhaus gibt.
Bei Laktose-Intoleranz: Die Sahne können Sie durch Sojamilch ersetzen, oder Sie verwenden laktosefreie Sahne.

dazu passt: Schnelle Tomaten-Salsa
Zubereitungszeit: ca. 10 Minuten plus 30 Minuten Kühlzeit

4 mittelgroße vollreife Tomaten | ½ rote Zwiebel | 1–2 rote Chilischoten | ½ kleines Bund Koriander | 2 EL natives Olivenöl | ½ EL Limettensaft | 1 Prise Zucker | Salz | Pfeffer

1. Die Tomaten waschen, vierteln, von Stielansatz und Kernen befreien und wie die Zwiebel fein würfeln.
2. Die Chilischote(n) längs halbieren, vom Stielansatz und je nach gewünschtem Schärfegrad auch von den Kernen (die besonders scharf sind) befreien, fein hacken.
3. Den Koriander abbrausen, gut trockenschütteln, die Blättchen von den Stielen zupfen und fein hacken.
4. Das Olivenöl mit dem Limettensaft

und dem Zucker verrühren und mit Salz und Pfeffer würzen. Gut mit den vorbereiteten Zutaten mischen. Vor dem Servieren mindestens 30 Minuten im Kühlschrank durchziehen lassen.

Pro Portion:
146 kcal | 2 g E | 6 g KH | 13 g F

Tipp: Die Salsa passt perfekt zur Hähnchen-Piccata mit Gemüsenudeln, aber auch einfach zu selbst gebackenem Weißbrot, bei dem Sie einen Teil des Mehls durch Koch- und Backeiweiß ersetzen (siehe Seite 37). Sie eignet sich auch hervorragend zum Mitnehmen.

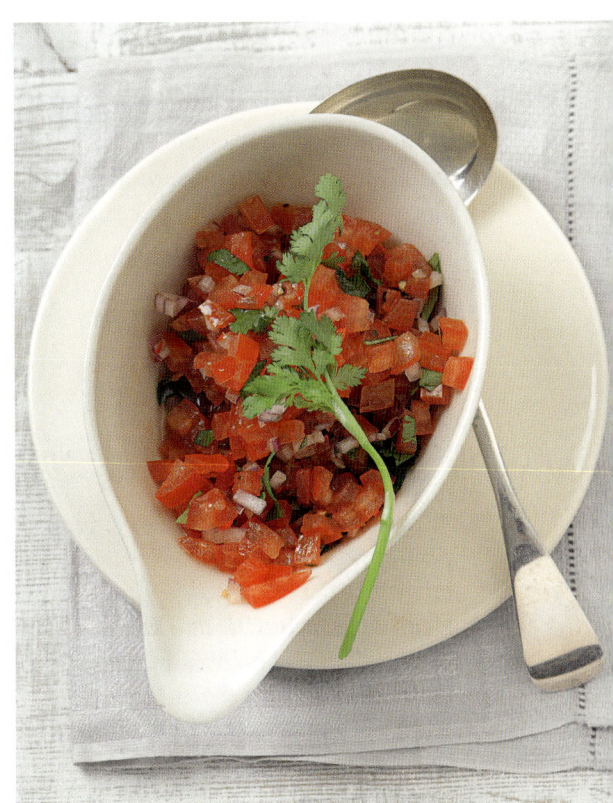

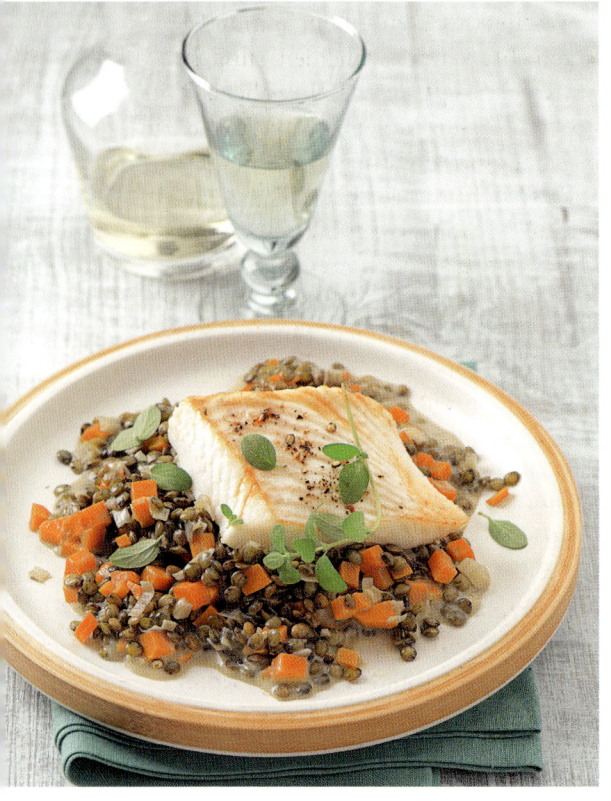

Heilbuttfilets mit Orangen-Rahm-Linsen

Zubereitung: ca. 40 Minuten inkl. Kochzeit

Für 2 Portionen: 75 g Lauch │ 1 kleine Möhre │ 1 Knoblauchzehe │ Salz │ 100 g Puy-Linsen │ 2 EL Rapsöl │ 150 ml Orangensaft │ 200 ml Gemüsebrühe │ 45 g Koch- und Backeiweiß │ 4 EL Schlagsahne │ schwarzer Pfeffer │ 2 Heilbuttfilets à 150 g

1. Den Lauch putzen, sodass nur der zarte, helle Teil übrig bleibt. Die Möhre mit der Gemüsebürste abreiben oder schälen. Das Gemüse fein würfeln. Den Knoblauch schälen und mit etwas Salz mit der Gabel grob zerdrücken.

2. Die Linsen in einem Sieb mit kaltem Wasser spülen, bis dieses klar bleibt.

3. 1 EL Öl in einem Topf erhitzen, Lauch- und Möhrenwürfel darin unter Rühren andünsten. Linsen und Knoblauch dazugeben, kurz mitdünsten, den Orangensaft und die Brühe angießen. Alles bei leicht geöffnetem Deckel ca. 30 Minuten sanft garen.

5. Das Eiweiß mit der Sahne glattrühren. Zu den Linsen geben und weitere 5 Minuten sanft kochen. Mit Salz und Pfeffer würzen.

6. Den Heilbutt waschen, trockentupfen und rundum salzen. Das restliche Öl in einer beschichteten Pfanne erhitzen, den Fisch darin bei mittlerer Hitze von jeder Seite 4 Minuten braten.

7. Die Linsen mit dem Fisch auf zwei Tellern anrichten und sofort servieren.

Pro Portion:
602 kcal │ 63 g E │ 41 g KH │ 20 g F

Tipp: Das Gericht ist auch für abends ideal. Ersetzen Sie dann den Orangensaft durch die gleiche Menge Gemüsebrühe.
Kleine Linsenkunde: Puy-Linsen kommen aus Le Puy en Velay, dem Startpunkt des Jakobswegs in Frankreich. Ihr nussiges Aroma ist einzigartig. Sie bekommen sie im Naturkostladen, Reformhaus und gut sortierten Supermarkt.
Für Eilige: Schneller geht es mit roten Linsen, reduzieren Sie dann die Flüssigkeitsmenge um etwa ein Viertel.
Für Vegetarier: Auch gebratener Räuchertofu passt wunderbar zu den Orangen-Rahm-Linsen.
Statt Fisch: Anstelle des Heilbutts können Sie Schweinemedaillons verwenden.

Süßkartoffelsuppe mit Hähnchen

Zubereitungszeit: ca. 25 Minuten

Für 2 Portionen: 1 große Zwiebel |
1 Knoblauchzehe | ca. 2 cm frische
Ingwerwurzel | 400 g Süßkartoffeln |
3 EL ÖL | 600 ml Geflügelfond oder
Brühe | Salz | Pfeffer | 200 g Hähn-
chenbrustfilet | 30 g Koch- und Back-
eiweiß | 100 g saure Sahne |
1 EL Zitronensaft

1. Die Zwiebel, den Knoblauch und den
   Ingwer schälen und fein hacken. Die
   Süßkartoffeln ebenfalls schälen und
   grob würfeln.
2. 2 EL Öl in einem Topf erhitzen, die
   vorbereiteten Zutaten darin 3 bis 4
   Minuten dünsten. Den Geflügelfond
   oder die Brühe angießen. Mit Salz und
   Pfeffer würzen, aufkochen und bei
   mittlerer Hitze zugedeckt 15 Minuten
   köcheln lassen.
3. Inzwischen die Hähnchenbrustfilets

waschen, trockentupfen, in mundgerechte Würfel schneiden, rundum
salzen und pfeffern. Das restliche Öl in
einer Pfanne erhitzen, das Fleisch darin
5 Minuten rundum goldbraun braten.

4. Das Koch- und Backeiweiß mit der
   sauren Sahne glatt rühren. Zur Suppe
   geben und alles weitere 3 Minuten
   kochen. Die Suppe sehr fein pürieren
   und erneut aufkochen. Mit dem Zitronensaft, Salz und Pfeffer würzen.
5. Die Suppe auf zwei Teller verteilen und
   das Fleisch daraufgeben.

Pro Portion:
576 kcal | 5 g E | 13 g KH | 9 g F

Bei Laktose-Intoleranz: Ersetzen Sie die
saure Sahne durch Kokosmilch.
Für Vegetarier: Statt Hähnchen schmecken gebratene, mit Knoblauch und
Paprika pikant gewürzte Kirschtomaten
sehr gut.

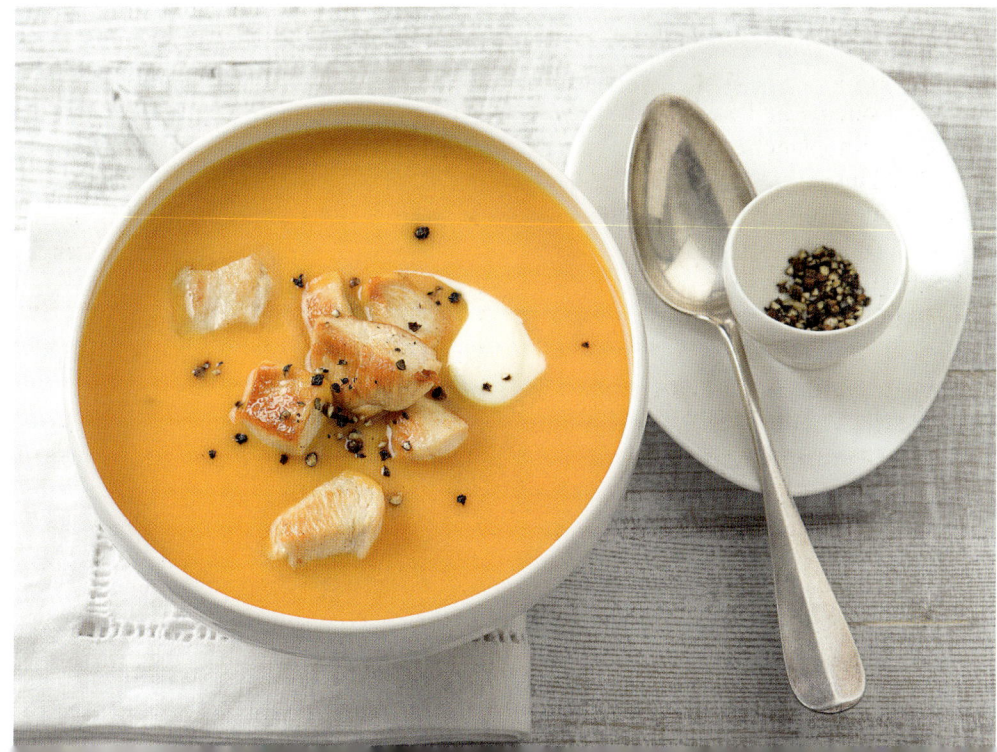

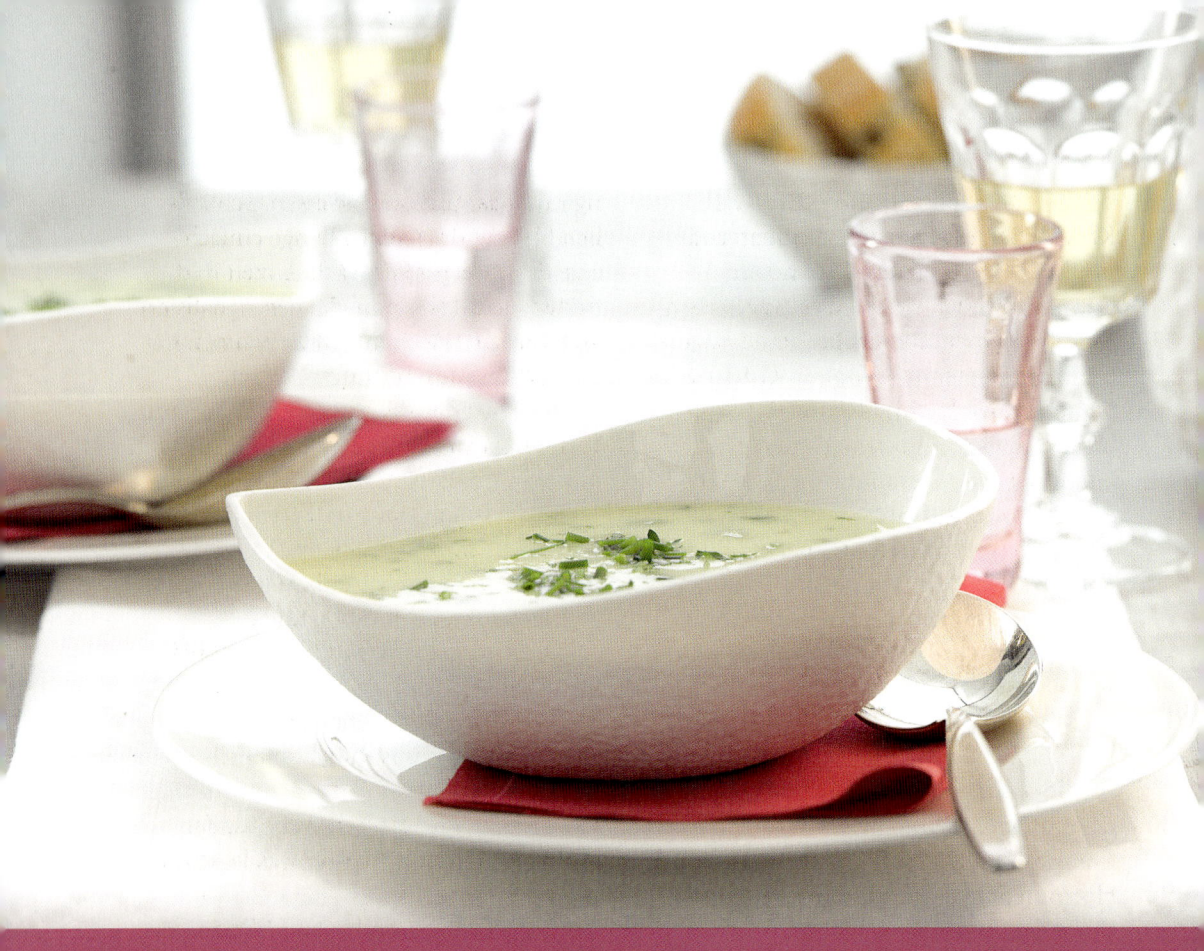

Lernen Sie zu genießen statt zu schlingen

Zu schnell, zu viel und trotzdem immer noch Lust auf mehr – wer seine Mahlzeiten nicht in Ruhe genießt, fühlt sich nie satt und zufrieden. Doch keine Sorge: Das können Sie wieder lernen.

VIELE, DIE MIT IHREM GEWICHT KÄMPFEN, machen eine ernüchternde Erfahrung: Sie denken dauernd ans Essen. Entweder, sie essen ständig nebenbei, ohne genau mitzubekommen, was sie so alles herunterschlingen. Oder sie schaufeln bei den Mahlzeiten das Essen in sich hinein und überlegen dabei schon, was sie als Nächstes essen. Sie kauen nicht ausgiebig und schmecken nicht einmal richtig, was sie zu sich nehmen. Hauptsache, es geht weiter. Viele lesen auch beim Essen oder sehen dabei fern – und sind dann überrascht, wenn der Teller (schon wieder) leer ist.

Das Prinzip, das dahintersteckt, kennen Sie (siehe Seite 11): Wie all die Dinge, die unser Überleben sichern, belohnt der Körper uns mit Glücksgefühlen, wenn wir essen. Das Glücklichmacher-Hormon Serotonin wird ausgeschüttet, und wenn es uns besonders gut schmeckt, belohnt uns auch das Motivationshormon Dopamin. Von diesen angenehmen Gefühlen können wir gar nicht genug bekommen.

1_Analyse
Signale kommen nicht an

Während Menschen ohne Gewichtsprobleme zufrieden sind, wenn sie spüren, dass der Magen ausreichend gefüllt ist, erreichen Gewichtskämpfer diese angenehm leichte Sattheit nicht. Der Grund: Sie essen ohne bewusste Aufmerksamkeit für ihr Essen. Ob sie nun ständig nebenbei mampfen oder ihre Mahlzeiten herunterschlingen, ohne zu genießen: Viele bekommen dabei gar nicht so richtig mit, dass und was sie essen. Schließlich blendet das Gehirn Dinge einfach aus, die ohne großes Nachdenken stattfinden. Selbst wenn ihr Magen signalisiert »Ich bin satt. Es reicht jetzt«, nehmen sie das nicht wahr und futtern weiter.

Der Frust danach ist vorprogrammiert. Um ihn wieder loszuwerden, hilft häufig nur eins: noch mehr essen. Bis der Überfüllungsschmerz vom seelischen Schmerz und Stress ein wenig ablenkt. Als Rechtfertigung dafür lassen sich sogar vermeintlich gute Gründe finden:

- »Der Rest muss noch weg, das wäre ja sonst Verschwendung!«
- »Wenn ich das jetzt noch wegputze, habe ich wenigstens Ruhe, weil nichts mehr da ist.«
- Ich muss doch die Teller der Kinder leer essen, damit ich später was Frisches kochen kann!«
- »Ist doch egal, ob ich zwölf Minimahlzeiten nehme statt drei große. Man soll essen, wenn der Hunger kommt!«

Der Grundstein für das Übergewicht wurde bei vielen heute übergewichtigen Erwachsenen sehr häufig schon in der Kindheit gelegt.

Essen ist eine höchst ungerechte Sache: Jeder Bissen bleibt höchstens zwei Minuten im Mund, zwei Stunden im Magen, aber drei Monate an den Hüften.

CHRISTIAN DIOR

Die Eltern haben ihren kleinen Kindern ständig etwas Essbares angeboten – damit sie groß und stark wurden und schön ruhig waren. Später, wenn die Kinder etwas größer waren, wurden sie von den Eltern zum Aufessen angehalten. Sprüche wie »Wenn du deinen Teller nicht leer isst, gibt es morgen schlechtes Wetter« kennen Sie wahrscheinlich auch noch aus Ihrer Kindheit – sie sind regelrechte Aufforderungen zum Dickwerden.

Heutige Eltern haben möglicherweise dazugelernt, aber viele von uns erlebten solche familiären Esszwänge noch am eigenen Leibe. Die Eltern rannten dabei sozusagen offene Türen ein, denn Menschen neigen von Natur aus dazu, nichts übrig zu lassen: Gab es in der Steinzeit ein reichliches Nahrungsangebot, wurden Kalorien gehortet, um Notzeiten überstehen zu können. Diesem urzeitlichen Programm folgen wir Menschen noch immer, denn unser Stoffwechsel hat bei der Evolution nicht so richtig mitgezogen.

Wird dieser natürliche Trieb nun noch unterstützt, gefördert oder gar erzwungen, fällt es den Menschen entsprechend schwer, sich später davon zu lösen. Psychologen konnten beweisen, dass die Größe einer Portion eindeutig vorgibt, wie viel wir essen. Stehen beispielsweise Schokoriegel oder Snacks zur Verfügung, essen wir sie auf – gleichgültig, wie groß sie sind. Um das zu belegen, wurden Passanten Snacks angeboten – an einem Tag kleine, am anderen größere. Nun war es keineswegs so, dass jemand in die größeren Riegel nur dreimal reingebissen hätte, um sie dann zurückgehen zu lassen. Sie wurden genauso verputzt wie die kleineren. Damit war bewiesen: Wenn der Appetit da ist, wird auch gegessen, und zwar nach der Devise »Hauptsache aufessen«. Klar, dass sich nicht nur Fastfood-Hersteller und Restaurantbetreiber das zunutze machen.

Sehr oft beginnt die »Programmierung« auf Übergewicht schon in der Kindheit. Daran sind nicht allein die Eltern schuld, sondern auch die Lebensmittelindustrie.

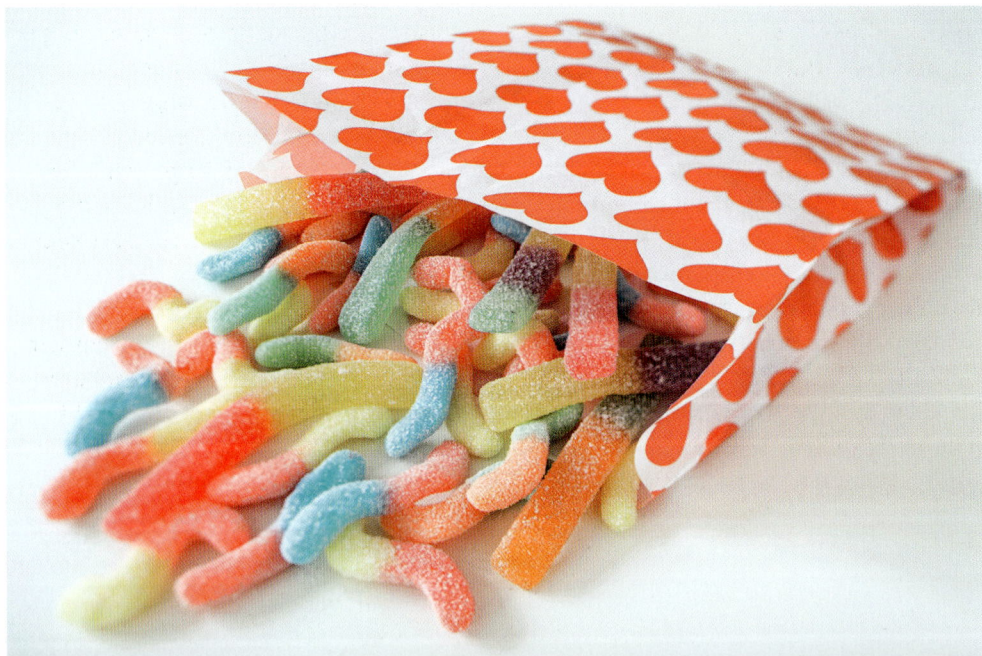

2_Lösungen
Immer mit der Ruhe

Jean Nidetch, die Gründerin des US-amerikanischen Gewichtsreduktions-Unternehmens Weight Watchers, die heute in einer Seniorenresidenz in Florida lebt, wog Anfang der Sechzigerjahre fast hundert Kilogramm. Sie nahm gewaltig ab, nachdem sie eine schlanke Sekretärin eingestellt hatte. Die musste einmal in der Woche mit ihrer Chefin zum Lunch. »Ich wollte sehen, wie dünne Menschen essen«, verriet Jean Nidetch später. Ihre Erkenntnis: Dünne legen zwischendurch die Gabel auf den Tisch, während Übergewichtige sich daran klammern. »Also sagte ich allen, die abnehmen wollen, legt die Gabel beiseite, lehnt euch zurück, genießt das Essen und schaut euch um.«

Wenn Sie zu denjenigen gehören, die am Tisch einfach nicht Schluss machen können, ständig ans Essen denken und unter dem Dauergefühl »Ich muss jetzt was haben« leiden, ist die Lage keineswegs hoffnungslos. Alles, was man sich angewöhnt hat, kann man sich auch wieder abgewöhnen. Zum Beispiel mit folgenden Übungen:

Ein Esstagebuch führen: Damit kommen Sie sich selbst auf die Schliche. Schreiben Sie mehrere Tage lang alles auf, was Sie sich an Essen genehmigen. Und zwar wirklich alles. Nichts, was in Ihren Magen gelangt, ist so klein und unbedeutend, dass Sie es nicht notieren sollten! Getränke (außer Wasser, ungesüßter Tee und Kaffee) gehören da genauso rein wie jedes Stück Zucker im Kaffee. Am Ende einer solchen Maßnahme steht meist das große Staunen: »Ich hätte nie gedacht, dass so viel zusammenkommt!« Schreiben Sie ruhig dazu, in welchem Gefühlszustand Sie was gegessen haben. So können Sie herausfinden, in welchen Situationen Frust, Langeweile, Ärger oder Stress bei Ihnen zum Essen führen.

Bewusst Esspausen einlegen: Wenn Sie sich mithilfe Ihres Esstagebuches (siehe vorige Übung) bewusst gemacht haben, was so alles nebenbei über Ihre Lippen kommt, sollten Sie nicht gleich vor lauter Schreck drastische Maßnahmen ergreifen. Beschließen Sie also nicht, alle kleinen Sünden für immer und ewig zu verbannen. Das klappt sowieso nicht. Beginnen Sie lieber erst einmal mit der Strategie »Auf später verschieben«. Das heißt, dass Sie dem Appetit-Impuls nicht sofort nachgeben, sondern Ihren inneren Schweinehund vertrösten: »Warte mal ein Stündchen, dann gibt's wieder was.« Der innere Quälgeist ist erst einmal beruhigt: »Nur eine Stunde, das schaffe ich doch locker.« Aus einer Stunde werden aber zwei, aus zweien bald drei – und wenn Sie vier erreichen, haben Sie gewonnen. Erst nach Esspausen von vier bis fünf Stunden ist der Magen wieder in der Lage, beim Essen zu fühlen, wann es genug ist. Noch ein Tipp: Wenn Sie vor den geplanten naschfreien Zeitzonen eiweißreich essen, halten Sie besser durch.

Der Kleine-Teller-Trick: Er ist sehr wirkungsvoll für Leute, die nicht aufhören können. Servieren Sie sich Ihre Mahlzeit auf einem Teller, der jeweils eine Nummer kleiner ist als das »Original«

– denn ein gut gefüllter Teller gibt das Gefühl, dass reichlich Essen da ist. Zum Mittag- und zum Abendessen kommen Frühstücksteller auf den Tisch. Das Dessert füllt nicht mehr als eine Untertasse. Dafür sind die Wassergläser umso größer.

Gegessen wird am Tisch: Auch wenn Ihre Eltern Ihnen vielleicht früher mit dieser Familienregel auf die Nerven gegangen sind, ist das Prinzip richtig! Wenn Sie ausschließlich am Tisch essen, haben Sie einen festen Rahmen, der zu viel Essen zwischendurch verhindert. Wenn Sie berufsbedingt zwischendurch keinen Tisch zur Verfügung haben, können Sie die Regel auch etwas mildern: »Ich esse nur, wenn ich sitzen kann.«

Gute Atmosphäre beim Essen: Die Vereinbarung, beim Essen nicht zu streiten, hat nichts mit übertriebenem Harmoniebedürfnis zu tun, sondern sie verhilft Ihnen zu guten Gefühlen beim Essen und zu einem guten Sättigungsgefühl. Ob privat oder beruflich – vermeiden Sie es, schwierige Probleme während einer Mahlzeit zu diskutieren. Beim Essen sollte Frieden herrschen. Für Auseinandersetzungen aller Art ist in den Stunden zwischen den Mahlzeiten genug Zeit.

Die Drei-Gänge-Maßnahme: »Huch, ich will doch mit weniger auskommen. Warum soll ich mir dann drei Gänge genehmigen?« Ganz einfach: Sie lernen das Genießen mit jedem Gang intensiver. Bei drei kleinen Portionen, auf die Sie eine leichte Vorspeise (zum Beispiel einen Salat), den Hauptgang und zum Abschluss ein Mini-Dessert verteilen, schaltet Ihr Gehirn nämlich auch dann auf Genuss, wenn es insgesamt mit weniger Kalorien auskommen muss als bei einem einzigen, aber üppigen Gang.

Langsamesser-Wettbewerb: Wahrscheinlich sind Sie es gewöhnt, immer als Erste oder Erster am Ziel »Teller leer« zu sein, wenn Sie in Gemeinschaft essen. Dann drehen Sie den Spieß mal spaßeshalber um und nehmen Sie sich ganz bewusst vor: »Heute möchte ich Letzter werden.« Sie merken schnell, dass das gar nicht so einfach ist. Aber Sie werden eine wichtige Erfahrung machen: Es funktioniert – und der Hunger ist hinterher weg. Schlingen muss nicht sein.

Kau-Jogging: Macht nicht unbedingt Spaß, ist aber auch eine prima Übung, um sich das Essen bewusst zu machen. Kauen Sie dafür ganz langsam. Lassen Sie sich viel Zeit und versuchen Sie, bei jedem Bissen den Kiefer mindestens dreißigmal auf und ab zu bewegen. Am Anfang wird der Schluckreflex dabei ziemlich hinderlich sein. Er setzt automatisch ein – häufig schon nach wenigen Kaudurchgängen. Wenn Sie diesem Reflex nicht widerstehen können, schlucken Sie nur ein bisschen von dem herunter, was Sie im Mund haben, und malmen danach weiter.

Restefrei zubereiten: Wenn Sie wissen, dass das rechtzeitige Aufhören Ihr Problem ist, sollten Sie sehr genau zubereiten. Halten Sie sich bei Rezepten an die Mengenangaben und kochen Sie auch, wenn Sie ohne Rezept etwas zaubern, nur so viel, wie Sie zum Sattwerden brauchen.

Studien haben gezeigt, dass vor allem Männer nicht Stopp sagen können, wenn sie wissen: »Da ist noch was.« Falls Sie auf Vorrat kochen, zum Beispiel einen Eintopf, füllen Sie den Überschuss in Frischhalteboxen, und ab ins Gefrierfach!

Ein großes Glas Wasser vorm Essen.
Das dämpft den Bärenhunger, weil es den Magen füllt. Nebenbei sorgt es dafür, dass Sie genug Flüssigkeit zu sich nehmen. Auch das kann zu einer Gewohnheit werden, die Sie nicht mehr missen möchten.

3_Schlank-Ritual
Candlelight-Dinner

Was haben Sie sich bei Ihrem täglichen Morgenritual als neues Teilziel (siehe ab Seite 44) vorgenommen? Hier ist unser Vorschlag, was Sie zum Beispiel einmal in der Woche für Ihre schlanke Ernährung tun können. Das kann natürlich auch etwas ganz anderes sein – zum Beispiel eines der Basics von Seite 44. Außerdem brauchen Sie heute noch zwei Ideen für Entspannung und Bewegung, ob Sie nun zwei Vorschläge von Seite 44 wählen oder sich selbst etwas ausdenken.

In Ruhe zu essen ist die wichtigste Voraussetzung dafür, dass die Sättigungssignale aus dem Magen im Gehirn ankommen. Warum decken Sie heute Abend nicht mal den Tisch besonders ansprechend? Auch wenn Sie allein essen! Legen Sie eine schöne Tischdecke auf, stellen Sie Kerzen und Blumen auf den Tisch, nehmen Sie Ihr bestes Geschirr und servieren Sie sich zum Essen reichlich frisches Wasser in einem Krug. Wer

mag, kann im Hintergrund auch leise Musik laufen lassen. Dann essen Sie in aller Ruhe und mit ganz viel Genuss.

4_Motivations-Kick
Essen ist wunderbar

Sie finden diesen Motivations-Kick auch in gesprochener Form auf der beiliegenden CD (Track 6).

Essen ist wunderbar. Es macht Sie glücklich. Sie tun es in aller Ruhe und mit ganz viel Zeit. Am schönsten ist das Essen, wenn Sie richtig Hunger haben. Dafür nehmen Sie auch gerne ein bisschen Wartezeit in Kauf. Dann macht es noch mehr Spaß, und es tut so gut. Sie suchen sich einen besonders ruhigen Ort zum Essen, setzen sich feierlich hin, lassen sich jeden Bissen auf der Zunge zergehen und genießen es, dass Sie kein schlechtes Gewissen dabei haben. Ein bisschen Hunger halten Sie gut aus. Er steigert die Vorfreude auf die nächste fantastische Mahlzeit. Das macht Sie zufrieden, denn Sie können auf gesunde Weise satt werden. Sie schnuppern erst einmal an Ihrem Teller. Dann nehmen Sie den ersten Bissen in den Mund und kauen ihn lange. Sie nehmen sich Zeit beim Schlucken. Ganz bewusst spüren Sie es, wenn Sie satt sind. Dann hören Sie auf.

Erfolge muss man langsam löffeln, sonst verschluckt man sich an ihnen.

ERIKA PLUHAR

Essen war immer wichtig für mich. Das Frühstück ging fließend in den Vormittag mit ein paar Keksen, einem dicken Stück Schokolade oder einem Stück Kuchen über – und zwar nacheinander! Dazu gab es eine zweite Tasse Kaffee mit schön viel Zucker und noch einem zusätzlichen Keks am Tassenrand. Wenn es dann Mittagessen gab, hatte ich komischerweise plötzlich Bärenhunger auf was Würziges und schaufelte mir eine Riesenportion auf den Teller – mit der Option zum Nachschlag. Schließlich kam ja der lange Nachmittag, wer wusste schon, wann es wieder was geben würde! Meine Rettung war so banal, dass ich es selbst kaum glauben konnte. Ich habe mir einfach gesagt: Ab jetzt gibt's nichts mehr zwischendurch. Klar hatte ich am späten Vormittag oder Nachmittag Hunger. Aber den finde ich erträglich, wenn ich weiß, dass es rechtzeitig um 13 Uhr was gibt – und zwar was »Richtiges«, möglichst was mit Eiweiß und nicht nur ein paar Salatblättchen zur Strafe für den Kuchen am Vormittag. Ursula, 52 Jahre

5_Visualisierung
Ich löse mich von meinem Teller

Sie finden die zugehörige gesprochene Visualisierung auf der dem Buch beiliegenden CD als Track 7. Hören Sie bitte vorher die Einführung (Track 2) – oder die Kurzeinführung (Track 3), wenn Sie schon einige Male die lange Einführung angehört haben.

Wenn Sie zu viel und zu schnell essen und nicht aufhören können, hören Sie in dieser Visualisierung, wie Sie Abstand zum Essen gewinnen. Sie sehen sich aus einer neuen Perspektive und fühlen sich im wahrsten Sinne des Wortes ganz gelöst. Wie angenehm das ist!

6_Rezepte
Genießen Sie im Schneckentempo

Alles, was Sie in diesem Kapitel an theoretischem Wissen mit auf Ihren Weg genommen haben, können Sie bei einer der nächsten Mahlzeiten gleich in die Praxis umsetzen. Dabei helfen Ihnen die folgenden Rezepte.

Für die Übungen in Sachen Langsam-Essen sind solche Speisen besonders gut geeignet, die man nicht einfach herunterschlingen kann – zum Beispiel, weil sie einfach zu heiß sind, weil man sie Löffel für Löffel essen muss oder weil sie so angerichtet sind, dass Schlingen fast unmöglich ist. Sie werden schnell feststellen, dass Sie keine Angst zu haben brauchen, nicht satt zu werden. Außerdem stellt sich dieser Zustand schneller ein und hält länger an, wenn Sie langsamer essen! Auch der hohe Eiweißanteil in den Rezepten sorgt dafür, dass Sie sich nach dem Essen noch stundenlang wohlig satt fühlen – bis es wieder Zeit für die nächste leckere Mahlzeit ist.

Auch zwei Gemüsesuppen-Rezepte sind dabei – Sie werden staunen, wie

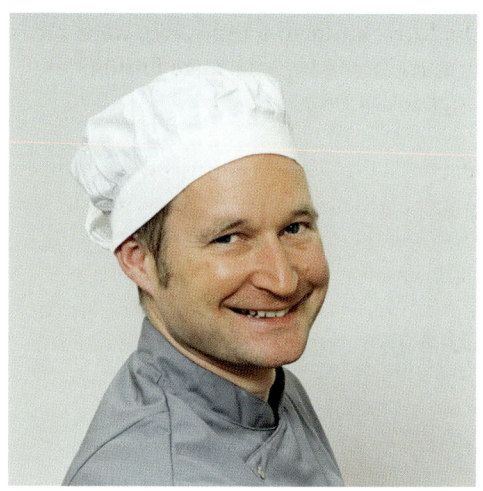

Essen und trinken Sie in Ruhe und ganz bewusst! Dann klappt es mit dem Sattwerden.

gut die als Hauptgang durchgehen. Überhaupt müsste man den Suppen ein Loblied schreiben: Sie sind meist einfach und schnell zu machen, verursachen kein unangenehmes Völlegefühl und halten trotzdem stundenlang vor. Anhand von Studien konnten Wissenschaftler sogar belegen, dass leidenschaftliche Suppenliebhaber insgesamt mit deutlich weniger Kalorien auskommen.

Besonders Gemüsesuppen sind schnell zubereitet. Einfach Gemüse der Saison schnippeln, dünsten oder kochen und mit Brühe angießen. Zum Sattwerden und für einen schön cremigen Geschmack können Sie immer ein bisschen Frischkäse einrühren. Wer's eilig hat, kann auch vorgeschnittenes Tiefkühlgemüse verwenden. Das ist nämlich besser als sein Ruf und häufig sogar gesünder als das, was schon ein paar Tage im Gemüseregal gelegen hat. Werden Erbsen, Karotten oder Bohnen sofort nach der Ernte eingefroren, gehen auf dem Weg vom Feld bis zum Essteller kaum Vitamine verloren. Ein weiterer Vorteil: Gemüse, das für den

Froster gedacht ist, wird dann geerntet, wenn es den höchsten Nährstoffgehalt hat, während frische Ware häufig zu früh aus der Erde geholt wird, damit sie lange Transporte überlebt. Am besten kommt Tiefkühlgemüse direkt in den Koch- oder Schnellkochtopf und wird dort nur noch kurz gedünstet. Den frischen Kick bekommt Ihre Suppe durch ein Kräuter-Topping, etwa mit Petersilie, Zitronenmelisse, Korianderkraut oder dem Grün von Stangensellerie.

Übrigens: Bei Suppen und Eintöpfen gelangen die Nährstoffe, die aus dem Gemüse »herausgekocht« werden, in den Magen und nicht in den Ausguss, wenn Sie das Wasser nach dem Kochen nicht abgießen, sondern es von vornherein so knapp bemessen, dass keine überschüssige Flüssigkeit entsteht.

Machen Sie sich beim Genießen noch einmal ganz bewusst, wie gut Ihnen diese Form des Essens tut. Heiße Teller oder Suppentassen sind Stimmungsmacher und Tröster zugleich. Allein der Gedanke an die selbst gemachte Suppe erzeugt ein wunderbares Wohlgefühl von Nähe, Wärme und Versorgt-Werden.

Aber auch die beiden »festen« Rezepte sorgen für einen bewussten Genuss, sogar beim Snacken. Die Pfannkuchen-Rollen zum Beispiel (siehe seite 81) können Sie außerdem gut vorbereiten, sodass Sie auch in der Mittagspause etwas Gutes zum Langsam-Genießen haben.

Deftige Käse-Lauch-Suppe

Zubereitungszeit: ca. 15 Minuten

Für 2 Portionen: 1 kleine Stange Lauch (Porree) | 1 Knoblauchzehe | 1 EL Olivenöl | 200 g Rinderhackfleisch | Salz | Pfeffer | 1 l Gemüsebrühe | einige Stängel frischer Majoran | 100 g Schmelzkäse (20 % Fett i. Tr.)

1. Den Lauch putzen, längs aufschlitzen und auch innen gründlich waschen, quer in breite Ringe schneiden. Den Knoblauch schälen und in dicke Stifte schneiden.
2. Das Olivenöl in einem Topf erhitzen und das Rinderhackfleisch darin scharf anbraten.

3. Den Lauch und den Knoblauch in den Topf geben und kurz mit anschwitzen. Die Mischung kräftig mit Salz und Pfeffer würzen.
4. Die Brühe angießen und alles so lange bei mittlerer Hitze köcheln, bis sich die Flüssigkeit etwa um die Hälfte reduziert hat.
5. Den Majoran abbrausen, trockenschütteln und die Blättchen von den Stielen zupfen. Mit einem sehr scharfen Messer in feine Streifen schneiden und zusammen mit dem Schmelzkäse unterrühren. Alles noch etwa 3 Minuten weiterkochen, bis sich der Käse ganz in der Flüssigkeit aufgelöst hat. Mit Salz und Pfeffer abschmecken.

Pro Portion:
403 kcal | 37 g E | 4 g KH | 27 g F

Tipp: Frischen Majoran, auch im Topf, bekommen Sie beim Gärtner, auf dem Gemüsemarkt oder im gut sortierten Supermarkt. Ersatzweise können Sie 1 EL getrockneten Majoran nehmen.
Für Vegetarier: Probieren Sie anstelle des Hackfleischs Sojageschnetzeltes. Es wird nach kurzer Einweichzeit in Wasser wie Hackfleisch weiterverarbeitet. Ebenso können Sie Räuchertofu ganz fein hacken, nach dem Anbraten aus dem Topf nehmen und zum Schluss wieder hineingeben.
Noch cremiger: Statt Schmelzkäse können Sie Frischkäse verwenden, dann wird die Suppe cremiger. Hier müssen Sie mehr rühren, bis sich der Käse auflöst.
Auf Vorrat: Die Käse-Lauch-Suppe mit Hackfleisch hält sich zugedeckt im Kühlschrank gut eine Woche.

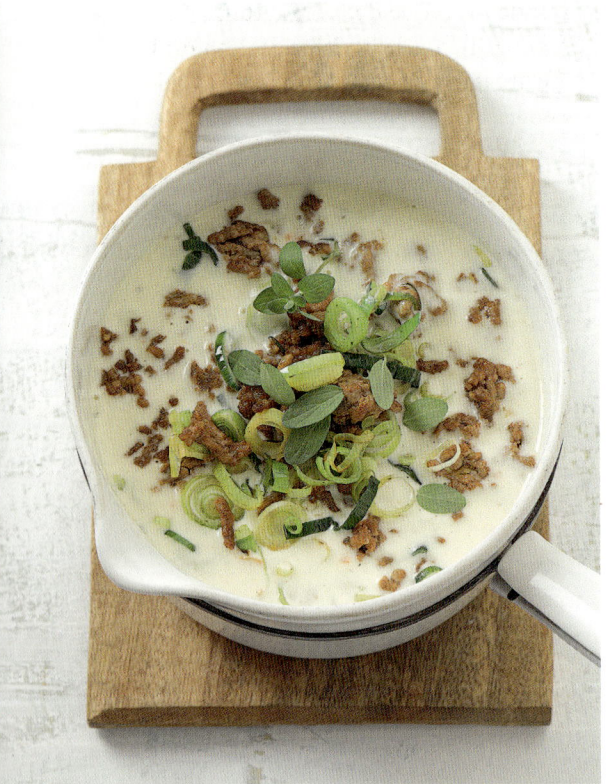

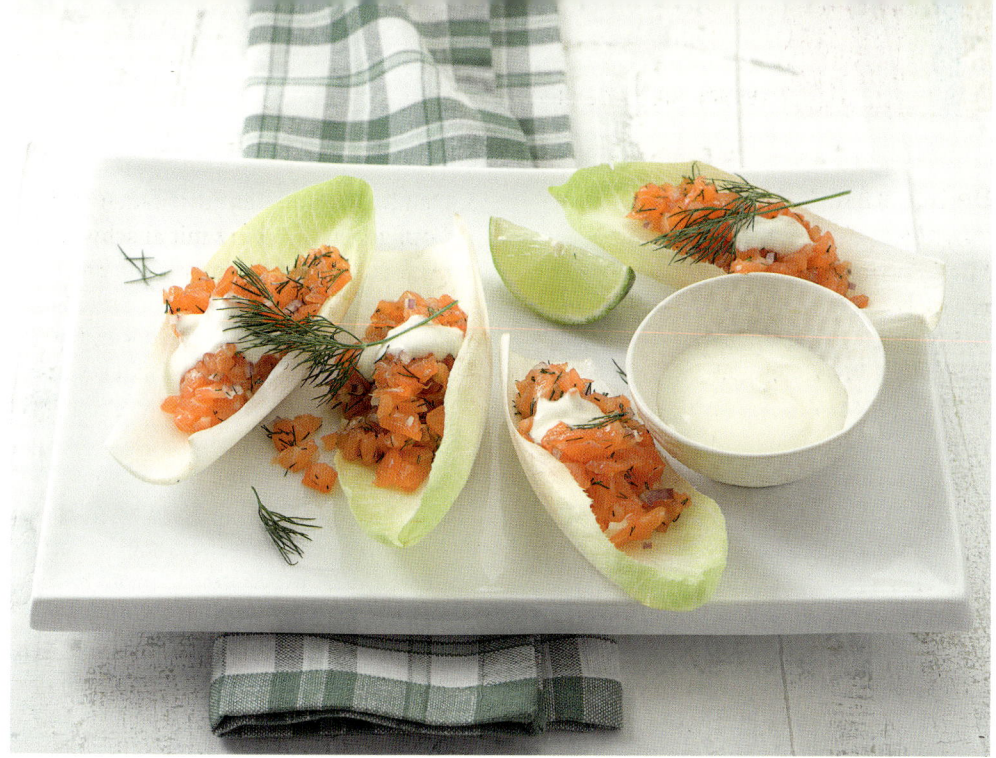

Chicoreéschiffchen mit Lachstatar und Aioli

Zubereitungszeit: ca. 20 Minuten

Für die Aioli: 1 kleine Knoblauchzehe | Salz | 150 g Joghurt (0,5 % Fett) | 3 EL Mayonnaise | 30 g Vanille-Eiweißpulver | 3 EL Limettensaft | Pfeffer

Für 4 Snack-Portionen Tatar auf Chicorée: 150 g sehr frisches, mageres Lachsfilet | 100 g Räucherlachs | 1 kleine rote Zwiebel | 1 EL fein gehackte Dillspitzen (frisch oder TK) | 2 EL Traubenkernöl | Salz | weißer Pfeffer | 2 frische Stauden Chicorée | 2 TL Zitronensaft

1. Für die Aioli den Knoblauch schälen und mit etwas Salz mit einer Gabel zerdrücken. Mit dem Joghurt, der Mayonnaise, dem Vanille-Eiweißpulver und dem Limettensaft verrühren, mit Salz und Pfeffer würzen. Ca. 20 Minuten ziehen lassen.

2. Für das Tatar beide Lachssorten sehr fein würfeln. Die Zwiebel schälen und ebenfalls fein würfeln. Lachs, Zwiebel, den Dill und das Öl mischen, mit Salz und Pfeffer würzen.

3. Den Chicorée waschen, die Blätter vom Strunk lösen. Auf einer Platte auslegen und das Tatar teelöffelweise darauf verteilen. Mit etwas Salz bestreuen, mit dem Zitronensaft beträufeln. Auf jeden Klecks Tatar etwas Aioli geben.

Pro Portion:
312 kcal | 21 g E | 5 g KH | 23 g Fett

Tageszeiten-Tipp: Das Lachs-Tatar ist für mittags und abends geeignet.
Salatvarianten: Statt Chicorée passen als »Schiffchen« auch kleine, feste Blätter von ganz frischem Radicchio.

Linsensuppe mit Garnelen

Zubereitungszeit: ca. 25 Minuten

Für 2 Portionen: 1 bis 2 kleine Möhren (75 g) | 2 kleine Zwiebeln | 1 Knoblauchzehe | 2 EL Olivenöl | 100 g rote Linsen | 500 ml Gemüsebrühe | 100 g Schmant | 45 g Vanille-Eiweißpulver | Salz | schwarzer Pfeffer | 125 g gekochte Tiefsee-Garnelen, abgetropft | 2 EL Korianderblättchen

1. Die Möhren mit der Gemüsebürste abbürsten oder schälen, die Zwiebeln und den Knoblauch schälen und alles fein würfeln.
2. Das Öl in einem Topf sanft erhitzen, Möhre, Zwiebeln und Knoblauch darin 3 Minuten glasig dünsten. Die Linsen dazugeben und kurz mit andünsten. Die Brühe angießen, zum Kochen bringen und die Linsen bei mittlerer Hitze in ca. 15 Minuten gar kochen.
3. Die Suppe vom Herd nehmen und mit dem Pürierstab fein pürieren. Den Schmant mit dem Eiweißpulver glattrühren und dazugeben. Mit Salz und Pfeffer würzen, auf Teller verteilen, die Garnelen daraufgeben und mit dem Koriander garnieren.

Pro Portion:
554 kcal | 40 g E | 39 g KH | 26 g F

Tipp: Rote Linsen garen sehr schnell, bei den halbierten geht es noch etwas schneller als bei den ganzen.
Statt Garnelen: Die Suppe schmeckt auch prima mit Flusskrebsschwänzen oder mit in Würfel geschnittenem, goldbraun gebratenem Putenfleisch.

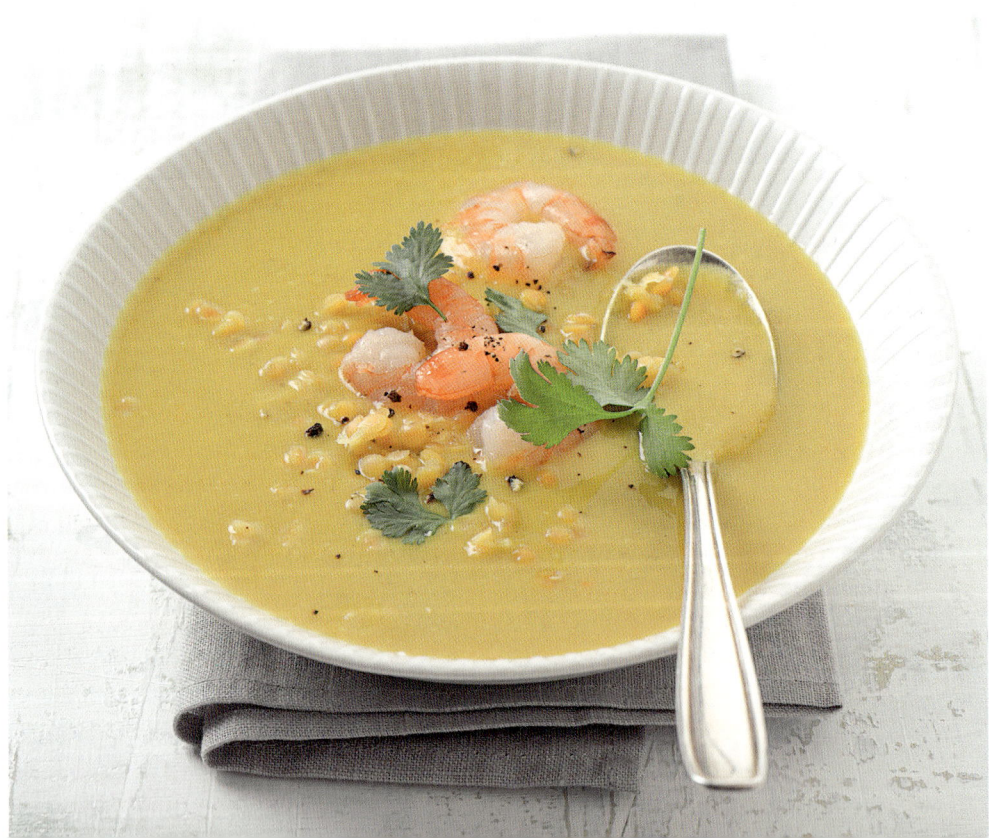

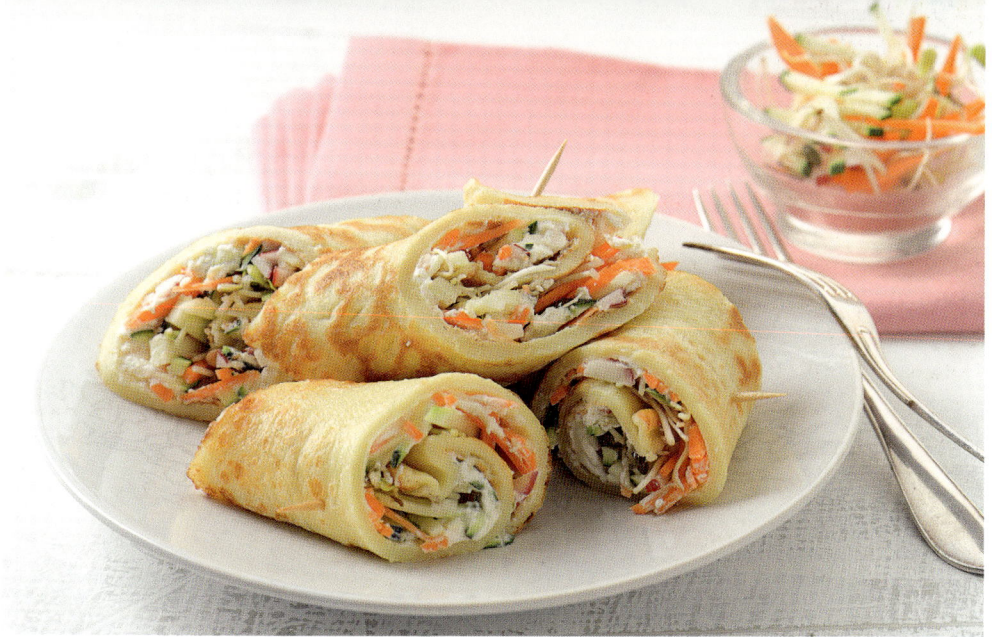

Pikante Pfannkuchen-Rollen

Zubereitungszeit: ca. 30 Minuten

Für 2 Portionen à 2 Stück: 50 g Mehl │
25 g Koch- und Backeiweiß │ 170 ml
Vollmilch │ Salz │ 1 Ei (Gr. M) │
1 EL Öl │ 1 Möhre │ 1 kleine Zucchini │
4 Radieschen │ 20 g Sprossen-Mix │
100 g Meerrettich-Frischkäse │ Salz │
schwarzer Pfeffer │ außerdem: Rapsöl
zum Braten

1. Für den Teig das Mehl, das Eiweiß und
   die Milch mit 1 Prise Salz glatt rühren.
   Das Ei und das Öl gut unterrühren.
2. Eine kleinere beschichtete Pfanne mit
   etwas Öl auspinseln und erhitzen.
   Nacheinander 4 dünne Pfannkuchen
   backen, die Pfanne bei Bedarf erneut
   ölen. Die Pfannkuchen auf einen Teller
   gleiten und auskühlen lassen.
3. Für die Füllung die Möhre mit der
   Gemüsebürste abbürsten oder schälen, die Zucchini und die Radieschen
   waschen, trockentupfen und putzen.
   Alles grob raspeln. Die Sprossen
   abbrausen und abtropfen lassen.

4. Die Pfannkuchen mit dem Meerrettich-Frischkäse bestreichen. Gemü-
   seraspel und Sprossen darauf verteilen,
   mit Salz und Pfeffer würzen. Die
   Pfannkuchen aufrollen und zum Servieren in dicke Scheiben schneiden.

Pro Portion:
518 kcal │ 26 g E │ 30 g KH │ 34 g F

Tageszeiten-Tipp: Die Pfannkuchen-
Röllchen eignen sich fürs Mittagessen.
Gut vorzubereiten: Sie können die
Röllchen einzeln fest in Frischhaltefolie
wickeln und bis zu 4 Stunden im Kühl-
schrank lagern.
Asia-Touch: Ersetzen Sie den Frischkäse
durch Tofu, den Sie mit etwas Wasabi-
pulver glatt pürieren.
Mit Fleisch: Rollen Sie je eine dünne
Scheibe Lachsschinken mit ein.
Für Fensterbank-Gärtner: Sprossen
können Sie in einem Glas mit Siebaufsatz
(Naturkostladen/Reformhaus) ganz ein-
fach selbst ziehen und haben dann auch
im Winter immer etwas Frisches vorrätig.

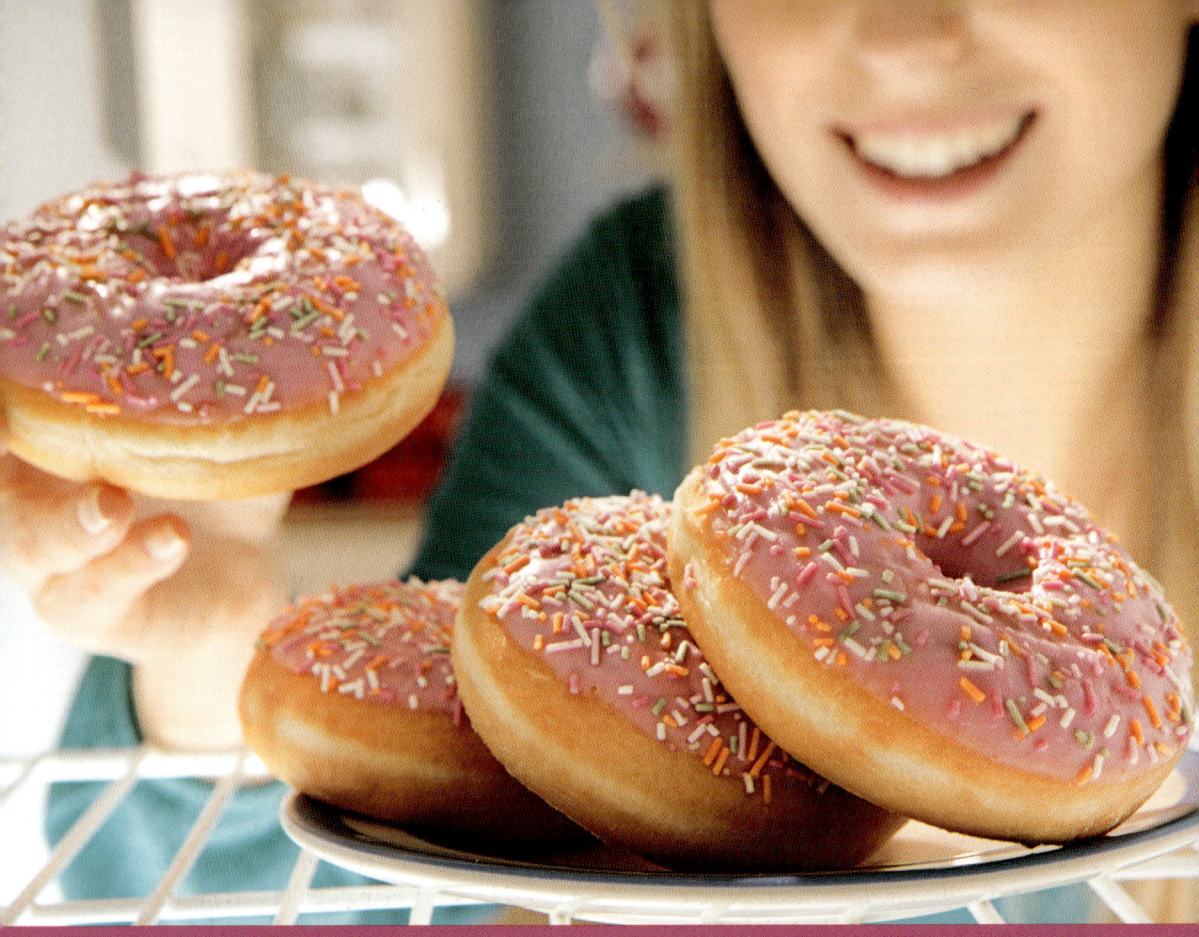

Sagen Sie dem Heißhunger ade

Heißhunger ist ein Notsignal Ihres Körpers. Wenn das gesendet wird, geraten Ihre ersehnten Ziele bald außer Sichtweite. Es gibt aber Hoffnung, und die heißt rechtzeitiges Vorbeugen.

HEISSHUNGER ist der Feind aller guten Essvorsätze. Wenn er kommt, dann schaufeln wir uns das Essen rein, als gäbe es kein Morgen. Meist bereiten wir dem Heißhunger sogar selbst den Boden, denn er entsteht zum Beispiel durch Hungern, durch zu lange Esspausen, völligen Verzicht auf Kohlenhydrate, übertriebene Ansprüche an uns selbst (»Ich muss das jetzt durchhalten«) oder durch ein Sportprogramm, das den Körper mehr auslaugt, als es ihn aufbaut.

1_Analyse
Ohne Nachschub sinkt im Körper die Stimmung

Hunger hat nicht nur etwas mit dem Füllstand des Magens zu tun. Vielmehr bestimmt die Blutzuckerkonzentration, ob wir satt oder hungrig sind. Sobald der Blutzuckerspiegel sinkt, signalisiert das Gehirn: »Hunger!« Hier spielt vor allem das Hunger-Hormon Ghrelin eine Rolle. Es überbringt im komplizierten Zusammenspiel mit vielen anderen Hormonen die Botschaften, die das Gehirn braucht, um festzustellen, an welcher Stelle im Körper gerade etwas fehlt. Was das Ghrelin zu melden hat, ist ernstzunehmen und sollte nicht aus falsch verstandener Tapferkeit missachtet werden.

Denn noch ist das Gehirn bereit, sich auf »vernünftige« Lösungen einzulassen. Zum Beispiel: »Okay, ich koche uns schnell eine schöne Portion Gemüse oder etwas mit viel sattmachenden Proteinen, und dann wird alles gut.« Diese Ansage lässt das Gehirn in Phase eins des Hungeralarms noch durchgehen. Der Körper geduldet sich ein bisschen; der Hunger wird derweil mit einem Glas Wasser oder einem gesunden Snack gedämpft und in den Modus »Damit halte ich noch ein bisschen durch« versetzt.

Doch Vorsicht, Ihr Körper und vor allem Ihr Gehirn lassen sich nicht mit leeren Versprechungen abspeisen! Wenn die bereits in Aussicht gestellte Mahlzeit dann doch nicht kommt, sinkt der Blutzuckerspiegel nämlich noch weiter ab. Jetzt ist Schluss mit lustig: Das Gehirn verlangt mit Nachdruck Kohlenhydrate, weil ihm Glukose fehlt, und gleichzeitig sinkt der Spiegel des für Entspannung sorgenden Botenstoffs Serotonin im Gehirn ab. Viele Menschen reagieren darauf aggressiv. Die Stimmungslage im ganzen Körper ist gereizt, weil Stresshormone ausgeschüttet werden. Konzentration und Leistungsfähigkeit lassen nach. Der Ruf des Organismus nach neuer Energie wird immer lauter.

Das Schlimme in dieser Phase zwei des Hungeralarms ist: Das Gehirn stellt jetzt die »Gemüselösung« bereits in Frage. Es würde ihm einfach viel zu lange dauern, bis das gesunde Essen endlich auf dem Tisch steht. Außerdem braucht es mittlerweile dringend massenhaft schnell verfügbare Glukose, und die steckt eben nicht in Gemüse. Sondern in den fünf Doppelkeksen mit Schokoladencreme. Heißhunger ist ein Notsignal – und in der Not verlassen einen die guten Vorsätze sehr viel leichter. Wahrscheinlich kennen Sie das nur zu gut aus eigener Erfahrung.

Das wäre aber alles noch gar nicht so schlimm – wenn wir nach den fünf Keksen wieder aufhören könnten. Aber das dicke Ende kommt erst noch.

Die Kekspackung ist ja schließlich noch da – und einer geht schon noch, denn man empfindet immer noch ein leichtes Hungergefühl. Irgendwann sind nur noch zwei Stück in der Packung – das lohnt sich doch nicht, die aufzuheben. Und gleich gibt es Mittagessen. So richtig gut schmeckt das jetzt nicht mehr, aber Sie haben immer noch Hunger, denn Süßes schürt im Körper das Verlangen nach immer mehr (siehe Seite 13). Die Rückkehr zum normalen Essrhythmus gelingt dann meist frühestens am nächsten Tag wieder – vorausgesetzt, dass die Heißhungerattacke nicht bis in den Abend hinein gedauert hat, denn dann haben Sie keine Lust aufs Frühstück. Dafür meldet sich am Vormittag wieder der Heißhunger auf Kekse ...

Das Phänomen Heißhunger tritt übrigens gehäuft am Nachmittag oder am Abend auf – bei Frauen öfter als bei Männern. Auch die Naschattacken, die einen im Laufe des Vormittags nach einem sehr frühen Frühstück oder nach dem Weglassen desselben überkommen, sind klassische Folgen von Heißhunger.

Doch nicht nur Süßes ist begehrt. Wer schon einmal in einem Heißhungeranfall den Kühlschrank geplündert hat, weiß, dass auch Kaltes und Herzhaftes runterrutscht wie nichts. Oft ist das auch nach allzu intensivem Sport der Fall: Wer es übertreibt und sich sprichwörtlich die Lunge aus dem Hals läuft oder kämpft bis zur totalen Erschöpfung, der ist erst einmal gar nicht mehr in der Lage, überhaupt etwas zu essen. Doch sobald dieses Gefühl nachlässt, treibt Heißhunger auf kalte Pizza, auf Salamischeiben direkt aus der Packung, auf den deftigen Kartoffelsalat mit Bratwurst einen in die Küche. Oft begleitet von Sprüchen der inneren Stimme wie »Hab ich jetzt einen Bärenhunger! Das Essen habe ich mir wirklich verdient.«

Auch Heimlichkeit kann den Heißhunger fördern. Wenn Sie überall verkünden: »Ich mache jetzt Diät«, kann Sie das einerseits tatsächlich motivieren dranzubleiben. Sie möchten ja schließlich Wort halten. Doch es ist nicht auszuschließen, dass dieser selbst auferlegte Druck zum Heimlich-Essen führt. Wenn zum Beispiel die ganze Familie oder die Kollegen im Job wissen, dass Sie abnehmen wollen, werden Sie sich hüten, in deren Gegenwart das zu essen, das Sie sich verboten haben. Tagsüber in Gesellschaft halten Sie sich also zurück – mit der Folge, dass Sie nicht richtig satt werden und vorm Schlafengehen oder sogar beim nächtlichen Aufstehen alles in sich hineinstopfen, was Sie den ganzen Tag über entbehrt haben.

Auch schlechte, aber lieb gewonnene Gewohnheiten wecken häufig Hungergefühle, die gar nicht sein müssten. Viele Abnehmwillige schaffen es nach dem Abendessen tatsächlich, erst einmal die Küche zu schließen. Doch wenn am späteren Abend die Lieblingssendung im Fernsehen beginnt, meldet der Körper Lust auf Salziges, weil er das Fernsehen schon fest mit dem Knabbern verknüpft und diese Kombination im Unterbewusstsein verankert hat. Meist bleibt es aber nicht bei einer Handvoll Salzstangen. Die Tüte Paprikachips ist schließlich auch noch da, und hat man die Tüte einmal geöffnet, werden die ja schlapp, wenn man sie nicht alle isst ...

2_Lösungen
Richtig vorbeugen

Der sicherste Weg, um Heißhunger zu vermeiden, besteht darin, ihn gar nicht erst aufkommen zu lassen. Ernähren Sie sich so, wie es in den zehn Ich-bin-dann-mal-schlank-Regeln beschrieben wird (siehe ab Seite 19): Nach einem festen Plan, bei dem keine Mahlzeit ausgelassen wird – nicht einmal dann, wenn der Hunger sich noch in Grenzen hält. Wählen Sie zwischen drei und fünf Mahlzeiten und machen Sie dazwischen jeweils drei bis fünf Stunden Esspause. Damit geben Sie Ihrem Körper das Gefühl, dass er keine Angst vor einer Hungersnot haben

muss, sondern dass er regelmäßig etwas bekommt. Er braucht dann keine Vorräte anzulegen und kann, was Hunger und Essen betrifft, stressfrei durch den Tag gehen.

Frühstück ist Pflicht. Warum das Frühstück so wichtig ist, haben Sie ab Seite 24 gelesen. Sie brauchen ja nicht gleich zu schlemmen, eine Kleinigkeit oder etwas Flüssiges ist schon mal ein guter Anfang. Probieren Sie einfach aus, was am besten zu Ihrem Lebensrhythmus passt. Hauptsache, es verhindert den Heißhunger.

Lernen Sie, ein bisschen Hunger zu lieben. Das ist eine überraschend alltagstaugliche Lösung! Normalerweise greifen Sie vielleicht sofort in die Schokoschublade, wenn ein leises Signal aus dem Magen ein bisschen Hunger meldet. »Du sollst ja nicht hungern, also greif zu«, pflichtet der innere Schweinehund bei. Doch Vorsicht: Zwischen Hungern und ein wenig Appetit aushalten ist ein großer Unterschied. Wenn der kleine Hunger kommt und in den nächsten eineinhalb Stunden eine Mahlzeit bevorsteht, geben Sie ihm nicht nach! Viele berichten sogar, dass sie diesen kleinen Hunger als angenehm empfinden, weil er die Vorfreude auf die bevorstehende Mahlzeit steigert.

Krankheit macht Gesundheit angenehm und schön, Hunger das Sattsein, Anstrengung die Erholung.

HERAKLIT

Bevor ich mit der Ich-bin-dann-mal-schlank-Methode abgenommen habe, war das erste Rumoren im Magen für mich schon eine Rechtfertigung für eine Runde Weißbrot mit Nutella. Diese süßen Brote waren eben Gewohnheit. Ich habe dann beschlossen, das Mittagessen nach hinten zu verschieben. Der Hunger holte mich am Nachmittag wieder ein, sodass es mit einer weiteren Keks- oder Kuchenrunde zum Kaffee kaum noch essfreie Stunden gab und ich bis zum Abend quasi durchgehend aß. Ich habe dann angefangen, erst mal meine Snacks abzuspecken: Knäckebrot statt Weißbrot. Walnüsse statt Süßigkeiten. Dabei ließ die Lust auf immer mehr ziemlich schnell von allein nach. So ein richtiger Fressanfall mit Walnüssen? Die sind zwar lecker, aber nicht in rauen Mengen, finde ich. Das erwies sich als sehr praktisch! Bei dem Gedanken, dass ich jederzeit in die Nuss-Tüte greifen durfte, blieb ich ruhiger als beim Nutella-Weißbrot. Inzwischen ist mir das Essen zwischendurch relativ gleichgültig. Schade, dass ich da nicht früher draufgekommen bin. Jan, 36 Jahre

Low-Carb statt No-Carb. In der guten Absicht, alles richtig oder gar perfekt zu machen, um möglichst schnell überflüssige Pfunde zu verlieren, besteht die große Gefahr, dass Sie übertreiben. Nicht nur im Bezug aufs Hungern, sondern auch beim Einschränken der Kohlenhydrate. Nach dem Motto: »Warum sollte ich die nur abends reduzieren? Je weniger ich davon esse, desto besser ist es doch, oder?« Vorsicht, solche Überlegungen sind gefährlich – auch wenn Hollywood-Schönheiten immer wieder mal berichten, dass sie mit dem Verzicht auf Kohlenhydrate ihr (meist übertrieben geringes) Traumgewicht erreicht haben. Doch Kohlenhydrate sind wichtig für die Energieversorgung des Körpers – wir essen nur einfach meist zu viel davon. Jeder Mensch kommt mit ein paar Kohlenhydraten gut klar, vor allem mit den guten aus Vollkorn & Co. (siehe Seite 23). Die sollten Sie sich deshalb zum Frühstück und in geringerer Menge auch zum Mittagessen gönnen. Zu den besten Kohlenhydratlieferanten gehören auch die Hülsenfrüchte (Erbsen, Bohnen, Linsen), die auch beim Abnehmen abends auf den Teller dürfen. Denn sie liefern eine perfekte Kombination aus Kohlenhydraten und reichlich gut verwertbarem Eiweiß.

Schaffen Sie die »Not-Tanks« ab. Wer ständig mit der Befürchtung lebt, der Heißhunger könne ihn zwischendurch überfallen, besitzt meist kleine Lager für alle Fälle: Ob zu Hause, im Büro oder in der Handtasche – überall liegt etwas zum Naschen oder schnellen Magen-Beruhigen bereit, das man mit einem Handgriff erreichen kann. Diese Not-Tankstellen sollten Sie schließen und endgültig wegräumen. Wenn Sie sich daran gewöhnt haben, mit drei bis fünf Mahlzeiten am Tag satt zu werden, brauchen Sie nichts mehr zu bunkern. Und wenn nichts da ist, geraten Sie auch nicht in Versuchung.

Lernen Sie eine Suchtkiller-Übung.
Achtung, dieser Tipp ist nichts für schwache Nerven! In diesem Buch raten wir Ihnen überwiegend zu Veränderungen, die auf positiver Motivation beruhen, die Sie bei Laune halten und stärken sollen. Aus psychologischer Sicht ist das der effektivste Weg, um sich langfristig zu verändern. Es gibt aber auch Menschen, die mit dem Prinzip Abschreckung gut klarkommen. Viele dieser »harten Hunde« berichten zum Beispiel, dass sie es geschafft haben, von besonders süchtig machenden, ungesunden Gerichten loszukommen, indem sie sich die voller Haare vorgestellt haben. Überzeugte Vegetarier reden sich ein, das Objekt der Begierde stecke in rohem Fleisch. Wer will, kann das ja mal ausprobieren. In der Visualisierung zu diesem Kapitel lernen Sie aber auch noch andere Wege kennen, um den Heißhunger auf bestimmtes Essen zu dämpfen.

3_Schlank-Ritual
Ein beruhigendes Gefühl: der Anti-Heißhunger-Snack

Welches Teilziel haben Sie sich heute bei Ihrem Morgenritual gesetzt? Hier ist unser Vorschlag, was Sie sich als neues kleines Ziel setzen können. Das kann natürlich auch etwas ganz anderes sein. Dazu suchen Sie sich wieder zwei Ideen für Entspannung und Bewegung, ob Sie nun zwei Vorschläge von Seite 44 wählen oder sich selbst etwas ausdenken.

Beugen Sie heute dem Heißhunger am Vormittag oder am Nachmittag vor – wann Ihre »kritische Zeit« dafür ist, wissen Sie ja selbst am besten. Wenn sich der Appetit meldet, gehen Sie erst einmal in sich und überlegen, ob Sie nicht doch bis zum Mittagessen oder Abendessen durchhalten können. Ihre Mahlzeit wird Ihnen dann umso besser schmecken! Vielleicht brauchen Sie ja im Moment nur etwas neue Energie. Dann bewegen Sie sich doch kurz oder öffnen das Fenster und machen ein paar tiefe Atemzüge. Oder Sie genehmigen sich eine kleine, eiweißreiche Zwischenmahlzeit. Besonders geeignet dafür sind ein paar Nüsse, Kokoschips, ein Stück Käse oder ein Naturjoghurt. Die sollten Sie aber auch nicht nebenbei reinmampfen, denn besonders Nüsse und Käse enthalten schließlich einiges an Fett. Richten Sie den Snack lieber schön in einem Schälchen an, legen eine kurze Arbeitspause ein und genießen Ihren Heißhunger-Dämpfer. Mögen Sie Harzer Käse? Der ist schön würzig und enthält kaum Fett – ist aber nicht jedermanns Sache.

Ein schön angerichteter Eiweiß-Snack ersetzt den Schokoriegel zwischendurch.

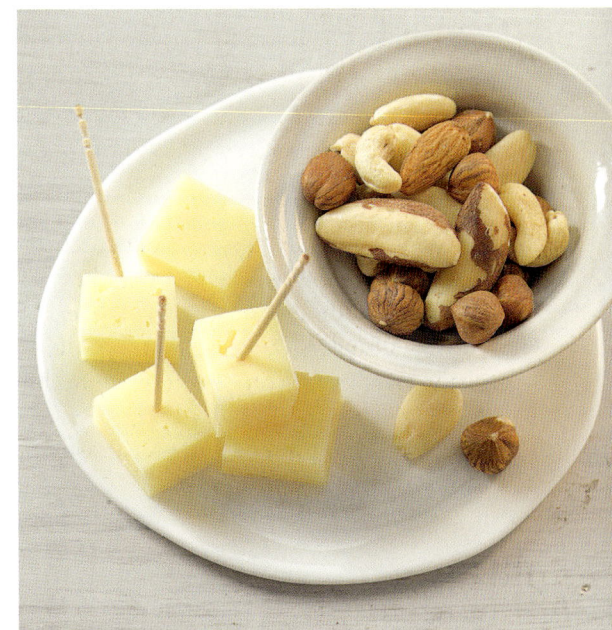

4_Motivations-Kick

Sie freuen sich auf Ihr Lieblingsessen

Sie finden diesen Motivations-Kick auch in gesprochener Form auf der beiliegenden CD (Track 8).

Sie freuen sich heute auf drei Lieblingsessen! Sie gehen gelassen in den Tag, denn Ihr Frühstück, Ihr Mittag- und Ihr Abendessen machen Sie richtig schön satt und zufrieden. Wenn sich zwischendurch der Hunger meldet, beschäftigen Sie sich erst einmal mit anderen Dingen.

Vielleicht gehen Sie eine Runde spazieren. Oder Sie trinken ein Glas Wasser. Oder machen sich einen heißen Tee, den Sie dann sehr langsam genießen. Sie merken, dass Sie nicht immer etwas essen müssen, wenn Sie das Bedürfnis nach Entspannung haben.

Wenn echter Hunger kommen sollte, haben Sie ja etwas Gutes dabei – ein Stück Käse oder ein paar Nüsse. Damit schaffen Sie es locker, vom Frühstück zum Mittagessen und dann bis zum Abendessen durchzukommen. Wenn Sie das Gefühl haben »Jetzt brauche ich dringend etwas zu naschen« halten Sie inne. Muss es wirklich sein oder können Sie warten? Sie stellen sich vor, wie zufrieden Sie heute Abend sind, wenn Sie merken: Ich kann gut warten!

> *Man muss immer etwas haben, worauf man sich freut.*
>
> EDUARD MÖRIKE

5_Visualisierung

Aus Gier wird ein angenehm nüchternes Gefühl

Sie finden die zugehörige gesprochene Visualisierung auf der dem Buch beiliegenden CD als Track 9. Hören Sie bitte vorher die Einführung (Track 2) – oder die Kurzeinführung (Track 3), wenn Sie schon einige Male die lange Einführung angehört haben.

In dieser Visualisierung lernen Sie ein paar wirkungsvolle optische Tricks, wie Sie über all den hungrig machenden Verlockungen drüberstehen können. Ganz spielerisch und unterhaltsam bekommen Sie so ein schönes Gefühl der Unabhängigkeit von Ihrem Heißhunger. Immer wieder stellen Sie sich etwas Leckeres vor, das ganz schnell dick macht. Und immer wieder probieren Sie, die Versuchung mit einem lustigen Trick etwas weniger verlockend zu machen. So gewinnen Sie Abstand und das beruhigende Gefühl: »Das will ich jetzt gar nicht.«

Diese Form der »Selbstprogrammierung« ist sehr unterhaltsam. Vielleicht regt unsere Visualisierung Sie dazu an, sich selbst weitere »optische Täuschungen« auszudenken. Die optischen Tricks können Sie immer und überall dort anwenden, wo Heißhunger und Schwachwerden drohen: In einer schlappen Phase am Büronachmittag, unterwegs in der Stadt oder wenn Sie sich einfach nur langweilen. Übrigens sind solche bewussten inneren Bilder sogar gut für die Augen! Denn durch die detaillierten Vorstellungen vor dem inneren Auge wird auch das Sehen der realen Welt klarer und deutlicher.

6_Rezepte
Schlagen Sie dem Heißhunger ein Schnippchen – mit Naschen!

»Ich lasse das mit den Süßigkeiten jetzt einfach sein!« – das ist eine sicherlich sehr gut gemeinte, aber kaum umzusetzende Idee. Ähnlich wie bei den »Heimwehtagen«, die genau wie die perfekten Tage zur Ich-bin-dann-mal-schlank-Methode gehören (siehe Seite 139), raten wir Ihnen deshalb, Ihrer Lust auf Süßes hin und wieder ganz bewusst nachzugeben. Und zwar nicht zwischendurch und vor allem nicht mit Mengen, die in regelrechte Ess-Schlachten ausarten. Sondern gezielt mit wenigen, aber ausgesuchten Zutaten.

tiger satt werden als mit den üblichen Kuchen- oder Dessertrezepten.

Selbstverständlich eignen sich alle der süßen Verführungen auch für den Abschluss einer fröhlichen Mahlzeit mit lieben Gästen. Stellen Sie doch auch mal ein ganzes Menü aus diesem Buch zusammen. »Und das soll beim Abnehmen helfen?«, werden manche Ihrer Gäste wahrscheinlich verwundert fragen. Wer weiß, vielleicht kommt ja der eine oder die andere dadurch auf den Geschmack, mitzumachen und selbst ein paar überflüssige Pfunde loszuwerden.

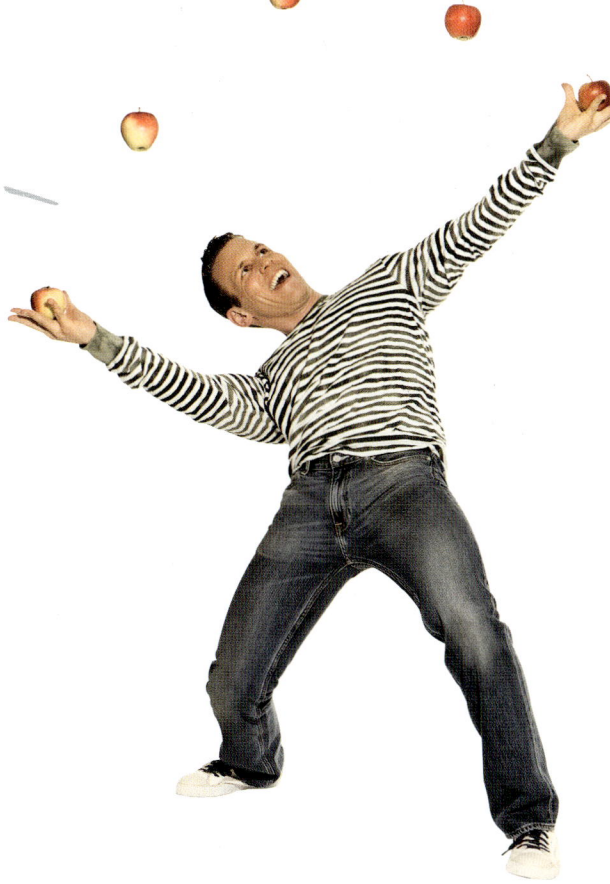

Die Leichtigkeit des Seins kann so schön süß sein, oder?

Immer wenn Sie sich eines unserer Leckereien-Rezepte machen, schlagen Sie gleich mehrere Fliegen mit einer Klappe: Sie haben die »Lizenz zum Naschen« – und zwar bewusst, mit Genuss und mit Plan. Das klappt hier ganz automatisch, denn Sie müssen die Rezepte ja selbst zubereiten. Zum Nebenbei-Runterschlingen sind diese süßen Köstlichkeiten sowieso viel zu schade.

Die Mengen sind genau portioniert, so dass Sie nicht zu viel essen können. Außerdem enthalten alle Rezepte viel Eiweiß, sodass Sie damit sogar nachhal-

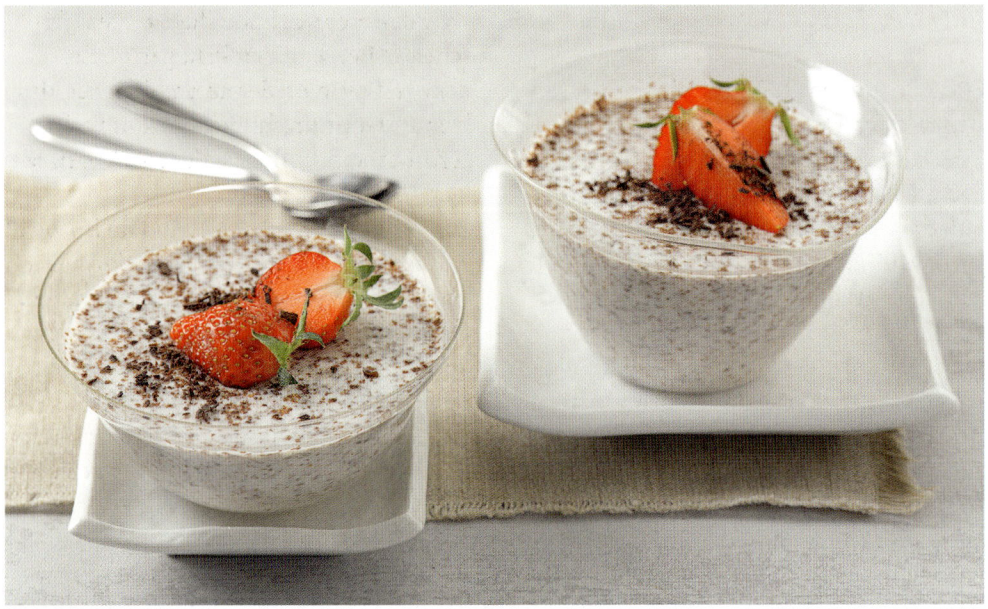

Zitronen-Anis-Götterspeise mit Schokoraspeln

Zubereitungszeit: ca. 5 Minuten plus
4 Stunden Gelierzeit

Für 2 Portionen: 4 Blatt Gelatine │
100 ml fettarme Milch (1,5 %) │ 2 Stück
Sternanis │ abgeriebene Schale von
1 Bio-Zitrone │ 200 g fettarmer Naturjoghurt (1,5 %) │ Saft von 2 Zitronen │
50 g Bitterschokolade (mindestens
50–70 % Kakao) │ frisches Obst zum
Garnieren, z. B. Erdbeeren

1. Die Gelatine nach Packungsangabe
   einweichen. Die Milch mit dem Sternanis und der Zitronenschale aufkochen
   und so lange köcheln, bis die Flüssigkeit auf die Hälfte reduziert ist. Die
   Gelatine ausdrücken und unterrühren.
2. Die Milch durch ein feines Sieb in den
   Joghurt gießen. Die Schokolade bis auf
   einen kleinen Rest zum Dekorieren

fein reiben und mit dem Zitronensaft
dazugeben, alles gut verrühren. In zwei
kalt ausgespülte Gläser oder Schalen
füllen und im Kühlschrank mindestens
4 Stunden gelieren lassen.

3. Zum Servieren nach Belieben mit etwas
   frischem Obst garnieren und mit Scho-
   koraspeln bestreuen.

Pro Portion:
225 kcal │ 10 g E │ 20 g KH │ 10 g F

Für Vanille-Fans: Statt Sternanis können
Sie das ausgekratzte Mark einer Vanilleschote samt Schote in die Milch geben.
Die Schote nach dem Kochen entfernen.
Für Vegetarier: Ersetzen Sie die Gelatine
durch Agar Agar, das Sie entsprechend
der Packungsanleitung verwenden (aus
dem Naturkostladen oder Reformhaus).

Himbeer-Dickmilch

Zubereitungszeit: ca. 10 Minuten

Für 2 Portionen: 150 g Himbeeren
(frisch oder TK) | 1 EL Ahornsirup |
1 EL frisch gepresster Limettensaft |
500 g Dickmilch | 45 g Vanille-Eiweiß-
pulver | 1 EL Honig | abgeriebene Scha-
le von ½ Bio-Zitrone | frische Minz-
blättchen zum Garnieren

1. Die frischen Himbeeren verlesen, die
   tiefgefrorenen Himbeeren auftauen.
   Die Früchte mit dem Ahornsirup und
   dem Limettensaft mischen und 10
   Minuten ziehen lassen.
2. Inzwischen die Dickmilch mit dem
   Eiweißpulver, dem Honig und der
   Zitronenschale glatt rühren. Auf zwei
   Schälchen verteilen, obenauf anteilig
   die Himbeeren geben.
3. Mit einigen zarten Minzblättchen garnieren und servieren.

Pro Portion:
343 kcal | 25 g E | 31 g KH | 11 g F

Beerenvielfalt: Auch Heidelbeeren oder
eine Beerenmischung passen sehr gut
zur Vanille-Dickmilch. Wenn es gerade
frische Beeren gibt, egal ob Himbeeren,
Heidelbeeren, Erdbeeren, Johannisbeeren
oder Stachelbeeren, greifen Sie zu!
Keine Beerenzeit? Sehr lecker schmeckt
die Dickmilch außerhalb der Beerenzeit
auch mit frischen Feigen. Dazu zwei der
Früchte gut waschen und in kleine Stücke
schneiden. Die Feigen vorsichtig unter
die Dickmilch heben. Dazu passt eine
Prise Zimt und Koriander für den exo-
tischen Touch, die Minze dann einfach
weglassen.

»Kinderleicht«: Kinder lieben die erfri-
schende Beerendickmilch, ganz besonders im Sommer. Servieren Sie ihnen das
kleine Hauptgericht doch mittags mit
zerbröseltem Vollkorn-Zwieback, den Sie
darüberstreuen.
Bei Laktose-Intoleranz: Obwohl in Dickmilch von Haus aus weniger Laktose enthalten ist als zum Beispiel in Trinkmilch,
vertragen manche Menschen mit einer
schweren Laktose-Intoleranz sie nicht.
Greifen Sie in diesem Fall auf laktosefrei-
en Joghurt oder auf Soja-Joghurt zurück.
Knusper-Topping: Streuen Sie noch einige zerbröselte Cantuccini oder Amaretti
auf die Dickmilch.
Ab 18: Bei einem Menü für Erwachsene
können Sie die Dickmilch-Mischung
noch mit ein bis zwei Esslöffeln Amaretto
köstlich abrunden.

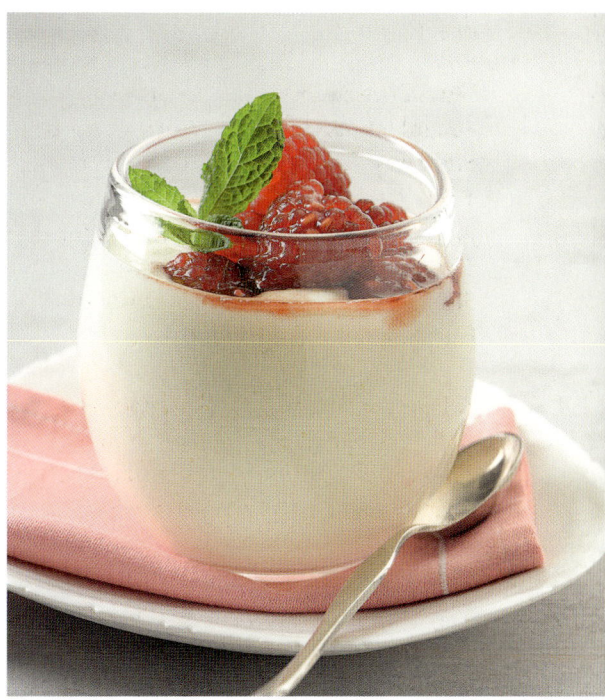

Marmorkuchen

*Zubereitungszeit: ca. 35 Minuten plus
40 Minuten Backzeit*

Für 12 Stücke: 150 g weiche Butter │
150 g Zucker │ 1 Pck. Bourbon-Vanille-
zucker │ 4 Eier (Größe L) │ 150 g Mehl │
100 g Koch- und Backeiweiß │
3 Tl Backpulver │ 150 ml Vollmilch │
3 EL Kakaopulver │ außerdem: Butter
für die Form

1. Den Backofen auf 190° (Umluft 170°)
   vorheizen.
2. Die Butter, den Zucker und den Vanillezucker mit den Quirlen des Handrührgerätes cremig rühren. Die Eier
   nacheinander aufschlagen und mit
   den Quirlen gut unter die Buttercreme
   rühren.

3. Das Mehl zusammen mit dem Koch-
   und Backeiweiß und dem Backpulver
   in eine Schüssel sieben. Von der Milch
   2 EL wegnehmen und beiseite stellen,
   die restliche Milch im Wechsel mit
   der Mehlmischung portionsweise
   gründlich unter die Butter-Ei-Creme
   mischen.
4. Eine Gugelhupf- oder Kranzkuchen-
   Form (ca. 24 cm Ø) mithilfe des Back-
   pinsels mit Butter fetten. Ein Drittel
   des Teiges in die Form geben und glatt
   streichen.
5. Den restlichen Teig gut mit dem
   Kakaopulver und der verbliebenen
   Milch verrühren. Den Kakaoteig auf
   dem hellen Teig verteilen und mit einer
   Gabel in spiralförmigen Bewegungen
   unter den hellen Teig ziehen.

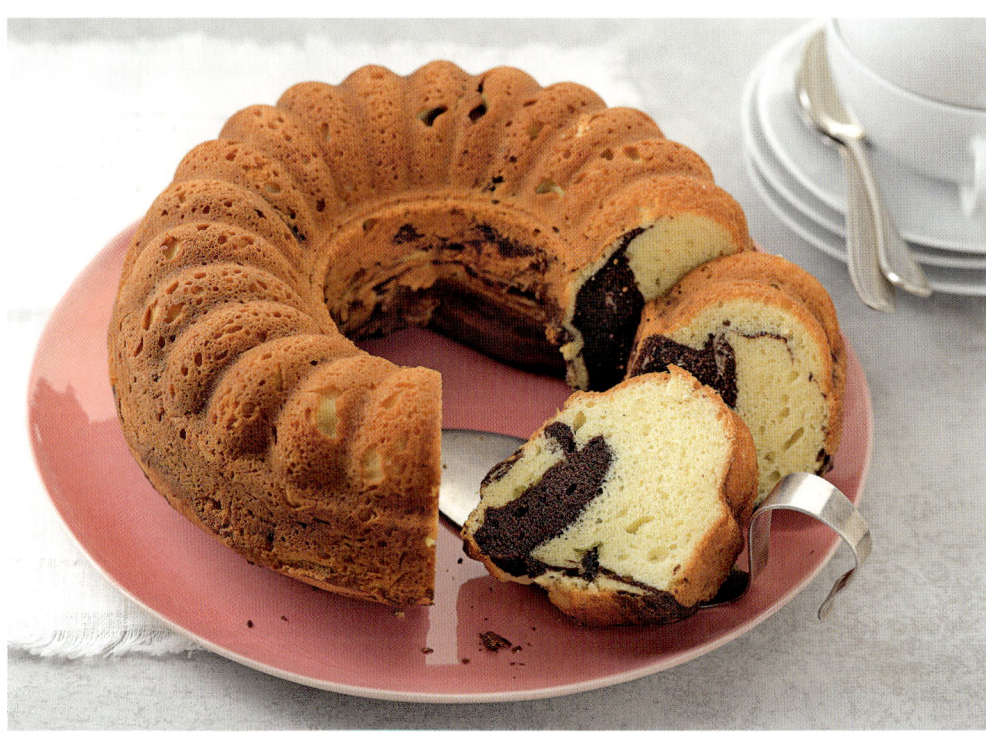

6. Den Kuchen im vorgeheizten Ofen auf der zweiten Schiene von unten 35 bis 40 Minuten backen. Machen Sie die Stäbchenprobe: Stechen Sie mit einem Holz-Schaschlikspieß in die Teigmitte; wenn kein feuchter Teig mehr am Stäbchen hängen bleibt, ist der Kuchen fertig. Aus dem Ofen nehmen, 10 Minuten in der Form abkühlen lassen und auf eine Kuchenplatte setzen.

Pro Stück:
271 kcal | 12 g E | 25 g KH | 14 g F

Tipp: Wenn Sie den Kuchen ohne Kakao backen wollen, geben Sie die abgeriebene Schale einer Bio-Orange in den Teig.
Stück für Stück: Der Kuchen hält sich in einer Blechdose einige Tage. Er eignet sich auch wunderbar für die Kaffeetafel.

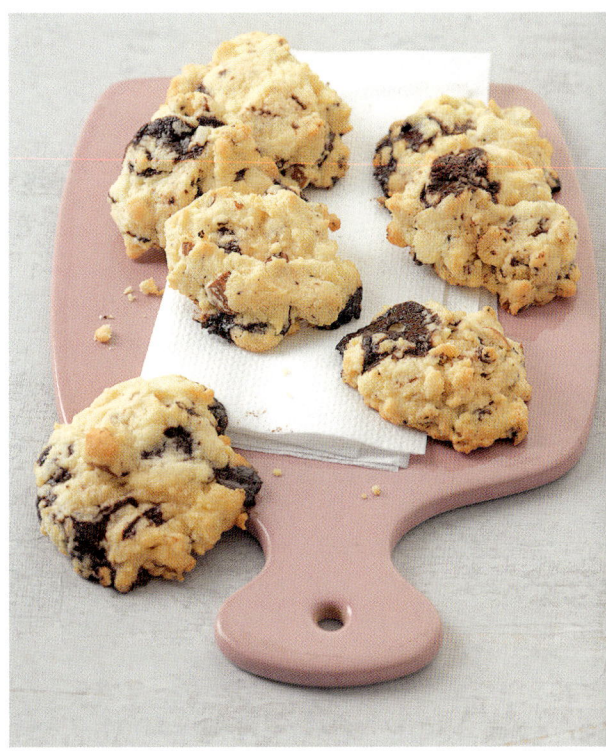

Schoko-Mandel Cookies

Zubereitungszeit: 30 Minuten
Für 30 Cookies: 200 g Mehl | 100 g Koch- und Backeiweiß | 1 TL Salz | 1 TL Küchennatron oder Backpulver | 100 g Bitterschokolade (80 % Kakao) | 75 g Mandeln | 225 g weiche Butter | 200 g Zucker | 1 Pck. Bourbon-Vanillezucker | 2 Eier

1. Den Backofen auf 190° (Umluft 170°) vorheizen.
2. Das Mehl mit dem Koch- und Backeiweiß, dem Salz und dem Natron in eine Schüssel sieben. Die Schokolade und die Mandeln grob hacken.
3. In einer zweiten Schüssel die Butter, den Zucker und den Vanillezucker mit den Quirlen des Handrührgerätes schaumig schlagen. Die Eier bei laufendem Rührgerät nacheinander einarbeiten. Die Mehlmischung, die Schokolade und die Mandeln untermischen.
4. Mit einem Teelöffel kleine Häufchen vom Teig abstechen und auf ein mit Backpapier ausgelegtes Blech setzen. Im Ofen ca. 10 Minuten backen, auf einem Gitter auskühlen lassen.

Pro Stück:
158 kcal | 5 g E | 13 g KH | 9 g F

Tipp: Statt Mandeln passen auch Walnüsse, Pecannüsse oder Haselnüsse.
Noch schokoladiger: Geben Sie dem Teig 2 EL reines Kakaopulver zu und nehmen statt Bitterschokolade weiße Schokolade.

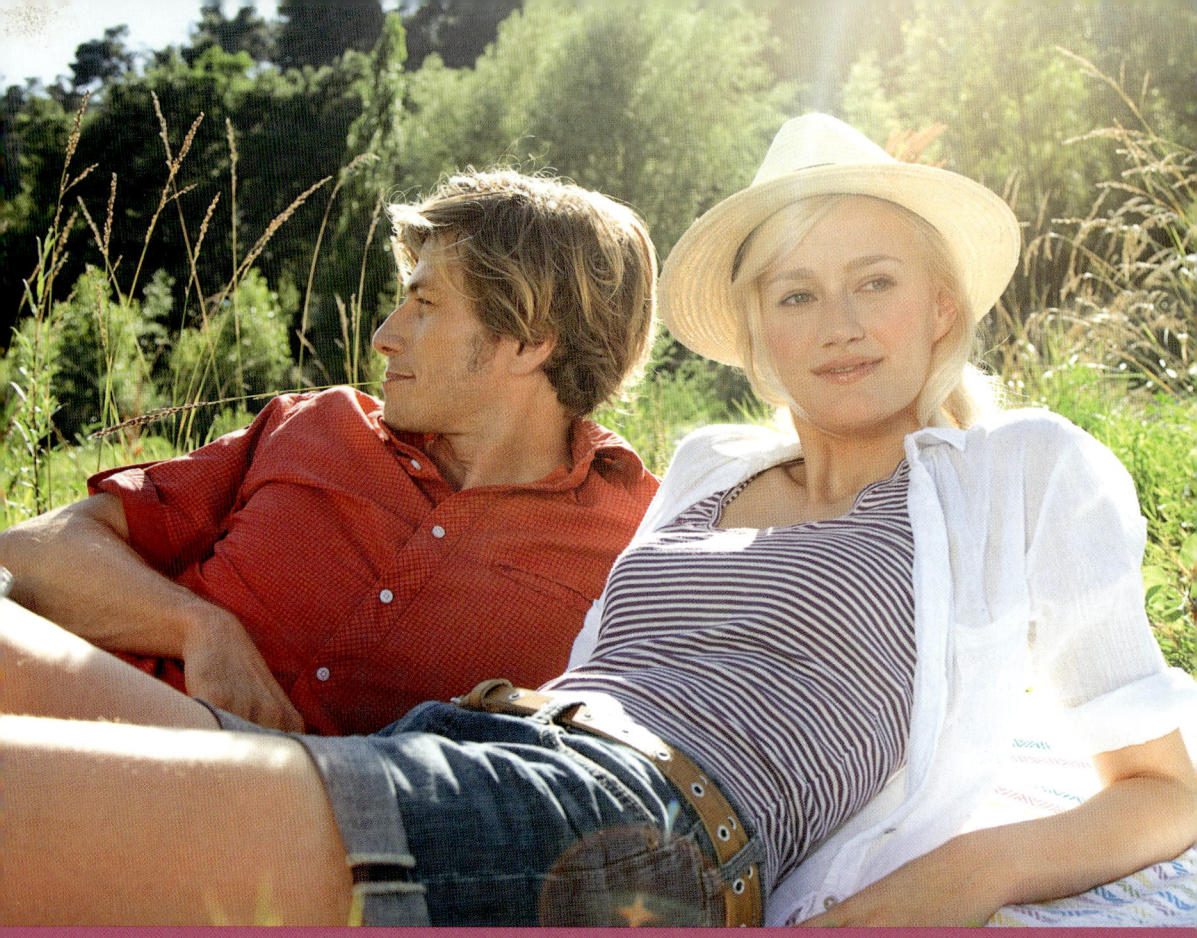

Schlagen Sie dem Stress ein Schnippchen

Habe ich wirklich Hunger oder möchte ich mich nur trösten, ablenken oder kurz entspannen? Wer aus emotionalen Gründen isst, sollte lernen, den seelischen Druck ohne Essen abzubauen.

WANN IST HUNGER ECHT? Wie spüre ich das? Viele Menschen mit Gewichtsproblemen wissen das nicht mehr. Der Grund: Sie erleben kaum noch das Gefühl von echtem, körperlichem Hunger, denn sie lassen es gar nicht mehr so weit kommen. Jedes emotionale Tief wird automatisch mit Essen überbrückt. »Emotional Eating«, das emotionale Essen, betrifft heute immer mehr Menschen. Es bedeutet, dass jemand mit allem, was er isst, nicht seine wirklichen körperlichen Bedürfnisse befriedigt, sondern sich stattdessen angewöhnt, die eigenen Gefühle damit zu beeinflussen.

Meist entwickelt sich daraus ein verhängnisvoller Teufelskreis aus Essen, Unzufriedensein und aus Frust darüber Noch-mehr-Essen. Emotionale Esser haben deshalb ganz besonders häufig Übergewicht. Experten gehen davon aus, dass heute etwa die Hälfte aller Essprobleme gefühlsbedingt sind. Das heißt, dass jeder Zweite futtert, um seelischen Druck loszuwerden. Sie sind also keineswegs allein, wenn Sie das ebenfalls tun.

1_Analyse
Wir versuchen, uns negative Gefühle wegzuessen

Stress entsteht nicht immer nur unter Hektik, Zeitdruck und Multitasking. Negativer Stress herrscht in unserem Körper und unserer Seele auch, wenn wir uns einsam fühlen, uns langweilen oder einen Misserfolg einstecken mussten. Auch wenn wir den Verlust eines geliebten Menschen verarbeiten müssen, stehen wir unter Stress. Wenn wir keine wirkungsvollen anderen Hilfen zur Verfügung haben, wenden wir uns nur allzu oft dem Essen zu, das ja fast überall und immer verfügbar ist.

Leider klappt das Stress-weg-Essen, wenn überhaupt, nur ganz kurzfristig. Stress-Esser brauchen immer mehr, sie brauchen immer schneller immer größere Mengen, und mit jeder neuen Stresssituation zeigt die Waage mehr an.

Hilde Bruch, eine berühmte deutschamerikanische Ärztin, Psychoanalytikerin und Spezialistin für Essstörungen, fand schon vor mehr als dreißig Jahren heraus, dass Essen die Wucht schlechter Gefühle dämpfen kann. Vor allem Fett und Zucker (Kohlenhydrate) sorgen für wohlige Empfindungen, reduzieren offenbar die Schmerzempfindlichkeit und wirken wie Trost, wenn die Seele leidet. Am schnellsten kommt das essbare Glück also wohl in Form von Süßem und fettigen Snacks in den Körper – und die sind für die Figur am verhängnisvollsten.

Manchmal »klappt« das Stress-Essen allerdings nicht mehr: Manchen Menschen schlägt Stress so auf den Magen, dass sie gar nichts mehr essen können. Dieses Gefühl kann auch Stress-Esser treffen, wenn sie einen besonders schweren Rückschlag erleiden oder extrem nervös sind. Der Körper erhält in solchen »Gefahrensituationen« vorübergehend nur noch die akut lebenswichtigen Funktionen aufrecht. Ebenso wie beim Zuviel-Essen ist hier gezielte Entspannung gefragt. Sie hilft uns, mit Stresssituationen besser umgehen zu können – wie die glücklichen Menschen, die von sich sagen: »Stress? Das beflügelt mich. Unter Druck werde ich erst richtig gut!«

Ob wir Herausforderungen positiv oder negativ wahrnehmen, hängt vor allem mit dem Umfeld zusammen, in dem sie entstehen. Außerdem spielt unsere ganz persönliche Art, mit Stress umzugehen, eine entscheidende Rolle sowie das Verhältnis der Herausforderung zu unseren Fähigkeiten und Möglichkeiten.

MEINE ERFAHRUNG

Wenn ich heute zurückblicke auf die Zeit, in der ich 120 Kilo wog, bin ich fassungslos über mich selbst. Denn ich kenne mich eigentlich gut aus in Ernährungsfragen. Ich war früher sehr sportlich und habe genau darauf geachtet, was ich esse. Doch dann geriet mein Leben aus den Fugen. Zuerst nahm ich ein bisschen zu, nachdem ich beruflich den ganzen Tag sitzen musste und mir die Zeit für Sport fehlte. Dann wuchsen die Anforderungen in meinem Job und ich fing an, mir den Stress nebenbei »wegzuessen«. Als ich schließlich auch noch privat mit einer Trennung konfrontiert wurde, war nichts mehr zu retten. Ich aß und aß und aß. Und während ich das tat, schämte ich mich dafür. Denn ich wusste genau, wo es hinführt. Aber ich kannte einfach keinen Weg, da rauszukommen. Lange gab es überhaupt keine positiven Ereignisse mehr in meinem Leben. Erst mit der Ich-bin-dann-mal-schlank-Methode habe ich es geschafft, wieder »ich selbst zu werden« und meine Zukunft anzupacken.

Holger, 42 Jahre

Grundsätzlich sorgt jede Herausforderung im Körper für hohe Ausschüttungen des Stresshormons Adrenalin. Die bringen uns idealerweise in Schwung, verleihen Kraft, schärfen die Sinne und sorgen dafür, dass wir viel Energie aufbringen können, um große oder sehr dringende Aufgaben zu bewältigen. Wenn uns in diesem Zustand etwas gelingt, glühen sprichwörtlich die Wangen, wir fühlen uns prächtig und sind äußerst produktiv, kreativ und erfolgreich – sei es im Büro, am Klavier oder auf dem Sportplatz. Unser Körper ist so schlau eingerichtet, dass uns während solcher Herausforderungen genug Energie zur Verfügung steht. Er schickt Botenstoffe, die unsere Fettpolster plündern. Stress macht in solchen Situationen auf angenehme Weise schlank. Wenn unsere Leistung dann auch noch anerkannt, beklatscht, hoch gelobt und vielleicht sogar noch gut bezahlt wird, ist das Glück perfekt. Wir sind geradezu »high«. Dann fällt es uns leicht zu sagen: »Stress beflügelt mich zu großen Taten.«

Doch sobald andere oder wir selbst zu viel von uns verlangen, schlägt der positive, beflügelnde Stress schnell in negative, zerstörerische Kräfte um. Unsere Aufgaben stehen dann nicht mehr im Verhältnis zu unseren Möglichkeiten: Der Berg an Arbeit oder die Größe der Aufgaben, die vor uns liegen, erscheinen nicht mehr zu bewältigen. Wir fühlen uns dem Stress ausgeliefert. Meist kommt noch etwas Entscheidendes hinzu: Weil die Aufgabe so groß ist, kann man sich nicht zwischendurch über kleine Erfolge freuen. Denn das, was wir tun, wird von unserem Umfeld nicht gewürdigt, statt Lob und Anerkennung gibt es Gleichgültigkeit oder gar Kritik – weil wir eigentlich noch schneller und besser sein müssten. Das führt zu einer Dauer-Anspannung, die häufig bis zur Schlaflosigkeit geht, und es verhindert, dass wir uns überhaupt noch entspannen können. Wenn es so weit gekommen ist, bleibt oft nur das Essen als einziger Trost. Unentrinnbarer Stress gilt als Hauptursache für übermäßige Essgelüste und Suchtverhalten. Und fatalerweise macht Stress Heißhunger ausgerechnet auf die Dinge, die sich festsetzen an Bauch und Hüften: auf schnelle Kohlenhydrate. Die Stresshormone machen Lust auf Zucker-Fett-Kombinationen – von der Currywurst über den Schokoriegel bis zum Nachmittagskuchen »für die Nerven«.

Wie schon auf Seite 95 gesagt, bedeutet aber nicht nur zu viel Arbeit Stress für uns. Stressgefühle können auch ausgelöst werden durch traurige Erlebnisse wie den Unfall einer nahestehenden Person, Streit, Krankheit oder Erfahrungen mit Gewalt. Unglückliche Ehen und frustrierende Familienbeziehungen gehören ebenso zu den häufigsten Stressauslösern. Auch wer in einem sozialen Beruf viel emotionale Belastung aushalten muss oder Angehörige pflegt, ist gefährdet. Beim emotionalen Essen ist es genauso wie bei anderen Essfehlern: Sie können sich Techniken und Tricks aneignen, die von außen wirken – wie zum Beispiel keine Süßigkeiten mehr im Haus zu haben. Doch auch wenn Sie sich noch so sehr ins Zeug legen, die tollsten Diätpläne aufstellen und an Ihre Selbstdisziplin appellieren – es funktioniert nicht, solange Sie sich selbst sabotieren und nur die

Folgen bekämpfen, statt der Ursache auf den Grund zu gehen. Denn letztendlich bleibt dabei nur eine innere Leere übrig, die einen Sog auslöst. Dieser zwingt Sie unweigerlich immer wieder zum Essen.

Es gibt zwei Arten von Stress: Einen, wenn du Arbeit hast, und einen, wenn du keine hast.

ENRIQUE IGLESIAS

Wenn Sie nicht sicher sind, ob Sie zu den Gefühlsessern gehören, sollten Sie sich ein paar Fragen ehrlich beantworten:
- Essen Sie häufig, wenn Sie gerade unter Druck stehen, um sich davon zu befreien?
- Essen Sie, wenn Sie Ärger haben, traurig, frustriert oder einsam sind?
- Sind Sie ein Belohnungs-Esser nach der Devise »Wenn das sonst keiner würdigt, muss ich mir eben selbst was gönnen« oder »Das habe ich mir jetzt verdient«?
- Versuchen Sie mit Essen innere Leere oder Langeweile »auszufüllen«?
- Haben Sie – vor allem abends – häufig das Gefühl »Ich kann mich nur entspannen, wenn ich etwas esse«?
- Essen Sie manchmal, wenn Sie sich vor etwas fürchten?

Schon wenn Sie eine dieser Fragen mit »ja« beantworten, gehören Sie zu den Menschen, die häufig aus emotionalen Gründen essen. Die Fragen helfen Ihnen dabei, sich die typischen Anlässe bewusst zu machen, bei denen Sie essen, obwohl Sie keinen Hunger haben. Mit gezielter Entspannung kommen Sie da raus!

Wissenschaftliche Studien konnten bestätigen: Schon die Erwartung einer Stresssituation und der damit verbundene Druck verändern das Gehirn. Sie erzeugen in diesem Zustand ein körperliches Verlangen nach Entlastung. Wir wünschen uns dann nichts sehnlicher, als dass der Stress verschwindet. Was könnte helfen? Was verschafft kurzfristig Erleichterung? Am schnellsten wirksam ist dann erfahrungsgemäß etwas Leckeres, Süßes, Fettes oder Deftiges (oder auch Alkohol oder Zigaretten) – und zwar wider besseres Wissen.

2_Lösungen
Lernen Sie echten und emotionalen Hunger zu unterscheiden

Um aus dem Teufelskreis von Stress und Stress-Essen auszusteigen, sollten Sie zunächst lernen, den Unterschied zwischen physischem und emotionalem Hunger wieder bewusst wahrzunehmen. Seien Sie deshalb eine Zeitlang ganz besonders achtsam, wenn zwischendurch Essgelüste aufkommen.

Echter Hunger meldet sich langsam. Sie können fast die Uhr nach ihm stellen, sofern Sie bereits eine Zeitlang auf regelmäßige Mahlzeiten in einem gleich bleibenden Rhythmus geachtet haben. Nach den ersten Anzeichen, einem leisen Magengrummeln und vielleicht einem leichten Gefühl von Leere im Kopf, steigert der körperliche Hunger sich. Je länger Sie ihn ignorieren, desto deutlicher macht er auf sich aufmerksam. Der Magen knurrt, und das Verlangen nach neuer Energie wird immer stärker. Sie können sich plötzlich nicht mehr so gut konzentrieren und merken deutlich, dass Ihr Körper Nachschub braucht.

Gefühlshunger hingegen ist plötzlich da und verkündet mit großer Wucht: »Ich brauche jetzt sofort was Hochwirksames.« Dieses Verlangen nach Essen bringt Sie in einen verzweifelten Zustand. Sobald Sie diese Verzweiflung spüren und einmal ganz bewusst in sich hineinhorchen, werden Sie erkennen, dass Sie nicht etwa seit vier Stunden nichts gegessen haben, sondern dass Sie sich wahrscheinlich gerade mit sehr unangenehmen Gedanken beschäftigten.

Zwischen körperlichem und seelischem Hunger besteht außerdem ein weiterer Unterschied, den Sie selbst spüren, wenn Sie sich bewusst darauf einlassen: Der echte Hunger kommt zwar langsamer, aber dafür ist er sehr viel schneller gestillt als der emotionale Hunger. Nämlich genau dann, wenn Sie tatsächlich satt sind. Emotionale Esser hingegen verspüren kein angenehmes Sättigungsgefühl. Das Schlingen gegen den Frust stellt sie nicht zufrieden – selbst dann nicht, wenn die Menge völlig ausreichen würde, um die nächsten drei bis fünf Stunden ohne Essen zu überstehen.

Denn die Betroffenen erleben natürlich immer wieder, dass der Zustand des Glücks, der Erleichterung oder der Entspannung nur ein paar Minuten lang anhält und danach postwendend die bittere Reue einsetzt, die wiederum negative Gefühle erzeugt und die eigentlichen Stressfaktoren überhaupt nicht abmildert. Daraus folgt dann in den meisten Fällen, dass immer mehr gegessen wird.

Der erste Schritt zur Veränderung muss deshalb im Kopf stattfinden. Emotionale Esser brauchen Strategien, die sie in einen Zustand der Ruhe und der inneren Zufriedenheit versetzen, ohne dass Sie mit Essen nachhelfen müssen. Vielleicht haben Sie diesen Satz aus der Wissenschaft schon einmal gehört: »Die Natur verabscheut das Vakuum.« Das gilt auch für unser Gehirn. Beim Thema Abnehmen bedeutet es: Statt mit Verboten und selbst auferlegten Beschränkungen eine innere Leere zu schaffen, bieten Sie Ihrem Gehirn positive Anreize, mit denen es etwas anfangen kann. Sonst schreibt es Ihnen selbst vor, was Sie gefälligst tun sollen. Und das ist nur allzu oft: essen.

Suchen Sie Ersatzhandlungen. Ob zwischendurch im Job oder abends zu Hause auf dem Sofa – wenn der Hunger nach Trost oder Entspannung sich in Form von Lust auf Essen meldet, geht es meist um Sekunden. Greifen Sie in den Kühlschrank oder schaffen Sie die Wende? Beobachten Sie sich einmal genau in dem Moment, in dem Sie beschließen, etwas zu essen. Wenn Sie diesen Punkt erreicht haben, sollten Sie innehalten. Jetzt dürfen Sie nicht zu lange zögern, um Ihrem Gehirn kein Vakuum zu bieten (siehe oben). Stattdessen sollten Sie sofort eine Ersatzhandlung im Angebot haben: Das kann ein Glas Wasser sein, ein Telefonat mit der besten Freundin, ein kleiner Spaziergang ums Haus oder eine Runde Badputzen (das kann auch sehr befriedigend sein!). Eine Tasse Kräutertee (aber bitte nicht mit fünf Löffeln Zucker!) hat gleichzeitig einen ablenkenden und entspannenden Effekt.

Holen Sie sich professionelle Hilfe.
Wenn die Alltagssorgen zu mächtig werden, ist es mit Ersatzhandlungen wie eben beschrieben meist nicht getan. Viel wichtiger ist jetzt: Der Stress, der den übermäßigen Hunger erzeugt, muss abgebaut werden. »Leichter gesagt als getan – in meinem Leben geht das leider nicht. Ich muss ja arbeiten, die Kinder versorgen, ich kann meine hilfsbedürftigen Eltern doch nicht allein lassen.« Die Liste der Gründe, die einer notwendigen Veränderung im Weg stehen, ist meist lang. Trotzdem sollten Sie sich aufraffen und zum Beispiel ein Anti-Stress-Training mit professioneller Anleitung oder einen Yoga-Kurs buchen. Sie werden hinterher staunen, wie viel Zeit Ihnen für sich selbst bleibt, wenn Sie mal kurz aus dem Trubel ausgestiegen sind. Denn so schaffen Sie es viel besser, Ihren Alltag etwas besser zu organisieren.

Sorgen Sie gut für sich selbst. Im Zeitalter von E-Mails, Handy und Erreichbarkeit rund um die Uhr ist es für viele Menschen unmöglich geworden, einfach mal nichts zu tun. Doch auch das können Sie wieder lernen: Nehmen Sie sich zu Hause regelmäßig die Zeit und Ruhe, um bewusst zu relaxen. Das kann zum Beispiel einfach Musikhören und gar nichts tun sein. Oder ein ausgiebiges Bad in der Wanne. Wichtig: Nicht ablenken, indem Sie zum Beispiel dabei Fernsehen gucken.

Treiben Sie Sport. Auch Sport ist ein guter Ausgleich und baut wirkungsvoll Stress ab. Wenn Sie sanfte Sportprogramme erst einmal nur nutzen wollen, um zur Ruhe zu kommen, reicht es schon, wenn Sie sich angewöhnen, regelmäßig kleine Spaziergänge zu machen. Frische Luft und Bewegung ohne leistungsbetonte Ziele – das wirkt bei Stress sehr entlastend (siehe auch Seite 99).

Lernen Sie Entspannung. Sehr effektiv ist die sogenannte progressive Muskelentspannung nach Jacobson. Ob zu Hause, am Arbeitsplatz oder unterwegs im Hotel – Sie können die Übungen dieses Programms jederzeit ohne Hilfsmittel in Ihren Alltag einbauen. Wenn Sie diese Form der Entspannung einmal beherrschen, können Sie zwischendurch bei Bedarf gezielt zur Ruhe kommen.

3_Schlank-Ritual
Relaxen nach Plan mit Progressiver Muskelentspannung

Was haben Sie sich heute bei Ihrem Morgenritual als Teilziel (siehe ab Seite 44) vorgenommen? Unser Vorschlag, wie Sie sich wirkungsvoll zwischendurch entspannen können, ist die Progressive Muskelentspannung. Außerdem suchen Sie sich heute noch zwei Ideen für Entspannung und Bewegung aus , ob Sie nun zwei Vorschläge von Seite 44 wählen oder sich selbst etwas ausdenken.

Das können Sie auch abends im Bett ausprobieren: Legen Sie sich ganz entspannt und locker auf den Rücken. Ballen Sie die rechte Hand, wenn Sie Rechtshänder sind, oder die linke Hand, wenn Sie Linkshänder sind, zur Faust und winkeln Sie den Unterarm an, während der Oberarm auf der Matratze bleibt. Während der Unterarm senkrecht nach oben oder

schräg in Richtung Schulter zeigt, spannen Sie die Hand, den Unter- und den Oberarm fünf bis sieben Sekunden lang kräftig an. Atmen Sie ruhig und gleichmäßig weiter. Dann lösen Sie den Druck abrupt wieder und legen den Arm locker ab. Spüren Sie dem Unterschied zwischen Anspannung und Entspannung in Ihrer Hand und im Arm nach. Spüren Sie, wie die Anspannung nach und nach entweicht. Das Ganze soll etwa eine Minute dauern, danach wiederholen Sie es noch einmal. Im nächsten Durchgang ist der andere Arm dran.

Wenn Ihnen diese kleine »Probestunde« gutgetan hat, lohnt es sich, mehr zu lernen – zum Beispiel mithilfe eines Buches (siehe Buchtipps Seite 151), oder im Rahmen eines Volkshochschulkurses.

4_Motivations-Kick
Ihr Alltag in hellen Farben

Sie finden diesen Motivations-Kick auch in gesprochener Form auf der beiliegenden CD (Track 10).

Sie gehen heute gelassen durch den Tag. Sie bleiben ganz ruhig, egal was passiert. Sie rufen sich ins Gedächtnis, wie Sie früher waren – als Sie die Dinge noch leichtnehmen konnten. Sie spüren, dass es Ihnen gut geht. Denn Sie haben alles im Griff und genießen Ihr Leben. Sie sehen Ihren Alltag in hellen Farben und fühlen eine angenehme Wärme. Alles läuft heute genau so, wie Sie es sich wünschen. Wenn Sie das Gefühl haben, dass Sie unbedingt etwas essen müssen, kehren Sie zu Ihrer inneren Ruhe zurück. Wenn es zwischendurch stressig wird und Sie plötzlich zum Kühlschrank hechten, um dem Druck zu entgehen, sagen Sie kurz »Stopp« zu sich selbst. Sie atmen tief durch, regen sich nicht auf und lenken sich stattdessen ein bisschen ab. Sie lesen vielleicht etwas sehr Interessantes, oder Sie gehen einfach nach draußen. Sie freuen sich, weil Ihnen das heute gelingt.

5_Visualisierung
Mein Leben in Zeitlupe

Sie finden die zugehörige gesprochene Visualisierung auf der dem Buch beiliegenden CD (Track 11). Hören Sie bitte vorher die Einführung (Track 2) – oder die Kurzeinführung (Track 3), wenn

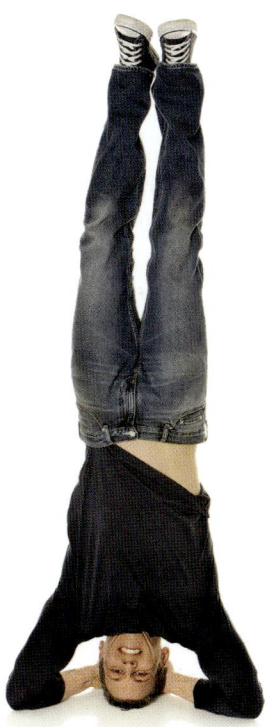

Sie schon einige Male die lange Einführung angehört haben.

In dieser Visualisierung wird überall das Tempo rausgenommen. Sie erleben bewusst, wie Sie Ihre Aufgaben erledigen, wie Sie atmen, wie Sie essen. Wie gut sich Ihr Körper anfühlt. Dann sehen Sie Szenen aus Ihrem Alltag, Menschen aus Ihrem Umfeld, alles in Zeitlupe. Das ist interessant und bringt Sie zum Lachen. Und Lachen ist die beste Entspannung.

6_Rezepte
Ich freue mich auf mein Lieblingsessen

Wer ein gesundes Verhältnis zum Essen hat, freut sich auf sein Lieblingsessen. Versuchen Sie, sich dieses schöne Gefühl zunutze zu machen, um sich zum Durchhalten zu motivieren – gerade wenn Sie ein ausgesprochener Stress-Esser sind. Vielleicht haben Sie sich Schoko-Pfannkuchen & Co. bisher strikt verboten. Mit unseren Rezepten sind diese Dinge nicht nur erlaubt, sondern sogar ausdrücklich erwünscht. Wenn Sie es geschafft haben, einen Tag lang alle Stress-Ess-Fallen zu umschiffen, gibt's eins der leckeren Lieblingsrezepte auf den folgenden Seiten. Schlemmen Sie sich damit satt!

Gewohnheiten lassen sich nicht einfach abschalten, aber Sie können sie austauschen.

Schokocrêpes »Everbody's darling«

Zubereitungszeit: ca. 4 Minuten plus 10 Minuten Quellzeit

Für 2 Portionen: 1 Ei │ 75 g Mehl │ 100 ml fettarme Milch, 1,5 % │ 1 Prise Salz │ 1 EL Rapsöl │ 2 EL Nussnougat-creme

1. Das Ei mit dem Mehl, der Milch und dem Salz glattrühren. Den Teig 10 Minuten quellen lassen.
2. Das Öl in einer beschichteten Pfanne erhitzen, darin bei mittlerer Hitze aus dem Teig zwei dünne Crêpes backen.
3. Die Crêpe jeweils auf einen Teller glei-ten lassen, dünn mit Nussnougatcreme bestreichen und aufrollen oder zu einer Tasche einklappen.

Pro Portion:
399 kcal │ 11 g E │ 46 g KH │ 19 g F

Tipp: Für die kleine Belohnung zwischen-durch können Sie statt der Nussnougat-creme auch andere süße Aufstriche nehmen, etwa Apfel-Mango-Mus, Oran-genmarmelade oder Frischkäse mit einem Löffel Kirschkonfitüre.

Pikante Variante: Auch mit frischen Kräutern und etwas Paprikapulver gewürzter Frischkäse ist ein perfekter Partner für die Crêpes. Ist der Frischkäse zu fest, können Sie ihn mit 1 EL Wasser verrühren. Sie können dann die Crêpes auch fest aufrollen und in dicke Röll-chen schneiden (wie in dem Rezept von Seite 81) – so mögen es Kinder am liebsten.

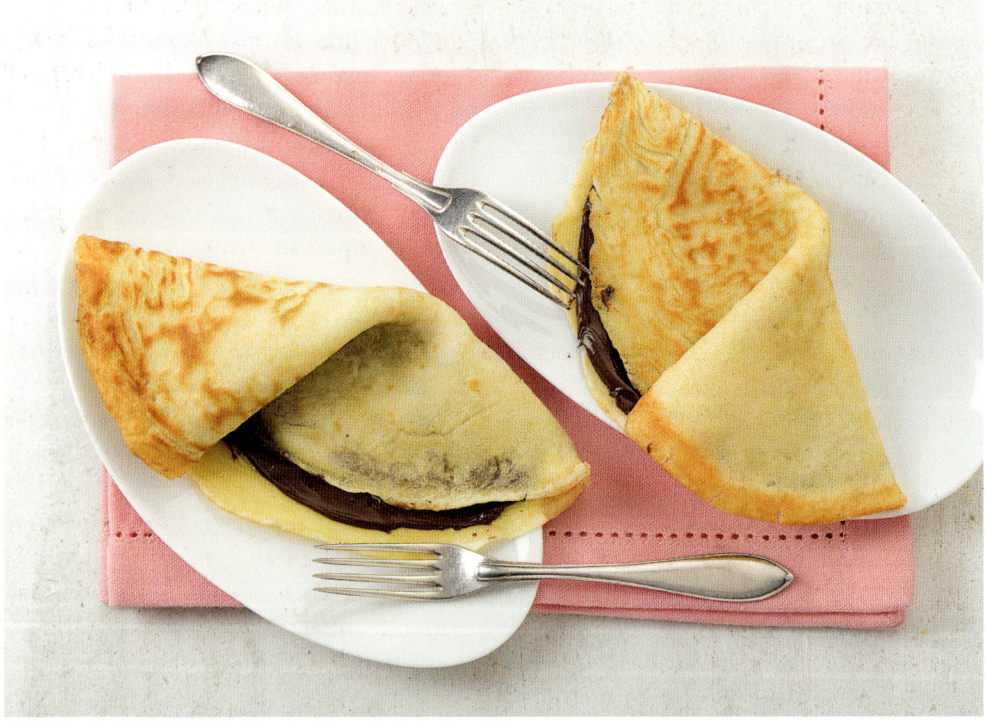

Topfenknödel mit Rhabarber-Kompott

Zubereitungszeit: ca. 35 Minuten

Für 4 Portionen Topfenknödel:
500 g Magerquark | 1 Vanilleschote |
abgeriebene Schale von 1 Bio-Orange |
50 g Puderzucker | 1 Ei (Größe M) |
50 g Koch- und Backeiweiß | Salz

Für 4 Portionen Kompott: 750 g Rhabarber | 75 g Zucker | 2 EL Orangenlikör | Saft und abgeriebene Schale von
1 Bio-Orange

1. Für das Kompott den Rhabarber putzen und schräg in 2 cm breite Stücke schneiden.
2. Den Zucker in einem breiten Topf bei geringer Hitze hellbraun karamellisieren. Mit dem Orangenlikör ablöschen, den Orangensaft angießen. So lange köcheln, bis sich der Zucker vollständig aufgelöst hat.
3. Den Rhabarber mit der Orangenschale dazugeben und weich köcheln, das dauert etwa 7 bis 8 Minuten je nach Dicke der Stangen. Das Kompott in einer flachen Schale bei Zimmertemperatur auskühlen lassen.
4. Für die Topfenknödel den Quark in einer Stoffserviette kräftig ausdrücken. Die Vanilleschote längs halbieren und das Mark auskratzen. Quark und Vanillemark mit der Orangenschale, dem Ei, dem Puderzucker und dem Eiweißpulver gründlich verrühren und 30 Minuten im Kühlschrank quellen lassen.
5. Aus dem Knödelteig 12 gleich große Knödel formen. 3 Liter Wasser in einem großen, breiten Topf mit etwas

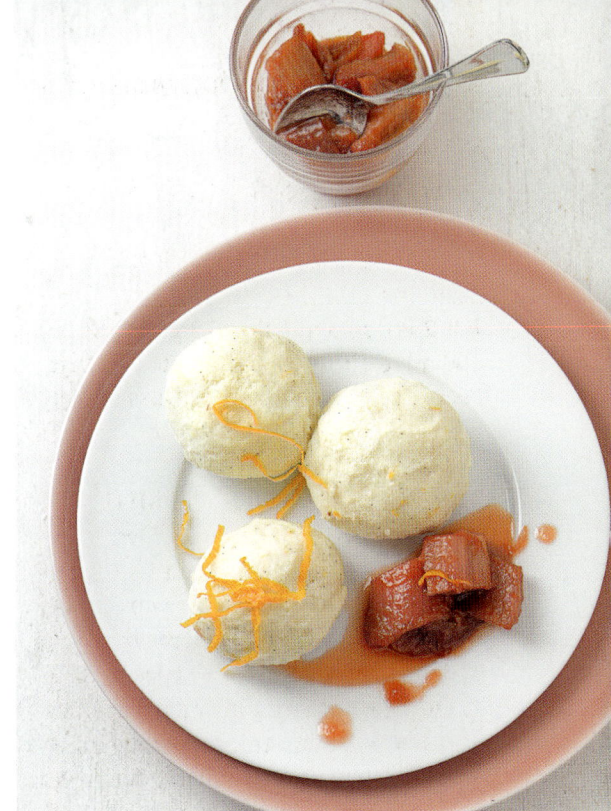

Salz zum Kochen bringen und die Knödel hineinlegen. Kurz aufkochen, den Deckel auflegen und am Herdrand 15 Minuten ziehen lassen.
6. Die Knödel mit einem Schaumlöffel aus dem Wasser heben, jeweils gut abtropfen lassen und mit dem Rhabarberkompott servieren.

Pro Portion:
215 kcal | 29 g E | 20 g KH | 2 g F

Tageszeiten-Tipp: Besonders gut sind die Topfenknödel für mittags und als kleine Sünde zwischendurch geeignet.
Tipp: Wenn gerade keine Rhabarber-Zeit ist, können Sie statt des Kompotts auch einfach Kirschen oder Stachelbeeren aus dem Glas nehmen.

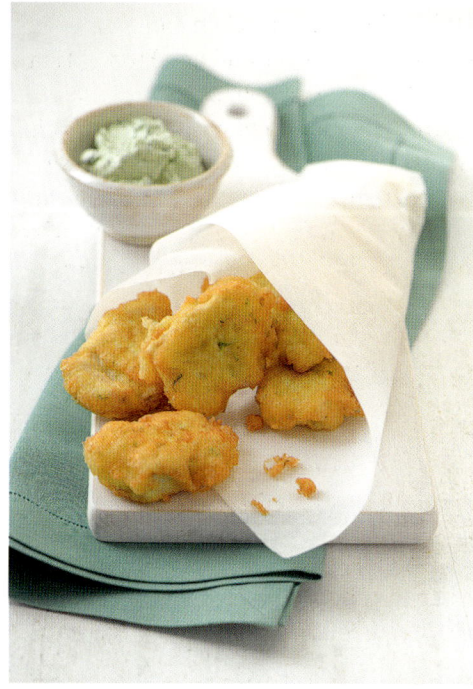

Puten-Nuggets in Limetten-Ei-Hülle

Zubereitungszeit: ca. 10 Minuten

Für 2 Portionen: 2 Eier | 50 g frisch geriebener Parmesan | abgeriebene Schale und Saft von 1 Bio-Limette | Salz | Pfeffer | 2 Putenbrustfilets à 200 g | 1 EL Olivenöl

1. Die Eier verquirlen, den Parmesan, die Limettenschale und den Limettensaft unterrühren. Mit Salz und Pfeffer kräftig würzen.
2. Die Putenbrust waschen, trockentupfen und in mundgerechte Stücke schneiden. In der Eiermischung wenden, sodass möglichst viel haften bleibt.
3. Das Öl in einer beschichteten Pfanne erhitzen, die Nuggets darin bei mittlerer Hitze rundum goldgelb braten.

Pro Portion:
454 kcal | 63 g E | 3 g KH | 21 g F

Für Vegetarier: Das Rezept schmeckt auch mit festem Fetakäse. Wälzen Sie den Käse zuerst in etwas Mehl, dann in der Eimasse, damit diese gut haften bleibt.
Party-Tipp: Die Putennuggets eignen sich prima als leckeres Fingerfood und sind auch fürs Picknick gut geeignet.
Das passt dazu: Zu den Puten-Nuggets schmeckt grüner Salat und ein Bärlauch-Dip (dafür frischen Bärlauch waschen, klein schneiden, mit Frischkäse, etwas Wasser und Salz pürieren).

Pizza Margherita

Zubereitungszeit: ca. 10 Minuten plus ca. 1 Stunde Gehzeit

Für 4 Pizzaböden: 200 g Mehl Type 405 | 175 g Koch- und Backeiweiß | 2 Pck. Trockenhefe | 1 EL flüssiger Honig | 1 TL Salz | 2 EL Olivenöl | außerdem: Mehl für die Arbeitsfläche

Für Sauce und Belag: 1 Knoblauchzehe | 1 kleine Zwiebel | 1 Handvoll Basilikumblätter | 2 EL Tomatenmark | 100 g getrocknete Tomaten in Öl | 3 EL Öl von den getrockneten Tomaten | 1 Dose Tomaten in Stücken (425 g) | 1 EL Honig | Salz | Pfeffer | 300 g Mozzarella | 2 kleine Zucchini

1. Für den Teig das Mehl und das Back-eiweiß in eine Schüssel sieben. Die Trockenhefe dazugeben und alles gründlich mischen. Mit 350 ml lauwarmem Wasser, dem Honig, ½ TL Salz und dem Olivenöl zu einem

geschmeidigen Teig kneten und diesen zu einer Kugel formen. In der Schüssel zugedeckt an einem warmen Ort ca. 1 Stunde gehen lassen, das Volumen sollte sich etwa verdoppeln.

2. Inzwischen den Backofen auf 225° Umluft 200°) vorheizen. Für die Sauce den Knoblauch und die Zwiebel schälen und fein würfeln. Einige Basilikumblättchen für die Garnitur beiseite legen, die übrigen mit Knoblauch, Zwiebeln, allen Tomatenprodukten (Tomatenmark, getrocknete Tomaten samt Öl, Dosentomaten) und dem Honig mit dem Pürierstab pürieren. Mit Salz und Pfeffer würzen.

3. Die Zucchini waschen und putzen, den Mozzarella abtropfen lassen und beides in dünne Scheiben schneiden.

4. Den aufgegangenen Pizzateig in 4 gleich große Portionen teilen, auf einer mit Mehl bestäubten Arbeitsfläche jeweils ca. 1 cm dick ausrollen und nochmals ein paar Minuten aufgehen lassen. Auf ein mit Backpapier ausgelegtes Blech legen, mit der Tomatensauce bestreichen, mit Zucchini- und Mozzarellascheiben belegen und mit Salz und Pfeffer würzen.

5. Im vorgeheizten Ofen ca. 20 Minuten backen, bis der Teigrand goldbraun wird. Herausnehmen, mit Basilikum garnieren und sofort servieren.

Pro Portion:
803 kcal | 62 g E | 63 g KH | 33 g F

Tipp: Natürlich können Sie die Pizzas auch mit frischer Hefe zubereiten. Drücken Sie in die Mehl-Backeiweiß-Mischung eine Mulde, bröseln 1 Würfel

Hefe (42 g) hinein, geben 4 EL vom lauwarmen Wasser und den Honig dazu und streuen etwas Mehl darüber. Den Vorteig einige Minuten gehen lassen, bis er Blasen wirft. Wie beschrieben weiterverarbeiten.

Immer wieder neu: Ob geröstete Paprika aus dem Glas, Kirschtomaten, Auberginenscheiben, Zwiebelringe, Oliven, kleine Shrimps – die Auswahl an Köstlichkeiten für den Pizzabelag ist riesig!

Feiner Büffel-Käse: »Mozzarella di bufala« schmeckt noch würziger und feiner als die Kuhmilch-Variante. Es gibt ihn mittlerweile in fast jedem Supermarkt.

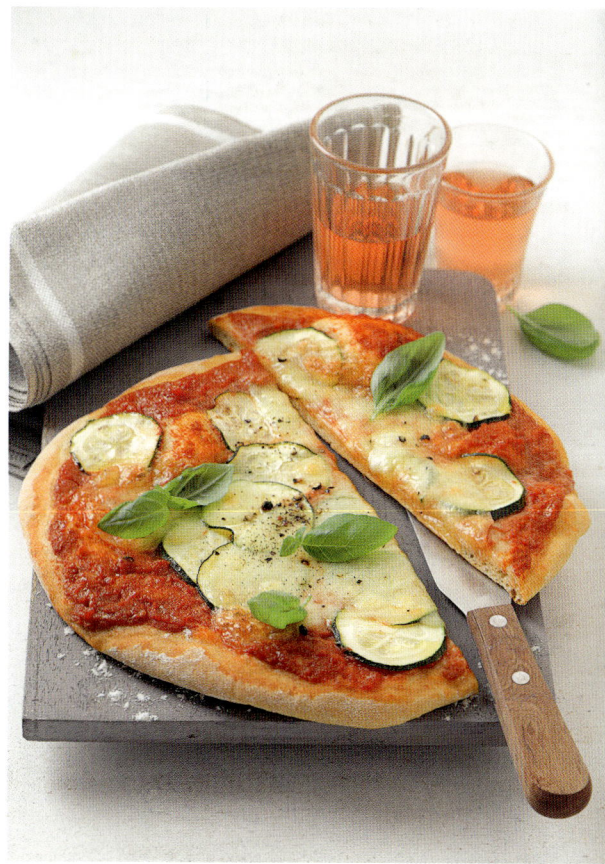

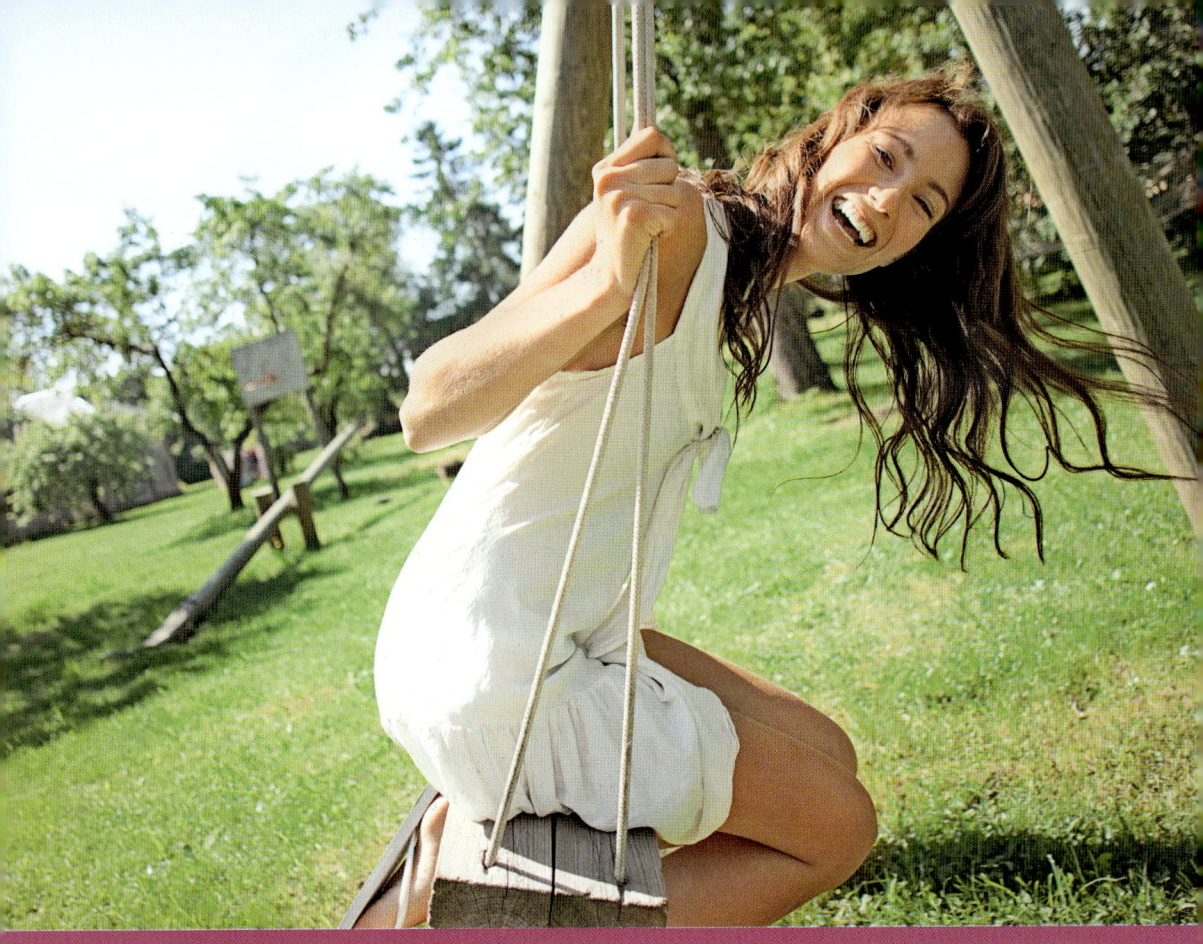

Sie sind kein Bewegungsmuffel

Sport zu lieben, das fliegt nicht jedem einfach so zu. Wer keinen Spaß daran hat, findet immer wieder Ausreden. Aber in jedem von uns steckt von Natur aus die Freude an der Bewegung. Entdecken Sie Ihr Bewegungstalent wieder!

BEWEGUNG IST GESUND. Wer sich im Alltag viel bewegt und außerdem auch gezielt Sport treibt, nimmt schneller ab, lebt besser, fühlt sich wohler, ist ausgeglichener und schafft einfach mehr. Wie oft haben Sie das schon gehört? Und wie oft haben Sie dabei gedacht: »Stimmt, weiß ich doch längst, ich werde das sicher auch bald beherzigen. Dann werde ich anfangen mit einem gigantischen Rundum-Verbesserungsprogramm. Ich werde jeden Tag laufen, mich im Fitnessstudio anmelden, auch zu Hause regelmäßig etwas tun – und dann rauschen die Pfunde nur so runter.«

Vielleicht haben Sie auch schon gehört, dass Sporteln irgendwann zum Reflex wird, wenn man sich dran gewöhnt hat. Dass Sie dann ganz von selbst in die Muckibude rennen (zu Fuß natürlich!) und sich abstrampeln, bis der Schweiß fließt. Das alles werden Sie sicher auch bald machen – aber nicht sofort.

1_Analyse
Zeitmangel oder Faulheit? Ausreden gibt's immer

Warum legen Sie eigentlich nicht sofort los mit mehr Bewegung? Natürlich: weil Ihnen einfach die Zeit fehlt. Schließlich haben Sie einen anstrengenden Job – wahlweise eine Familie, Kinder, Haushalt, aufwendige Hobbys, weite Wege, zu viele gesellschaftliche oder ehrenamtliche Verpflichtungen. »Ich bin im Alltag zu stark eingebunden, da geht nichts mehr« – dieser Satz ist ein Klassiker unter den Abnehm-Ausreden, er klingt schließlich wichtig und keineswegs faul.

Doch warum gibt es dann Leute, die es schaffen, Bewegung nicht mehr als lästige Pflicht zu empfinden? Denen es gelingt, ihr kleines, regelmäßiges Bewegungsprogramm in den Alltag einzubauen – obwohl sie berufstätig sind, Kinder haben, einen Haushalt schmeißen und sich auch sonst nicht langweilen? Das Geheimnis dieser Leute ist: Sie setzen andere Prioritäten und haben Rituale entwickelt, mit denen Bewegung zur Gewohnheit geworden ist. Vielleicht stehen sie zwanzig Minuten früher auf, verkürzen die Fernsehzeit am Abend, gehen raus statt am Computer »mal eben was nachzusehen«. Ihre Laufschuhe stehen immer am gleichen Platz parat, daneben liegt der frisch gewaschene, der Jahreszeit angepasste Laufdress. Aber vor allem überlegen sie nicht eine halbe Stunde, ob sie »es« denn nun wirklich tun sollen ...

Andere Menschen wiederum nutzen Wege, die sie ohnehin machen müssen, nebenbei als Fitness-Einheiten. Ein gutes Beispiel dafür sind Hundebesitzer. Wenn Sie selbst keiner sind, stellen Sie sich einmal vor, jemand würde zu Ihnen sagen: »Ab morgen musst du jeden Tag mindestens eineinhalb Stunden draußen herumlaufen.« – »Unmöglich!«, wäre vermutlich Ihre erste Reaktion, »mein Alltag gibt ja kaum eine freie Minute her.« Mehr als fünf Millionen Menschen in Deutschland (so viele Hundebesitzer gibt es hierzulande) schaffen das trotzdem! Und die sind im Durchschnitt sicher nicht von Natur aus sportlicher, disziplinierter, fitter oder besser trainiert als Sie. Der einzige Unterschied: Sie machen es einfach und haben ihren Alltag so eingerichtet, dass sie nicht mehr darüber nachdenken.

2_Lösungen
Von der lästigen Pflicht zur fröhlichen Kür

So weit, so gut. Aber wie schaffen Sie es, sich aufzuraffen und sich tatsächlich in Bewegung zu setzen – und zwar jeden Tag? Auch hier spielt, wie beim Essen, das Unterbewusstsein eine große Rolle. Das Geheimnis des Erfolges liegt in einem ganz einfachen Satz. Wenn Sie Leute befragen, wie sie drangeblieben sind, die schon viele Jahre lang sporteln und auch nach Unterbrechungen weitergemacht haben, antworten die meist spontan: »Ich mache Sport, weil es mir Spaß macht.«

»Streber!«, denken Sie dann, denn Sie können Sport nur mit Entbehrungen und übermenschlicher Selbstdisziplin verbinden. Mit Blut, Schweiß und Tränen, mit Schmerzen, Seitenstichen, Muskelkater und Atemnot. So wie Ihnen der Gedanke an gesundes Essen vielleicht auch ein spontanes »Bäh« entlockt, solange Sie nicht wissen, wie gut es schmecken kann. Sie werden nie glauben, was andere Ihnen erzählen, wenn Sie es nicht selbst erleben. Deshalb: Fangen Sie einfach an! Dann werden Sie die Bewegung wirklich bald nicht mehr missen wollen, und Ihr Körper wird sie von selbst einfordern.

Die gute Nachricht: Auch den Spaß am Sport können Sie sich angewöhnen.

> *Vor allem wegen der Seele ist es nötig, den Körper zu üben.*
>
> JEAN-JACQUES ROUSSEAU

Niemand ist ein »hoffnungsloser Fall«, obwohl viele Leute sich selbst so bezeichnen. Legen Sie aber genau wie beim Essen die Messlatte nicht zu hoch. Denn wer Unmögliches von sich verlangt, verliert.

Beginnen Sie in ganz kleinen Schritten, und erwarten Sie nicht gleich gigantischen Gewichtsverlust. Bevor Sie den erreichen, gibt es ein viel wichtigeres Etappen-Ziel: Sie finden heraus, welche Art von Bewegung Ihnen tatsächlich Freude macht.

Dabei hilft es, wenn Sie Ihre eigene, neue Definition von Sport formulieren. Zum Beispiel können Sie beschließen, dass Sie künftig alles als Sport verbuchen, was Ihren Kreislauf in Schwung bringt. Denn etwas mehr Schwung im Leben ist bereits Fitnesstraining! Jeder Schritt, jeder Atemzug, jede kleine Anstrengung lohnt – das sollten Sie sich immer wieder klarmachen.

Überlegen Sie, wo in Ihrem Alltag Platz für kleine Fitness-Einheiten wäre, die Sie bisher gar nicht als Sport eingestuft haben. Klar, das haben Sie schon oft gehört: Treppensteigen statt Fahrstuhlfahren, das Auto stehen lassen und zu Fuß gehen, zwei Stationen zu früh aus dem Bus aussteigen oder gleich aufs Rad steigen und den Bus meiden und so weiter. Diese Tipps sind aber Gold wert, kosten kaum zusätzliche Zeit und erfordern keine großen Vorbereitungen. Sie müssen es einfach nur tun! Natürlich verlieren Sie dadurch nicht gleich drei Kilo, doch Sie gewinnen langsam, aber sicher an Lebensqualität. Bewegung beschwingt und macht lebendiger. Denn sobald wir in Schwung kommen, setzt der Körper Endorphine frei, die dafür sorgen, dass wir prima gelaunt sind, uns gut fühlen, klarer denken und besser schlafen können – kurzum, dass wir merken: Bewegung macht Spaß und hilft, Stress abzubauen. Und ein bisschen mehr Bewegung macht irgendwann Lust auf noch mehr.

Der Heidelberger Arzt Dr. Gunter Frank (siehe Buchtipp Seite 150) kommt zu dem Ergebnis: »Menschen, die schon in der Schule gerne Sport getrieben haben, leiden, wenn sie später keinen mehr ausüben können. Sportmuffel leiden eher, wenn man sie zum Sport nötigt. Das ist der springende Punkt: Nicht der Kalorienverbrauch entscheidet, ob sich Bewegung und Sport für den Einzelnen positiv auswirken, sondern die Wirkung auf Stress. Sport baut Stress ab – aber nur, wenn er Spaß macht.«

Wenn Sie sich mal einfach nicht aufraffen können, helfen Ihnen vielleicht noch ein paar zusätzliche Gedanken auf die Sprünge:
● Bewegung macht schön, weil alles besser durchblutet ist und Ihr Körper beim Schwitzen Giftstoffe loswird.
● Bewegung hält jung. Ihre Gelenke werden »geschmiert«, Ihre Muskeln bleiben elastisch, Ihre Bewegungen geschmeidig.
● Bewegung macht schlau. Wer sich viel bewegt, hat einen klaren Kopf, schläft gut und kann sich gut konzentrieren.
● Bewegung macht einfach unwiderstehlich, weil er Ihnen eine entspannte und lebendige Ausstrahlung gibt.

Nachdem Ihnen der Einstieg in mehr Bewegung gelungen ist, legen Sie nach. Wenn Sie dauerhaft abnehmen und Muskeln aufbauen wollen, führt kein Weg darum herum, neben mehr Bewegungseinheiten im Alltag regelmäßig auch gezielt Ausdauer und Kraft zu trainieren. Die folgenden Tipps (ab Seite 110) zeigen Ihnen, wie's geht. Wenn Sie noch mehr Motivation brauchen – bitteschön: Wer ordentlich trainiert, kann seinen Kalorienverbrauch je nach Trainingsumfang und- intensität auf das Drei- bis Fünffache steigern! Spätestens, wenn nach wenigen Wochen erste Erfolge auf der Waage zu sehen sind, werden Sie beflügelt weitermachen.

Hausarbeit hält fit. Immer mehr Serviceleute und viele schlaue Erfindungen machen uns die Arbeit im Haushalt leichter. Das ist einerseits sehr praktisch, schließlich möchte sich niemand mehr mit Wäschewaschen per Hand oder Wasserholen vom Brunnen herumplagen. Doch andererseits nimmt es uns viele Möglichkeiten, den Kreislauf in Schwung zu bringen und zusätzliche Kalorien zu verbrauchen. Denn mal ehrlich: Gehen Sie ins Fitness-Studio, während Ihre Waschmaschine läuft? Joggen Sie durch den Park, während die Leute vom Hausmeisterservice das Treppenhaus wienern oder den Rasen mähen? Wahrscheinlich nicht. Meist vertreiben wir uns die gewonnene Zeit anderweitig. Gehen Sie also mal gedanklich durch Ihren Alltag: Was könnten Sie selbst machen, um in Schwung zu kommen? Im Winter ist zum Beispiel morgendliches Schneeschippen eine herrliche Möglichkeit, den Kreislauf anzukurbeln. Schwungvolles Fensterputzen ist ebenso wirkungsvoll. Vielleicht sparen Sie sogar nebenbei Geld, das Sie in Ihre CD-Sammlung oder etwas anderes investieren.

Erinnern Sie sich an Ihre Kindheit. Der Mensch ist von Natur aus so angelegt, dass er sich gern bewegt. Das glauben Sie nicht? Dann beobachten Sie mal Kinder. Die werden zappelig, wenn sie längere Zeit ruhig bleiben sollen, denn sie haben einen angeborenen Bewegungsdrang. Sie hüpfen umher, rennen, betätigen alle ihre Muskeln auf einmal, um auf einen Baum zu klettern. Sie machen rhythmische Bewegungen, sobald Musik ertönt, springen über Seile und andere Hürden, verfolgen einen Ball und werfen ihn lustvoll in die Gegend. Sie gehen nicht geradeaus, sondern in Schlangenlinien. Und das alles machen sie freiwillig! Sie selbst haben es wahrscheinlich nicht anders gemacht, als Sie ein Kind waren. Versuchen Sie einmal, sich an das Gefühl zu erinnern, mit dem das Herumtoben in der Kindheit verbunden war. Oder Sport in der Jugend. Was haben Sie damals gerne gemacht? Tanzen, Tischtennis spielen, Rollschuhlaufen oder Trampolinspringen? Es spricht nichts dagegen, als Erwachsener wieder da anzuknüpfen, wo Sie als Kind aufgehört haben.

Steigen Sie ganz sanft ein. Beginnen Sie mit Gehen – nicht gleich in voller Montur mit Walking-Stöcken bewaffnet (das können Sie später machen), sondern marschieren Sie einfach locker drauflos. Dafür benötigen Sie nicht mehr als feste Schuhe. Das Tempo bestimmen Sie selbst. Auch dabei ist es sinnvoll, mit einem kleinen Plan zu arbeiten, denn Sie wollen sich ja steigern, ohne dass es in Stress ausartet: Sie können zum Beispiel jeden Tag einen Spaziergang machen – in der ersten Woche zehn Minuten, in der zweiten fünfzehn und in der dritten zwanzig Minuten lang. Wenn Sie immer noch glauben, das sei zeitlich nicht drin, machen Sie Wege (oder Teilstücke Ihrer Wege), die Sie ohnehin zurücklegen müssen, zu Fuß statt mit dem Auto, laufen Sie Treppen hoch und runter und nehmen Sie dabei auch ruhig mal zwei Stufen auf einmal. Wichtig ist nur, dass Sie am Abend sagen können: »Juhu, es hat geklappt. Ich habe das geschafft, was ich mir vorgenommen habe.«

Gemeinsamkeit macht stark. Wer als Jugendlicher im Verein aktiv war, verbindet das meist nicht nur mit Freude am Sport; es gehören zusätzlich noch zwei andere wichtige Dinge dazu: Das unvergleichliche Gemeinschaftsgefühl (»Im Team schaffen wir das«) und die Anerkennung, mit der Trainer oder Vereinskameraden zu Leistungen motivieren – oder einen bei einem Durchhänger auffangen. Auch fürs Sporteln zusammen mit anderen ist es nie zu spät. Wenn Sie sich allein nicht aufraffen können, suchen Sie sich ein Team. Ob es die teils bereits legendären Senioren-Mannschaften auf dem Bolzplatz sind, die »Stammkunden« der ADFC-Feierabend-Radtouren (siehe Adresse Seite 151) oder die »schnatternden« Frauengruppen mit Nordic-Walking-Stöcken: Diese Leute bleiben dran. (Das »Schnattern« können sich die Walkerinnen übrigens leisten, weil sie fit sind und nicht mehr aus der Puste kommen.) Wenn Ihnen das nicht zusagt, müssen Sie aber nicht in einer großen Gruppe trainieren. Vielleicht freut sich Ihre Nachbarin, wenn Sie sie dreimal pro Woche mit geschnürten Laufschuhen abholen! Oder in Ihrem Freundeskreis finden sich ein paar Beachvolleyball-Liebhaber (kann man auch auf der Wiese spielen) oder Paddelfreunde.

Ein Personal Trainer hilft Ihnen auf die Sprünge. Wer ihn sich leisten kann, ist gut beraten. Wenn Sie einen Profi in Sachen Fitness, Ernährung und Motivation engagieren, hat das den großen Vorteil, dass Sie unter fachlicher Anleitung selbst Zeit, Ort und Intensität Ihres Trainings bestimmen können.

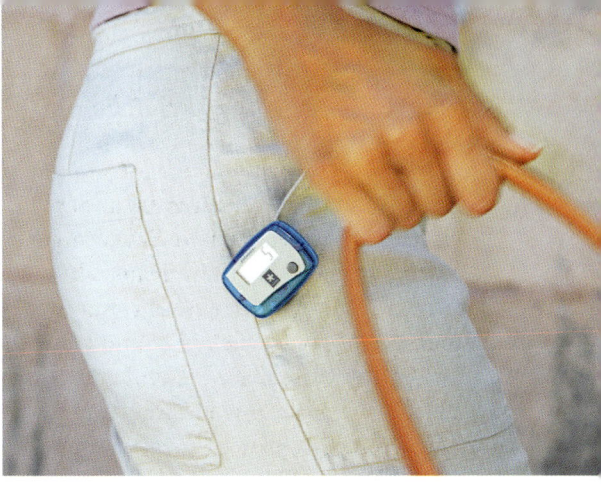

Ein Schrittzähler ist klein, leicht, nicht teuer und passt in jede Hosentasche.

Ein Schrittzähler macht Erfolge sichtbar. Wenn Sie sich Ihre Erfolge gern in Form von Zahlen vor Augen führen, ist ein sogenannter Pedometer was für Sie. Schrittzähler begleiten nicht nur Spitzensportler auf dem Weg zur Goldmedaille, sondern treiben auch Bewegungsmuffel von der Couch. Das Gerät im Hosentaschenformat zählt munter mit, wie viel Sie am Tag laufen, ob Sie einkaufen gehen, den Wäschekorb durchs Haus tragen oder eine Walkingrunde einlegen. Der Durchschnittsmensch bringt es auf etwa 1500 Schritte pro Tag. Wer positive Effekte für Gesundheit und Fitness sehen will, braucht mindestens 10000! Das können Sie sich als Ziel setzen, indem Sie sich etwa in einem Zeitraum von acht bis zwölf Wochen täglich steigern. Dabei gibt es nette Tricks: Wer abends merkt, dass er sein »Soll« noch nicht erreicht hat, dreht noch eine Extra-Runde mit dem Hund oder bringt schnell noch die Post zum Briefkasten. Schrittzähler bekommen Sie für ein paar Euro beim Discounter, im Sportgeschäft oder im Internet zum Herunterladen aufs Handy. Viele Geräte können noch mehr (und sind auch entsprechend teurer).

Schnelle Übungen zwischendurch.
Kurzer, knackiger Muskelaufbau und
Ausdauertraining in Maßen – das ist
gemäß der Ich-bin-dann-mal-schlank-
Methode die optimale Mischung, um fit
und gesund zu werden (oder zu bleiben),
um die Form zu verbessern und um
Pfunde loszuwerden. Alle, die einfache
Übungen zum Einsteigen oder Zwischen-
durchmachen suchen, werden auf diesen
beiden Seiten fündig. Die Übungen wirken so harmlos, dass Ihr Schweinehund
gar nicht bellt, wenn Sie damit loslegen
wollen. Aber sie haben es in sich und sind
höchst wirkungsvoll. Die Intensität, und
damit den Trainingseffekt, bestimmen
Sie jeweils selbst anhand der von Ihnen
gewählten Wiederholungszahl.

Diese Übungen eignen sich auch zum
schnellen Abbau des schlechten Gewissens. Wenn Sie sich zum Beispiel vorgenommen haben, dreimal in der Woche
das kleine Ich-bin-dann-mal-schlank-
Programm von Seite 26/27 zu machen
und sich dann doch nicht daran halten,
besteht immer noch die Möglichkeit, mit
diesen Softvarianten vor dem Einschlafen
einen Ausgleich zu schaffen. Nicht unbedingt, um großartig Muskeln aufzubau-
en, sondern einfach um dranzubleiben
und zu missen: »Ich schaffe es, mich an
meine guten Vorsätze zu halten.«

Übung 1
Für starke Bauchmuskeln

1. Gehen Sie auf einer Matte oder gefal-
teten Decke in den Vierfüßlerstand
auf Knien und Händen. Ihre Knie sind
hüftbreit, Ihre Hände schulterbreit
aufgestellt. Ihre Fingerspitzen zeigen

nach vorn. Strecken Sie die Arme nicht
vollständig durch, sodass die Ellbogen
ganz leicht angewinkelt sind. Ihr Kopf
bildet zusammen mit der Wirbelsäule
eine gerade Linie; lassen Sie den Kopf
nicht nach vorn hängen und strecken
Sie ihn nicht nach hinten durch.
2. Nun spannen Sie Ihre Bauchmuskeln
an, ziehen den Bauchnabel leicht nach
innen, stützen sich auf den Zehen ab
und heben die Knie ein paar Zentimeter (nicht mehr als zwei oder drei) über
den Boden. Atmen Sie in Ruhe ein und
aus und versuchen Sie, sich in dieser
Position drei bis vier Sekunden lang zu
halten. Dann setzen Sie die Knie kurz
zum Verschnaufen auf dem Boden ab
und starten von Neuem. Wiederholen
Sie das fünf- bis zehnmal.
3. Das fordert Sie nicht genug? Dann
halten Sie die Position länger, bis es
kräftig zieht und Sie spüren: »Da tut
sich was.«

Übung 2
Für geschmeidige Schenkel

1. Für diese Übung dürfen Sie sich hin-
setzen – aber nicht auf einen Stuhl,
sondern mit angewinkelten Beinen auf
den Boden, eine Matte oder den Tep-
pich – und zwar schön aufrecht. Stellen
Sie sich vor, jemand ziehe Sie an einer
Schnur nach oben, die an Ihrem Schei-
tel befestigt ist. Die Hände stützen Sie
neben dem Po ab. Ihre Füße stehen mit
der ganzen Fußsohle auf dem Boden.
2. Strecken Sie ein Bein gerade nach vorn
aus und heben es so hoch wie möglich
vom Boden ab. Oben halten Sie es und
federn ein bisschen. Machen Sie den

Rücken nicht rund: Ziehen Sie Ihre Schulterblätter zueinander, bilden Sie ein leichtes Hohlkreuz und strecken die Brust raus. Halten Sie die Position so lange wie möglich. Dann wechseln Sie das Bein. Wiederholen Sie den Ablauf drei- bis fünfmal.

Übung 3
Für stramme Waden

Stellen Sie sich gerade hin und heben Sie ein Bein angewinkelt etwas an. Nun drücken Sie sich auf dem Standbein nach oben, sodass Sie auf dem Fußballen stehen. Wenn Sie das Gleichgewicht in dieser Position nicht gut halten können, dürfen Sie sich ruhig an einer Wand Stabilität holen; es geht bei dieser Übung vor allem um den Muskelaufbau. Sie sollten sich allerdings nicht abstützen, sondern nur verhindern, dass Sie das Gleichgewicht verlieren. Wenn Sie ganz oben auf den Zehenspitzen stehen und die Wade müde wird, halten Sie sie mit leichten Wippbewegungen bei Laune, ohne dabei die Ferse den Boden berühren zu lassen. Wenn der Fuß müde wird, wiederholen Sie das Ganze auf der anderen Seite und machen die Übung danach noch einmal.

Übung 4
Für einen knackigen Po

Legen Sie sich auf den Rücken. Die Arme bleiben seitlich neben dem Körper oder Sie verschränken sie hinterm Kopf. Stellen Sie die Beine etwa hüftbreit auf, sodass Ihre Füße flach auf dem Boden stehen und etwa eine Handlänge vom Po entfernt sind. Spannen Sie Ihre Bauch-und Pomuskeln mit ganzer Kraft an und heben Sie Ihr Becken, bis Oberkörper und Oberschenkel eine Linie bilden. Halten Sie diese Position zwei bis drei Sekunden. Dann senken Sie das Becken wieder, lassen sich aber nicht auf die Matte plumpsen, sondern halten ein paar Zentimeter über dem Boden inne, bevor Sie das Becken erneut nach oben drücken. Wiederholen Sie die Übung, sooft Sie sie schaffen. Sie können sich die Übung ohne großen Aufwand intensiver machen: Stellen Sie die Füße mit größerem Abstand zum Po auf, zum Beispiel so, dass Ober- und Unterschenkel einen 90-Grad-Winkel bilden und nur noch Ihre Fersen den Boden berühren. Machen Sie die Übung dann ohne Haltephase, heben und senken Ihr Becken also ohne Zwischenhalt.

Übung 5
Für schöne Oberarme

Das ist die sanfte Variante des Liegestützes (siehe Seite 26). Sie gehört unbedingt auch zu diesem kleinen Rundum-Programm, und Sie können sie zu Hause, im Büro oder unterwegs jederzeit machen. Stützen Sie sich mit den Händen auf einem stabilen Tisch, einer Fensterbank oder einem Sideboard ab. Wichtig dabei: Ihre Schuhe sollten rutschfest sein. Der Abstand zum Tisch oder einem ähnlichen Möbelstück beträgt etwa einen halben Meter. Ihre Beine, Ihr Oberkörper und Ihr Kopf bilden eine gerade Linie. Dann senken Sie sich ab, bis Ihre Brust knapp über der Tischplatte ist, und drücken sich langsam ohne Schwung wieder hoch. Auch diesen Ablauf sollten Sie wiederholen, sooft Sie es schaffen.

3_Schlank-Ritual
Nichts wie raus!

Was haben Sie sich bei Ihrem täglichen Morgenritual heute in Sachen Bewegung zum Ziel gemacht, als Sie die gelbe Farbkarte in die Hand genommen haben? Nutzen Sie die »Basics« von Seite 44, machen Sie die auf den Seiten zuvor vorgestellten kleinen Übungen oder werden Sie kreativ. Außerdem sollten Sie auch die blaue Farbkarte (Entspannung) sowie die grüne (Ernährung) zur Hand nehmen und sich ein Tagesziel dafür setzen.

Vielleicht haben Sie ja Lust, heute mal frische Luft zu tanken und dabei etwas für Ihre Muskeln zu tun. Im Sommer können Sie sich am See im Park ein Ruderboot leihen und kräftig drauflosrudern – am besten noch mit einer lieben menschlichen »Fracht«. Im Winter rollen Sie mal wieder einen Schneemann oder bauen sogar ein Iglu. Und zu jeder Jahreszeit lohnt sich ein Besuch beim guten, alten Trimmpfad: Klimmzüge machen, Rundhölzer stemmen ... Infos dazu erhalten Sie auf der Website Ihrer Gemeinde.

4_Motivations-Kick
Jeder Schritt tut gut

Sie finden diesen Motivations-Kick auch in gesprochener Form auf der beiliegenden CD (Track 11).

Bewegung macht Ihnen Spaß. Jeder Schritt tut Ihnen gut. Sie sehen toll aus, wenn Sie leichtfüßig durch den Park laufen oder eine Treppe emporsteigen, ohne zu schnaufen. Sie fühlen sich topfit

und merken, wie in Ihrem Leben vieles leichter wird. Ihnen fliegen die Dinge nur so zu, während Sie rennen oder zügig gehen. Sie spüren, wie Ihr Körper mitarbeitet, wie Ihr Stoffwechsel in Schwung kommt und besser arbeitet. Sie sehen Ihre Muskeln. Diese tragen Sie, so dass Sie sich ganz leicht fühlen. Sie sind gut gelaunt und gesund und werden das noch lange bleiben, weil jede Ihrer Aktivitäten Ihnen gefällt. Ihr Körper ist dazu da, sich zu bewegen. Schlank, gelenkig, kraftvoll, attraktiv und mit sich selbst zufrieden – das sind Sie. Was für ein herrliches Gefühl Sie im ganzen Körper spüren, wenn Sie sich ordentlich bewegt haben! Sie freuen sich darauf, dass das Relaxen am Abend viel schöner ist, wenn Ihr Körper etwas getan hat und richtig müde ist.

5_Visualisierung
Zur Bewegung geboren

Sie finden die zugehörige gesprochene Visualisierung auf der dem Buch beiliegenden CD (Track 13). Hören Sie vorher bitte die Einführung (Track 2) – oder die Kurzeinführung (Track 3), wenn Sie schon einige Male die lange Einführung angehört haben.

Jeder Mensch wird mit einer natürlichen Bewegungsfreude geboren. Mit dieser Visualisierung machen Sie einen Ausflug in die Kindheit und entdecken Ihre angeborene Freude an der Bewegung wieder. Sie erleben auch noch einmal, wie Sie in der Schule Ihre Bewegungsimpulse unterdrücken mussten, und lernen Ihre Körperbremse wieder zu lösen.

6_Rezepte

Essen Sie sich stark mit eiweißreichen Köstlichkeiten

Wie ernähre ich mich rund um den Sport am besten? Damit Ihre neuen Lebensgewohnheiten Wirkung zeigen, ist es ratsam, Bewegung und Ernährung aufeinander abzustimmen. Schließlich soll die Anstrengung ja mit maximaler Fettverbrennung einhergehen. Wenn Sie Einsteiger in Sachen Sport sind, werden Sie bald merken, was Sie als Hobbysportler schon aus Erfahrung wissen: Treten Sie weder mit vollem Magen noch mit einem »Loch im Bauch« Ihr Bewegungsprogramm an. Wenn Sie keinen ausgiebigen Powersport machen, sondern nur kurz, aber intensiv gemäß den ab Seite 26 und Seite 112 gezeigten Übungen Ihre Muskulatur in Form bringen und ein maßvolles Ausdauertraining absolvieren, ist es ideal, wenn Sie etwa 90 Minuten vorher nur eine Kleinigkeit (zum Beispiel am Vormittag ein Stück Obst und am Nachmittag eine Handvoll Gemüse) essen.

Ausnahmen von dieser Regel sollten Sie nur machen, wenn Sie es schon seit vielen Jahren gewohnt sind, zu jeder Tageszeit ausgiebig Kohlenhydrate zu essen. Würden Sie das dagegen im Hauruck-Verfahren ändern und abrupt auf Ihre Kohlenhydrat-Portionen verzichten, könnte es leicht zu einer Unterzuckerung kommen, bei der Sie sich plötzlich sehr schlapp fühlen, »schwächeln« und vielleicht auch am ganzen Körper zu zittern beginnen. Essen Sie dann ruhig vor dem Sport noch etwas aus der Gruppe der guten Kohlenhydrate (siehe Seite 23).

Fahren Sie Ihren Kohlenhydratkonsum allmählich herunter und testen Sie immer wieder, ob Sie beim Sport schon mit dieser geringeren Menge auskommen. Wenn Sie außer Haus trainieren, etwa Rad fahren oder laufen, sollten Sie zur Sicherheit immer etwas Traubenzucker oder einen Energieriegel dabeihaben.

Nach dem Sport – besonders nach dem Krafttraining – unterstützt leichte, eiweißreiche Nahrung den Muskelaufbau. Das kann eine Mischung aus Dickmilch, Kefir, Joghurt, Wasser und Milch sein oder eine vollwertige kleine Mahlzeit. Auf den folgenden Seiten finden Sie vier solcher Rezepte für Aktive.

Weder bei Bewegung noch bei der Eiweiß-Mahlzeit danach ist Zurückhaltung angesagt.

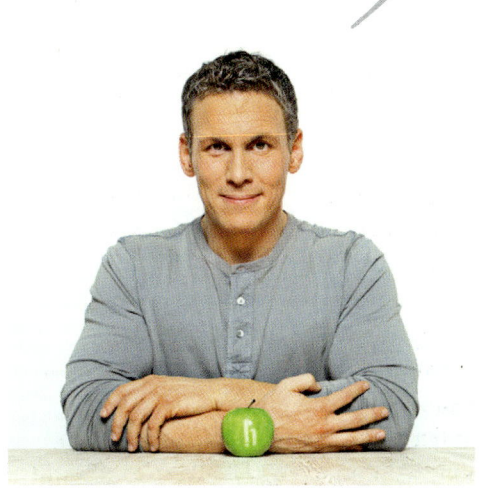

Schinken-Erdnuss-Omelett

Zubereitungszeit: ca. 5 Minuten

Für 2 Portionen: 6 Eier | Salz | Pfeffer | 200 g Kochschinken | 1 EL Rapsöl | 50 g geröstete, gesalzene Erdnüsse | etwas Petersilie zum Garnieren

1. Die Eier in einer Schüssel mit Salz und Pfeffer verquirlen. Den Schinken in schmale Streifen schneiden. Das Rapsöl in einer Pfanne erhitzen, den Schinken darin kurz anbraten und die Eier darübergießen.
2. Sobald das Ei am Boden zu gerinnen beginnt, die Erdnüsse über das Omelett streuen und dieses bei geringer Hitze fertig garen, dabei einmal wenden. Eventuell den Deckel auf die Pfanne legen. Mit Petersilie bestreut servieren.

Pro Portion:
556 kcal | 49 g E | 5 g KH | 38 g F

Mit Lachs: Das Omelett schmeckt auch mit Räucherlachs wunderbar, geben Sie dann einen Spritzer Zitrone über die Lachsstreifen.

Für Vegetarier: In Würfel geschnittener Gorgonzola statt Schinken gibt dem Omelett eine fabelhafte Würze. Wem sie zu stark ist, der kann auch Fetakäse nehmen – oder probiert den Naschkatzen-Tipp aus.

Für Naschkatzen: Nehmen Sie statt Schinken kleine Stücke frische Ananas. Die passt auch wunderbar zu den gerösteten Erdnüssen. Für ein ausschließlich süßes Omelett lassen Sie auch die Erdnüsse weg.

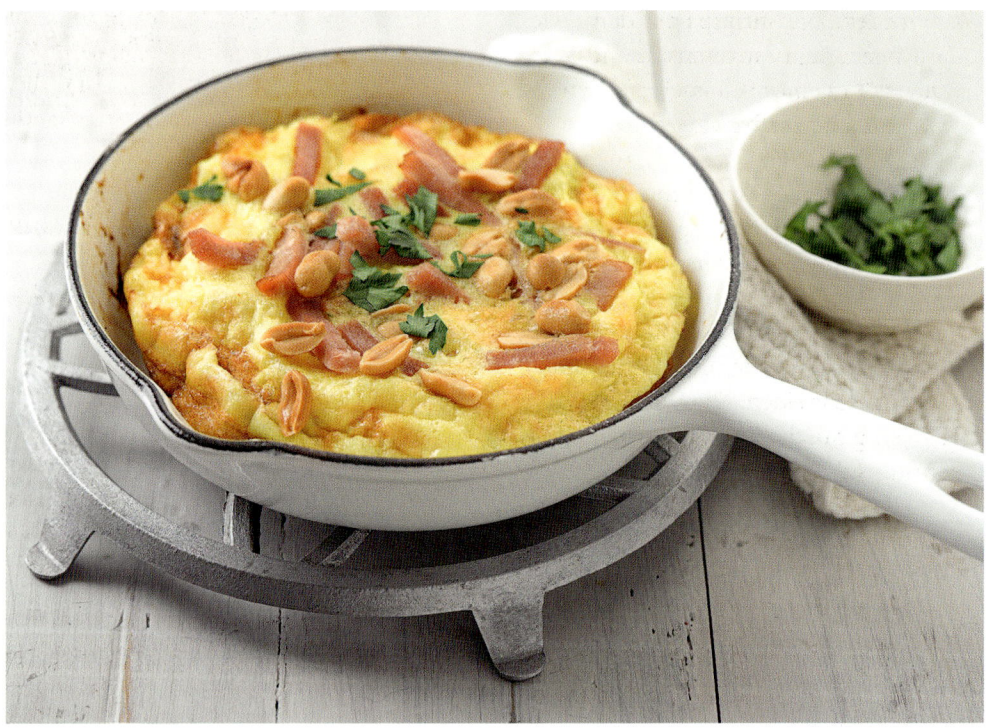

Salat mit Shrimps und Buttermilchdressing

Zubereitungszeit: ca. 20 Minuten

Für 2 Portionen: 175 ml Buttermilch |
100 g Mayonnaise (fettreduziert) |
50 g Magerquark | 30 g Vanille-Eiweißpulver | Salz | Pfeffer | 2 Frühlingszwiebeln | 125 g Tiefseeshrimps,
TK (aufgetaut) oder in Lake (abgetropft) |
1 EL Zitronensaft | 1 EL Olivenöl |
1 Kopf roter Eichblattsalat | 50 g Feldsalat | 1 Staude roter Chicorée

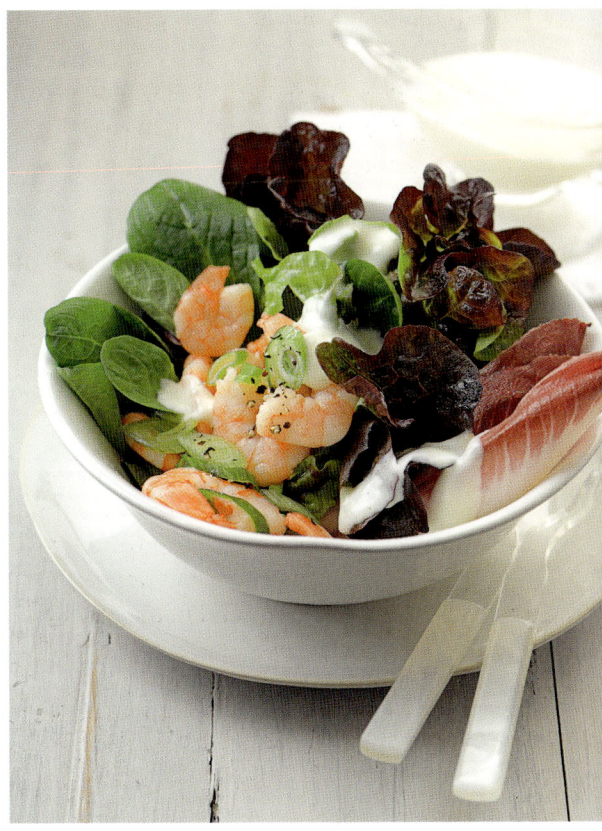

1. Die Buttermilch, die Mayonnaise, den
   Magerquark und das Vanille-Eiweißpulver mit dem Schneebesen zu einem
   cremigen Dressing rühren, mit Salz
   und Pfeffer würzen.
2. Die Frühlingszwiebeln waschen,
   großzügig putzen und in feine Ringe
   schneiden. Die Shrimps mit den Zwiebelringen, dem Zitronensaft und dem
   Olivenöl in einer Schüssel mischen.
   Mit Salz und Pfeffer würzen.
3. Den Eichblattsalat waschen, putzen,
   trocken schleudern und mundgerecht
   klein zupfen. Den Feldsalat ebenfalls
   waschen, wenn nötig harte Wurzelansätze abschneiden und trocken
   schütteln. Die Chicorée-Blätter vom
   Strunk abschneiden und quer in breite
   Streifen schneiden. Die Salate mit dem
   Dressing mischen und die marinierten
   Shrimps darauf anrichten.

Pro Portion:
362 kcal | 33 g E | 16 g KH | 17 g F

Statt Shrimps: Auch gebratene Hähnchenbrust oder gebratenes Fischfilet
schmecken prima auf dem Salat.

Statt rotem Chicorée: Wenn Sie das
leicht bittere, sehr gesunde Gemüse nicht
bekommen, können Sie auch weißen
Chicorée oder einen kleinen Kopf Radicchio nehmen.

Für Vegetarier: Braten Sie statt der
Shrimps frische Pilze im Olivenöl an,
etwa Champignons, Austernpilze oder
Kräuterseitlinge, würzen sie mit Salz,
Zitronensaft und nach Belieben etwas
Sojasauce und geben sie mit der Frühlingszwiebel noch warm über den Salat.

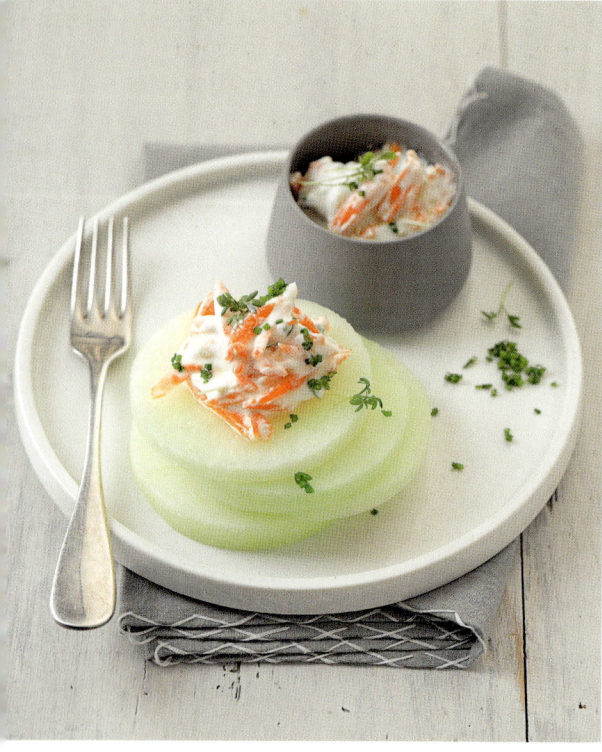

geraspelten Möhren unter die Quark-creme mischen.

3. Die Kohlrabi schälen, eventuell halbieren und in ½ cm dicke Scheiben schneiden. Auf jeden Kohlrabitaler einen Tupfen der Möhren-Quark-Creme geben.
4. Den Schittlauch abbrausen, trocken schütteln und mit einem sehr scharfen Messer in feine Röllchen schneiden. Die Kohlrabitaler damit bestreuen.

Pro Portion:
279 kcal | 31 g E | 16 g KH | 9 g F

Tipp: Wählen Sie möglichst ganz frische und nicht zu große Kohlrabi, die schön zart sind und keine holzigen Teile haben. Auf dem Bauernmarkt bekommen Sie die besten – manchmal auch noch die aromatische violette Variante.
Als Hauptgericht: Nordseekrabben oder kleingezupfte Räucherforellenfilets sind ein tolle Ergänzung und machen diesen Snack zusammen mit einem Salat zum vollwertigen Hauptgericht.
Gemüsevielfalt: Statt der Möhren können Sie auch Radieschen oder Rettich in den Quark raspeln. Auch geraspelte Aubergine, nach Belieben mit etwas zerdrücktem frischem Knoblauch, macht sich wunderbar in der Creme.
Für die Brotzeitbox: Die Quarkcreme schmeckt auch auf Pumpernickeltalern oder als Füllung, die Sie in kleine, geputzte Paprikaschoten geben. Letztere eignen sich übrigens auch toll als Fingerfood für eine Gartenparty!

Quarkcreme auf Kohlrabitalern

Zubereitungszeit: ca. 10 Minuten
Für 2 Portionen: 250 g Magerquark |
3 EL Naturjoghurt (3,5 % Fett) |
1 EL Olivenöl | 30 g Vanille-Eiweißpulver |
Salz | Pfeffer | 2 kleine Möhren |
1 Kästchen Kresse | 2 kleine Kohlrabi |
½ Bund Schnittlauch

1. Den Magerquark und den Joghurt mit dem Olivenöl und dem Vanille-Eiweißpulver cremig rühren. Mit Salz und Pfeffer würzen.
2. Die Möhren mit der Gemüsebürste unter fließendem kaltem Wasser abreiben, anschließend grob raspeln. Die Kresseblättchen mit der Schere abschneiden und zusammen mit den

Bohnen-Hummus mit Sesam und Schafskäse

Zubereitungszeit: ca. 15 Minuten

Für 2 Portionen: 1 Dose weiße Bohnen (425 g Abtropfgewicht) | 1 kleine Knoblauchzehe | Salz | 30 g Vanille-Eiweißpulver | 2 EL Olivenöl | 50 ml Brühe | 2 EL Zitronensaft | Kreuzkümmel, gemahlen | Pfeffer | 2 TL gehackte Minze oder Petersilie | 1 EL Sesamsamen | 100 g Schafskäse

1. Die Bohnen abgießen, kalt abspülen und abtropfen lassen. Den Knoblauch schälen, mit etwas Salz mit der Gabel zerdrücken. Das Vanille-Eiweißpulver mit dem Knoblauch, dem Olivenöl, der Brühe und dem Zitronensaft mischen, mit Kreuzkümmel, Salz und Pfeffer würzen. Die Bohnen untermischen.

2. Alles mit dem Pürierstab glatt pürieren. Wenn das Mus zu fest ist, noch etwas Brühe hinzugeben. Die Minze oder Petersilie untermischen.

3. Die Sesamsamen in einer Pfanne ohne Fett hellbraun rösten, den Schafskäse zerbröseln. Das Hummus mit Sesam und Käse bestreut servieren.

Pro Portion:
454 kcal | 26 g E | 22 g KH | 29 g F

Zum Dippen: Chicoréeblätter, Gurkenstifte oder Paprikastreifen sind ideale Begleiter zum Hummus, eventuell mit etwas Zitronensaft beträufelt.

Eiweiß plus: Weniger Fett, dafür noch mehr Eiweiß bekommen Sie, wenn Sie das Olivenöl durch 4 EL Naturjoghurt ersetzen.

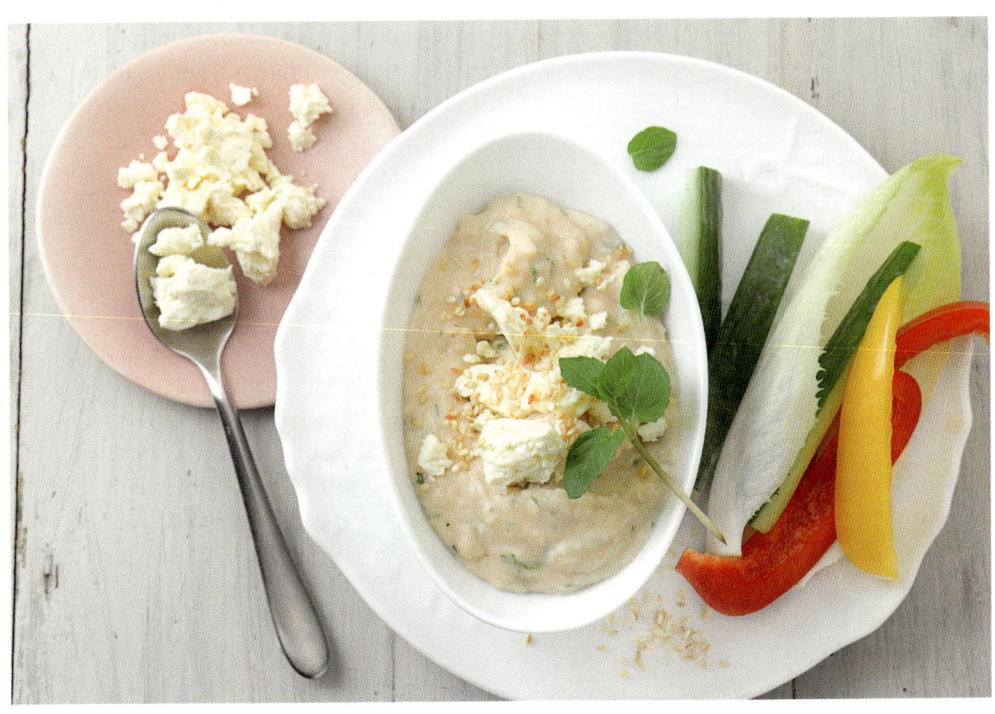

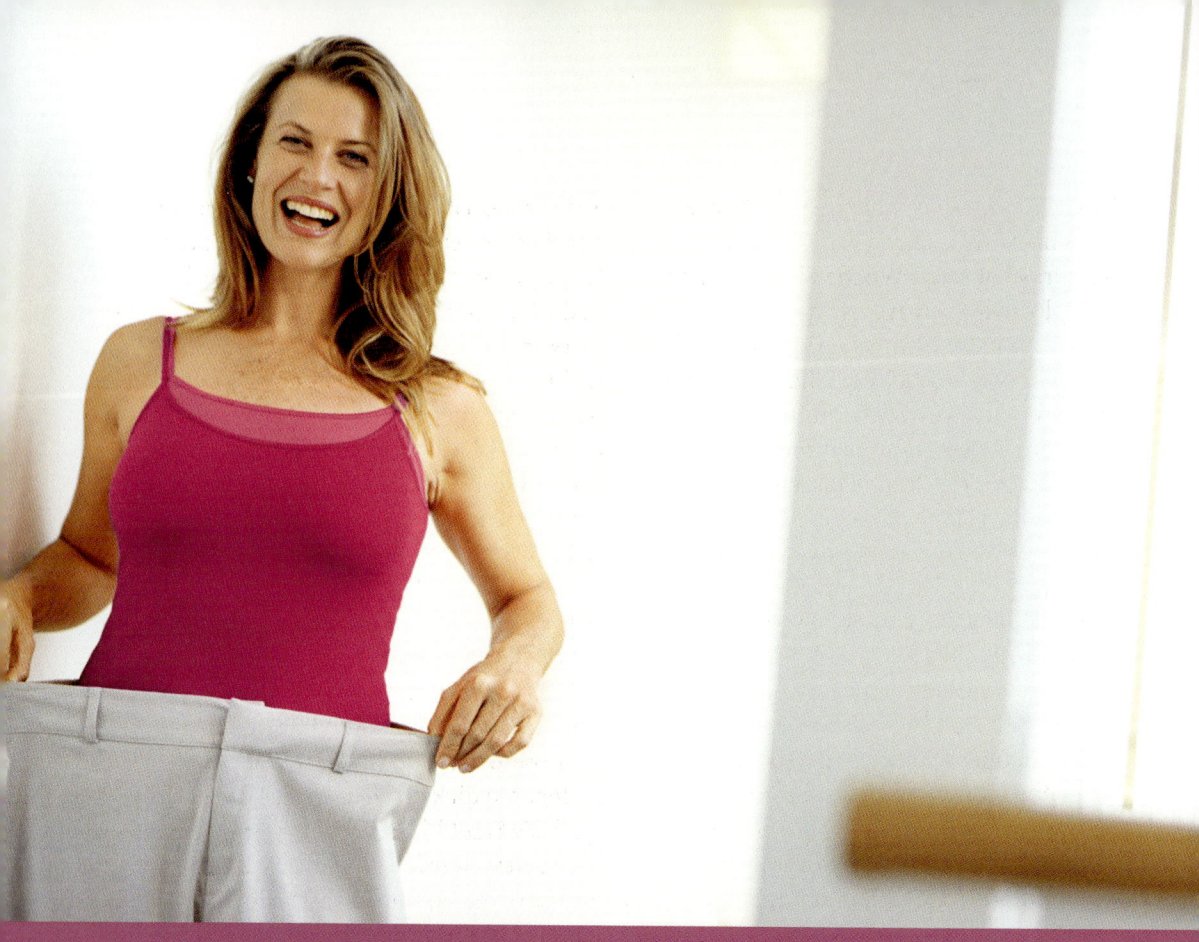

Flauten gehören auch dazu

Erst geht alles gut: Das gesunde Essen schmeckt, Bewegung macht wieder Spaß und auf der Waage zeigen sich Erfolge. Doch dann stagniert das Abnehmen, und Sie sind nah dran aufzugeben. Hier lesen Sie, wie Sie da wieder rauskommen.

EIN HILFERUF wie dieser erreicht das Ich-bin-dann-mal-schlank-Team immer wieder: »Seit sechs Wochen bin ich dabei, und plötzlich passiert rein gar nichts mehr. Ich nehme einfach nicht weiter ab. Wenn ich dann auch noch höre, dass bei anderen die Kilos nur so runterrauschen, verstehe ich die Welt nicht mehr. Obwohl ich schon einige Pfunde losgeworden bin, hat sich plötzlich gar nichts mehr getan. Vor lauter Frust habe ich wieder angefangen mit den Süßigkeiten und dem ganzen Kram. Das kann doch nicht wahr sein. Was soll ich bloß tun?«

Ernährungsumstellungen wirken sich bei jedem Menschen unterschiedlich aus. Das sollten Sie wissen, bevor Sie sich selbst Vorwürfe machen, weil Ihr Körper nicht mehr so reagiert, wie Sie es erwartet haben – und weil Sie das Gefühl haben, weit und breit ganz allein mit diesem Problem zu sein.

1_Analyse
Stagnationen sind normal

Vor allem Leute, die schon viele Diätversuche hinter sich haben, scheinen oft geradezu resistent gegen das gleichmäßige Pfunde-Verlieren zu sein. Viele beobachten zum Beispiel frustriert, dass ihr Partner bei seinem ersten ernsthaften Abnehmversuch sofort Erfolg hat, obwohl er viel weniger diszipliniert vorgeht, während sie selbst wochenlang auf der Stelle treten. Manchmal macht der Partner sogar nur halbherzig mit (»Ich tue das doch nur dir zuliebe«) und sieht trotzdem schneller, dass sich auf der Waage und am Hosenbund etwas tut.

»So schwer ist das doch gar nicht«, kann der Erfolgreiche dann zufrieden behaupten, und der Frust beim anderen wird dadurch noch größer.

Wer von sich behauptet »Ich esse gar nicht viel und weiß überhaupt nicht, warum ich nicht abnehme«, erntet meist ein müdes Lächeln: »Ja, ja, das sagen alle – aber du schlägst wahrscheinlich zu, wenn's keiner sieht«. Doch diese Unterstellung muss keineswegs wahr sein. Zum einen ist der Stoffwechsel eines jeden Menschen anders. Zum anderen hat es auch mit dem Beruf zu tun, ob wir dick werden – so sind zum Beispiel gestresste Schreibtischarbeiter besonders gefährdet.

Außerdem gibt es aber auch Krankheiten, die dick machen. Wenn zum Beispiel die Schilddrüse zu wenige Hormone produziert, werden Organfunktionen und der Energiestoffwechsel gestört, sodass mehr Kalorien in den Fettpolstern an den Hüften und dem Bauch landen. Auch Medikamente können eine Ursache fürs Zunehmen beziehungsweise für schleppende Erfolge beim Abnehmen sein. Arzneien wie zum Beispiel Antibiotika, die als Nebenwirkung müde machen, hemmen die Lust am Bewegen und erschweren so das Abnehmen. Kortison wirkt als Dickmacher, weil die Einnahme bei Menschen, die dafür anfällig sind, zu unwiderstehlichem Heißhunger führt. Viele Frauen legen auch an Gewicht zu, wenn sie die Antibabypille nehmen. Außerdem können Schlaf- und Beruhigungsmittel den Hunger verstärken. Deshalb sollten Sie, falls Sie Medikamente einnehmen, Ihren Arzt zu Rate ziehen, wenn in Sachen Abnehmen gar nichts mehr geht.

Ansonsten ist Geduld gefragt. Denken Sie daran: Auch bei schlanken Menschen schwankt das Gewicht ständig – und zwar statistisch gesehen um bis zu fünf Kilo. Wer nicht täglich auf der Waage steht, merkt davon meist nichts. Wer aber regelmäßig mit hohen Erwartungen antritt, wird zwangsläufig enttäuscht, wenn der Zeiger nach rechts ausschlägt – obwohl das nur ein ganz normales Auf und Ab sichtbar macht.

MEINE ERFAHRUNG

Mein Mann und ich haben dieses Abnehmprogramm gemeinsam angefangen. Wir wollten beide nicht übertreiben, denn das kannten wir schon – Hungern mit schlechtem Gewissen vor Weihnachten oder nach dem Urlaub. Natürlich konnten wir es nicht lassen, beim anderen auf die Waage zu linsen, um zu sehen, was sich so tut. Das hatte einen Vorteil: Wir konnten uns gegenseitig trösten, wenn mal nichts weiterging. Wenn einer zwischendurch wieder ein Kilo mehr wog, während der andere zwei weniger hatte, war das kein Grund zum Aufgeben. Schließlich konnten wir daran sehen, dass das Abnehmen nur langfristig und mit ständigem Auf und Ab funktioniert, ohne dass jemand sich als Niete fühlen muss. Gerade in der Zeit nach der »Halbzeit« tat sich manchmal bei uns beiden wochenlang nichts mehr. Dann passten wir schön aufeinander auf und sind auf diese Weise mittlerweile langsam, aber sicher ins Ziel gekommen. Elisabeth, 39 Jahre

2_Lösungen
Setzen Sie sich neue Ziele: Wohlfühlen statt Wiegen

Wenn Ihr Gewicht zu Beginn des Abnehmens mit dem Ich-bin-dann-mal-schlank-Programm zunächst sogar ansteigt, hat das übrigens oft auch einen erfreulichen Grund. Denn wenn Sie regelmäßig Muskeltraining machen, signalisiert Ihnen der Anstieg: Die Mühe hat sich gelohnt. Muskeln sind nämlich schwerer als Fett, sehen aber schlanker aus.

Das Plus an Muskelmasse ist Ihr bester Helfer beim Fettabbau (siehe auch Seite 25). Deshalb sollten Sie eine anfängliche leichte Gewichtszunahme einkalkulieren und sogar als entscheidenden Erfolg verbuchen, wenn Sie sich nach den Ich-bin-dann-mal-schlank-Regeln richten.

Oftmals ist es auch sehr hilfreich, die eigenen Ansprüche einmal einem gründlichen Check zu unterziehen. »Die letzten Kilos sind die schwersten«, heißt es, und viele Leute erleben das tatsächlich so. Am Anfang klappt alles prima, doch dann pendelt sich das Gewicht auf einem Stand ein, an dem scheinbar nichts mehr geht. Das kann bereits ein gesundes, ganz normales Gewicht sein, das nur seinen »Besitzer« nicht zufriedenstellt, weil der (oder die) sich an Idealmaßen, Gewichten, Tabellen oder Formeln orientiert, die für Models auf dem Laufsteg gelten und ohne Qualen und gesundheitliche Risiken gar nicht erreichbar sind.

Denken Sie immer daran, wenn Sie in Hochglanzmagazinen perfekte Körper sehen: Die sind in der Regel das Ergebnis der Arbeit professioneller Bildbearbeiter, die alles hinkriegen.

Überprüfen Sie also Ihre Ansprüche und entziehen Sie sich dem »Waagenterror«, der nur Frust verursacht. Vielleicht setzen Sie sich einfach vorübergehend ein ganz anderes Ziel als starke Gewichtsredukti-on. Nehmen Sie sich zum Beispiel vor: »Ich möchte mich wohler fühlen und gesünder werden!« Hier liegt Ihr Erfolg in Ihrem subjektiven Wohlbefinden – und das hilft Ihnen dabei, dranzubleiben.

Um die gesundheitlichen Aspekte überprüfen zu können, gibt es Orien-tierungshilfen, mit denen Sie erfahren, ob Sie sich mit Ihrer Figur im grünen Bereich befinden oder ob (noch) ein gesundheitliches Risiko besteht.

Der Body-Mass-Index (BMI) gibt anhand von Körpergröße und -gewicht Auskunft, wo Sie stehen. Sie nehmen Ihr Körpergewicht in Kilogramm und teilen es durch Ihre Größe in Metern zum Qua-drat, also zum Beispiel 75 : (1,68 x 1,68). Als Normalgewicht gilt ein Wert zwi-schen 18,5 und 25. Der BMI als alleiniger Indikator gilt aber als veraltet, da er die Muskelmasse nicht berücksichtigt.

Die Waist-to-Hip-Ratio ist da schon aus-sagekräftiger. Sie setzt Ihren Taillenum-fang ins Verhältnis zu Ihrem Hüftumfang (Taillenumfang in cm : Hüftumfang in cm, zum Beispiel 90 : 120 = 0,75). Das Ergebnis sollte bei Frauen unter 0,85 und bei Männern unter 1,0 liegen. Das Ergeb-nis ist ähnlich aussagekräftig wie bei der Waist-to-Height-Ratio.

Die Waist-to-Height-Ratio bewertet das Herz-Kreislauf-Risiko mit. Außerdem hat sie gegenüber der Waist-to-Hip-Ratio einen klaren Vorteil: Sie haben mit Ihrer Körperlänge eine feste Größe in der For-mel, während Bauch und Becken beim Messen Spielraum lassen. Um den Wert zu errechnen, bringen Sie Ihren Taillen-umfang in Relation zur Körpergröße. Wenn Sie zum Beispiel einen Taillen-umfang von 90 Zentimetern haben und 1,70 Meter groß sind, rechnen Sie 90 : 170. Mit dem Ergebnis (0,52) liegen Sie noch im gesunden Bereich – optimal sind 0,5. Werte von 0,6 und drüber gelten als Krankheitsrisiko.

Aber ganz ehrlich: Wir halten nicht so viel vom Messen, Wiegen, Tabellenable-sen und Vergleichen. Jeder Mensch hat eine andere Wunschvorstellung von sich selbst. Ziemlich sicher wissen Sie selbst am besten, wo Sie hinwollen in Sachen Gewicht, und werden selbst merken, wenn Sie auf dem richtigen Weg sind – an Ihrer Kleidung, Ihrem Spiegelbild, Ihrer Fitness und Ihrem Körpergefühl. Lassen Sie sich bloß nicht von Zahlen terrorisieren!

Wenn Sie zurückschauen, gab es viel-leicht eine Zeit, in der Sie sich rundum wohlgefühlt haben, mit Ihrer Figur und Ihrer Fitness zufrieden waren? Dann könnten Sie sich doch zum Ziel setzen, dort wieder anzukommen.

Es ist nicht so wichtig, wo wir uns befinden, sondern in welche Rich-tung wir uns bewegen.

JOHANN WOLFGANG VON GOETHE

Wer das Abnehmen nicht länger als Ergebnis einer kurzen und heftigen Hungerphase sehen will, sondern auf eine langfristige Veränderung seiner Gewohnheiten setzt, der muss einfach ein bisschen Geduld haben. Die meisten, die uns von großen Erfolgen – beispielsweise 20 Kilo weniger innerhalb eines Jahres – berichten, hatten dabei lange Durststrecken: Manchmal ging zwei Monate lang gar nichts. Viele nahmen sogar mehrere Kilos auf einen Schlag wieder zu, wenn sie über Feiertage oder im Urlaub eine ganze Reihe von unperfekten Tagen einlegten und dabei wieder in die alten Essgewohnheiten verfielen. Doch sie wurden das Gewicht, das kurzfristig draufkam, auch ziemlich schnell wieder los, wenn sie danach einfach mit ihrem Programm weitermachten.

Aber Vorsicht: Verlassen Sie sich nicht ausschließlich auf Ihr Gefühl, wenn Sie der Meinung sind: »Ich mache doch alles richtig.« Es gibt ein paar Fehler, die besonders häufig verkommen, weil Gefühle oder Irrtümer täuschen. Zum Beispiel die folgenden.

Annahme: Ich habe bis zum frühen Nachmittag durchgehalten und gar nichts gegessen. Da muss ich doch abnehmen.
Leider falsch: Das führt nur zu Heißhunger und übermäßigem Essen in der zweiten Tageshälfte (siehe auch ab Seite 22 und Seite 46).

Annahme: Ich bin von mittags bis abends ohne Snack ausgekommen und habe den Magen regelmäßig mit besonders gesunden Multivitaminsäften »ruhiggestellt«. Die machen ja nicht dick.

Leider falsch: Die meisten Säfte (auch wenn sie mit Gesundversprechen beworben werden) sind Kalorienbomben voller Zucker. Zum Magen-Beruhigen bis zur nächsten Mahlzeit eignen sich nur kalorienfreie Flüssigkeiten wie Wasser, Tee oder ungesüßter Kaffee (der darf aber etwas Milch enthalten).

Annahme: Ich nasche ja so gerne Schokolade – aber wenn ich öfter mal ein kleines Stück nehme, setzt sich das doch nicht gleich fest.
Leider falsch: Wer regelmäßig Süßes zwischendurch isst, blockiert die Fettverbrennung, weil der Insulinspiegel zwischen den Mahlzeiten nicht mehr absinken kann. Grundregel für alle, die das Naschen nicht lassen können: Lieber einmal am Tag richtig und ganz bewusst als achtmal ein bisschen nebenbei.

Annahme: Jetzt bin ich eine Woche lang jeden Tag spazieren gegangen – und es hat auf der Waage nichts gebracht. Ich höre wieder auf.
Leider falsch: Leichte Bewegung ist der Einstieg zu mehr Fitness, hält gesund und macht im Idealfall Lust auf mehr. Das Abnehmen beginnt erst später, jetzt legen Sie den felsenfesten Grundstein dafür.

Annahme: Ich esse jetzt ganz viel Bio – was so gesund ist, muss doch auch schlank machen.
Leider falsch: Bio ist zwar in vielerlei Hinsicht besser, gesünder und auch umweltschonender, doch deshalb können kohlenhydrat- und fettreiche Bioprodukte ebenso dick machen wie konventionell erzeugte Lebensmittel.

Annahme: Mein Kühlschrank ist randvoll mit Low-Fat- und Light-Produkten. Die versprechen schließlich, dass man davon abnimmt, und da kann ich beruhigt zugreifen.

Leider falsch: Studien haben bewiesen, dass das nicht stimmt. Im guten Glauben »Das macht ja nicht dick, da darf's ruhig ein bisschen mehr sein« essen wir mehr, sobald »Light« draufsteht, und die eingesparten Kalorien sind dadurch schnell wieder drauf. Der Begriff »light« ist außerdem gar nicht gesetzlich festgelegt. Er kann sich auf alle möglichen Zutaten beziehen und zeigt nicht unbedingt einen geringeren Kaloriengehalt an.

Jetzt haben wir Ihnen vielleicht ein paar »gute Argumente« genommen – aber belohnen dürfen und sollen Sie sich trotzdem. Denn wenn die Erfolgserlebnisse fehlen, geht die Stimmung in den Keller, und das ist Gift für den Erfolg.

Deshalb sollten Sie Ihre Etappenziele so definieren, dass Sie sie auch regelmäßig erreichen und so immer wieder ein Erfolgserlebnis verbuchen können. Machen Sie sich doch einfach einen Wochenplan, in dem Sie drei perfekte Tage vorsehen. Zerlegen Sie die große Aufgabe »Meine Woche« in kleine Einzelschritte. Auf diese Weise können Sie regelmäßig Pluspunkte sammeln.

Wie kann das aussehen? Eine Liste wie die rechts leitet Sie bestens durch einen perfekten Tag: Ist ein Schritt erfolgreich absolviert, haken Sie diesen Punkt ab. Am Ende des Tages sollte bei jedem Punkt ein Häkchen sein – so wissen Sie immer, dass Sie alles richtig machen, auch wenn Ihr Gewicht vorübergehend stagniert.

Erfolge auf der Waage können Sie ja, wenn Sie das möchten, im wöchentlichen oder besser zweiwöchentlichen Abstand kontrollieren und gegebenenfalls feiern. Für die vielen kleinen Erfolgserlebnisse, die Ihnen jeden Tag beim Dranbleiben helfen, haben wir hier einige Vorschläge zusammengestellt. Jeder Punkt, den Sie abhaken können, ist ein Erfolg. Bestimmt fällt Ihnen noch mehr für Ihre persönliche Erfolgsliste ein.

● Ich habe heute nach der Ich-bin-dann-mal-schlank-Uhr gefrühstückt.

● Ich habe mich mit den Farbkarten und dem Motivationsprogramm aus diesem Buch auf den perfekten Tag eingestimmt.

● Beim kleinen Hunger zwischendurch gab's ein paar Nüsse oder ein Stück Käse statt Schokolade.

● Zum Mittagessen habe ich nur eine kleine Portion Nudeln oder andere Kohlenhydrat-Beilagen genommen.

● Auf den Nachmittagskuchen habe ich heute verzichtet.

● Beim Abendessen konnte ich mich an die Ernährungsuhr halten.

● Heute Abend habe ich vorm Fernseher nicht genascht.

● Ich habe heute Kraft- oder Ausdauertraining gemacht.

● Ich habe heute mindestens 2 Liter Wasser getrunken.

● Mir ist es heute mindestens einmal gelungen, einer süßen, fettigen oder pikanten Versuchung zu widerstehen (Wenn Sie möchten, können Sie diese Versuchung auch noch genau bezeichnen.)

● Ich war heute mindestens dreimal nett zu mir und habe mich selbst gelobt.

● Ich habe eine der Visualisierungen von der CD gemacht.

Achten Sie jeden Tag auf das Positive und halten Sie kleine Erfolge ganz bewusst fest. Auch wenn es auf der Waage mal nicht weitergeht, gibt es meist doch ein paar Dinge, die besser geworden sind. Rufen Sie sich die ganz bewusst immer wieder ins Gedächtnis:

● Liegt vielleicht eine Hose im Schrank, die wieder passt?

● Fühlen Sie sich fitter und kommen bei körperlichen Anforderungen nicht mehr so schnell außer Atem?

● Sind Sie im Alltag leistungsfähiger und konzentrierter geworden?

● Ist Ihre Haut ebenmäßiger und strahlender geworden, haben sich gegebenenfalls sogar Hautprobleme gebessert?

● Haben Sie beim Einkaufen Geld gespart, weil Sie sich nun regelmäßig Gemüse auf dem Bauernmarkt kaufen,

Mit frischen Kräutern oder frischem Ingwer und Bio-Zitronenschale lässt sich Wasser fast kalorienfrei aufpeppen.

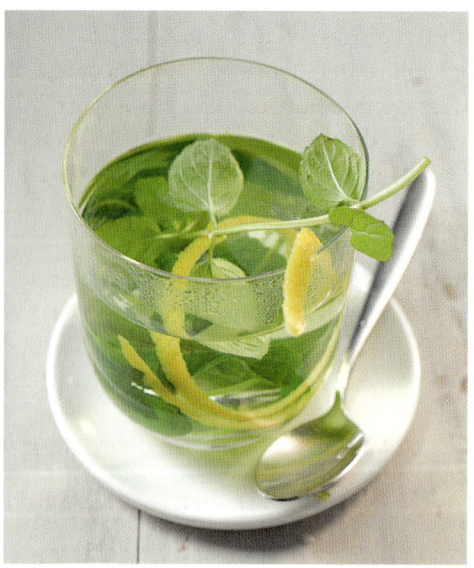

statt im Supermarkt neben vielen Fertiggerichten noch zahllose Extras in den Wagen zu häufen?

● Hat Sie schon jemand freundlich darauf angesprochen, dass Sie schlanker, vitaler und gesünder aussehen?

3_Schlank-Ritual
Ein Frischekick aus dem Glas, der auch noch schlank macht

Entspannung, Bewegung, gesunde Ernährung – als Sie heute bei Ihrem täglichen Morgenritual Ihre drei Farbkarten in die Hand genommen haben, ist Ihnen vielleicht aufgefallen: Alle drei Bereiche bieten neue Kicks, die Ihnen beim Dranbleiben helfen können – sei es die schnelle Abendrunde mit dem neuen Fahrrad, ein besonders leckeres Essen nach einem der folgenden Rezepte oder ein Konzertbesuch am Abend. Nutzen Sie die »Basics« von Seite 44 oder werden Sie kreativ und denken sich selbst etwas aus.

Unser Vorschlag für ein ganz einfaches Ritual: Genießen Sie ein Glas Wasser! Klingt nicht so verlockend? Dann nehmen Sie ein richtig gutes stilles Wasser aus der Flasche und verfeinern Sie es mit frischen Extras, zum Beispiel mit ein paar frischen Minzblättchen, Zitronenschale (von einer Bio-Zitrone), frischer Zitronenmelisse oder frisch geraspelter Ingwerwurzel. Füllen Sie Ihr Getränk in ein schönes Glas und genießen Sie es, zum Beispiel am Vormittag, ganz bewusst in einer kurzen Pause. Wasser ist unser natürliches Lebenselixier und hilft beim Abnehmen (siehe Seite 44) – entdecken Sic wieder, wie gut es schmecken kann.

4_Motivations-Kick
Sie haben alle Zeit der Welt, um ans Ziel zu kommen

Sie finden diesen Motivations-Kick auch in gesprochener Form auf der beiliegenden CD (Track 14).

Die Waage? Das Maßband? Ihre Bekannte, die schneller abnimmt als Sie? Leute, die behaupten, mit der richtigen Methode könne man zehn Kilo in zehn Tagen verlieren? Die immer wieder betonen, mit eiserner Selbstdisziplin sei alles möglich? Die Ihnen mit ihren Blicken Vorwürfe machen? All das ist Ihnen heute gleichgültig. Sie haben viel Zeit und gönnen sich Gelassenheit.

Je langsamer Sie Gewicht verlieren, desto sicherer sind Sie, dass es für immer wegbleibt. Je langsamer Sie abnehmen, desto gesünder ist es für Ihren Körper. Sie halten auf die sanfte Tour besser durch, sind dabei zufrieden und empfinden großen Spaß. Warum sollten Sie sich hetzen? Glücklich und zufrieden sein – das können Sie auch ohne ständig auf die Waage zu steigen.

Sie freuen sich über ein neues Kleidungsstück. Sie gönnen sich eine CD mit Musik, die Ihnen gut tut. Sie sind es sich wert, sich selbst zu belohnen, denn Sie haben schon viel geschafft. Dass es manchmal mit dem Abnehmen langsam geht, ist für Sie ganz normal. Sie wissen, dass Sie es schaffen. Sie denken an Ihr schlankes Zukunfts-Ich – da kommt es auf einen Tag oder eine Woche nicht an.

5_Visualisierung
Ich tanke voll, um meine Ziele zu erreichen

Sie finden die zugehörige gesprochene Visualisierung auf der dem Buch beiliegenden CD (Track 15). Hören Sie vorher bitte die Einführung (Track 2) – oder die Kurzeinführung (Track 3), wenn Sie schon einige Male die lange Einführung angehört haben.

Hängen Ihre gute Laune und Ihr Selbstwertgefühl wirklich davon ab, was heute auf der Waage zu sehen ist? Nein! Sie wissen mittlerweile, dass Ihnen andere Dinge viel wichtiger sind. Sie führen sich mit dieser Visualisierung vor Augen, was toll an Ihnen ist, welche Erfolge Sie in Ihrem Leben hatten und welche Träume Sie wahr gemacht haben. Das ging auch alles nicht von heute auf morgen – aber Sie haben es geschafft.

Weil Sie es sich wert sind, gönnen Sie sich etwas Schönes, zum Beispiel etwas zum Anziehen, in dem Sie sich richtig wohlfühlen. Oder eine wohltuende Massage, ein Konzert oder etwas ganz anderes, das Ihnen Freude macht – so gewinnen Sie an positiver Ausstrahlung und Lebensfreude. Warten Sie damit nicht ab, bis Sie schlank sind – belohnen Sie sich auch für kleine Schritte und erreichte Teilziele.

> *Besessenheit ist der Motor – Verbissenheit ist die Bremse.*
>
> RUDOLF NUREJEW

> *Zerlegen Sie große Aufgaben in kleine Schritte und belohnen Sie sich für jedes erreichte Etappenziel.*

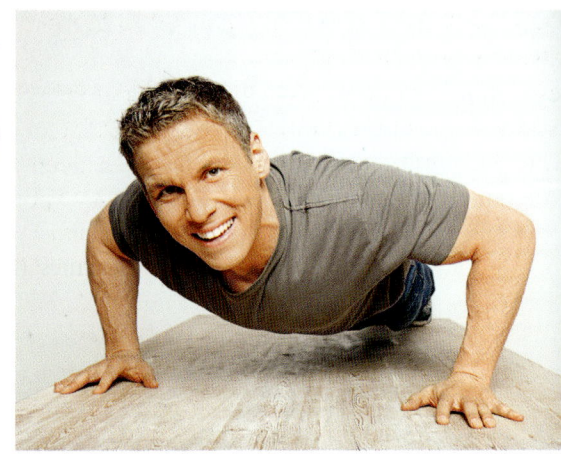

6_Rezepte
Essen gegen den Frust? Mit diesen Rezepten kein Problem!

Wenn Sie aufgrund von zahlreichen schlechten Diäterfahrungen innere Widerstände gegen alles entwickelt haben, was unter »Gesund, schmeckt aber nicht besonders« läuft, wird es Ihnen anfangs möglicherweise nicht leichtfallen, die Ernährungsregeln der Ich-bin-dann-mal-schlank-Methode ganz selbstverständlich im Alltag umzusetzen. Vielleicht sind Mahlzeiten mit viel Gemüse und Salat (wohlgemerkt: Wir sprechen hier nicht von Wurstsalat ...) für Sie immer noch der »Ausnahmezustand«, den Sie gerne beenden würden, um zu Ihren alten Gewohnheiten zurückzukehren – den leidigen Jo-Jo-Effekt inklusive? Keine Sorge, auch hier lässt sich mit ein paar Tricks und unseren leckeren Rezepten nachhelfen.

Haben Sie zum Beispiel beim Zubereiten von Salaten das ungute Gefühl »Ich mache das zwar, weil es zur Pflicht gehört, aber ich befürchte, dass ich damit nicht satt werde«? Das ist gar nicht so abwegig, denn wer tatsächlich nur grüne Blättchen pickt, hat einfach nicht genug im Magen, um bis zur nächsten Mahlzeit durchzuhalten. Wenn Sie aber Ihren Salat mit guten Proteinen bereichern und ihn geschmacklich spitzenmäßig aufpeppen, ändert sich das sofort. Mit Nüssen, Käse, Fleisch oder Eiern haben Sie leckere Sattmacher zur Verfügung, die sich toll mit den frischen Vitaminen kombinieren lassen. Wenn Sie sich das dann noch schön anrichten und in aller Ruhe verzehren, werden Sie merken: Es geht doch.

Viele Menschen können sich auch mit Gemüse schlecht anfreunden, weil es ihnen zu langweilig schmeckt oder nicht satt genug macht. Unser Tipp: Überbacken Sie Gemüse mit Käse oder verarbeiten Sie es mit eiweißreichen Zutaten wie saurer Sahne oder Frischkäse in Eintöpfen. Dann macht es auch angenehm satt und schmeckt schön »rund«.

Dabei kann Sie ein kleines Gedankenspiel unterstützen: Stellen Sie sich mal vor, Sie würden zum Beispiel Nudeln ohne Sauce essen. Da verliert das kohlenhydratreiche Lieblingsessen sehr schnell seinen Reiz.

Romanasalat mit Balsamico-Steak und Parmesan

Zubereitungszeit: 10 Minuten

Für 2 Portionen: 1 Kopf Romanasalat | 150 g Kirschtomaten | 1 Knoblauchzehe | 200 g Rinderhüftsteaks | 1 EL Olivenöl | 1 frischer Zweig Rosmarin | 3 EL Balsamicoessig | Salz | Pfeffer | 50 g Parmesan

1. Den Salat waschen, trocken schleudern und klein zupfen. Die Kirschtomaten waschen und halbieren, den Knoblauch schälen und klein schneiden.
2. Die Steaks in mundgerechte Streifen schneiden. Das Olivenöl in einer Pfanne erhitzen und das Fleisch darin rundum scharf anbraten. Die Tomaten, den Knoblauch und den Rosmarinzweig dazugeben und kurz mitbraten. Mit dem Balsamico ablöschen, mit Salz und Pfeffer würzen, kurz aufkochen.

Die Fleischstreifen samt dem Bratsatz aus der Pfanne herausnehmen und mit dem Salat und den Tomaten vermengen, auf zwei Tellern anrichten und den Parmesan darüber hobeln.

Pro Portion:
331 kcal | 33 g E | 8 g KH | 18 g F

Für Vegetarier: Ersetzen Sie das Rindfleisch durch Saisongemüse wie Paprika, Zucchini, Gemüsezwiebeln, Kirschtomaten oder auch durch Pilze. Schmoren Sie es bei kleiner Hitze und geben zum Schluss noch kleingezupftes, frisches Basilikum über den Salat.

Fisch-Variante: Sie können das Rezept auch mit Fischfilet zubereiten, zum Beispiel von Lachs, Steinbeißer oder Thunfisch. Verwenden Sie dann weißen Balsamicoessig.

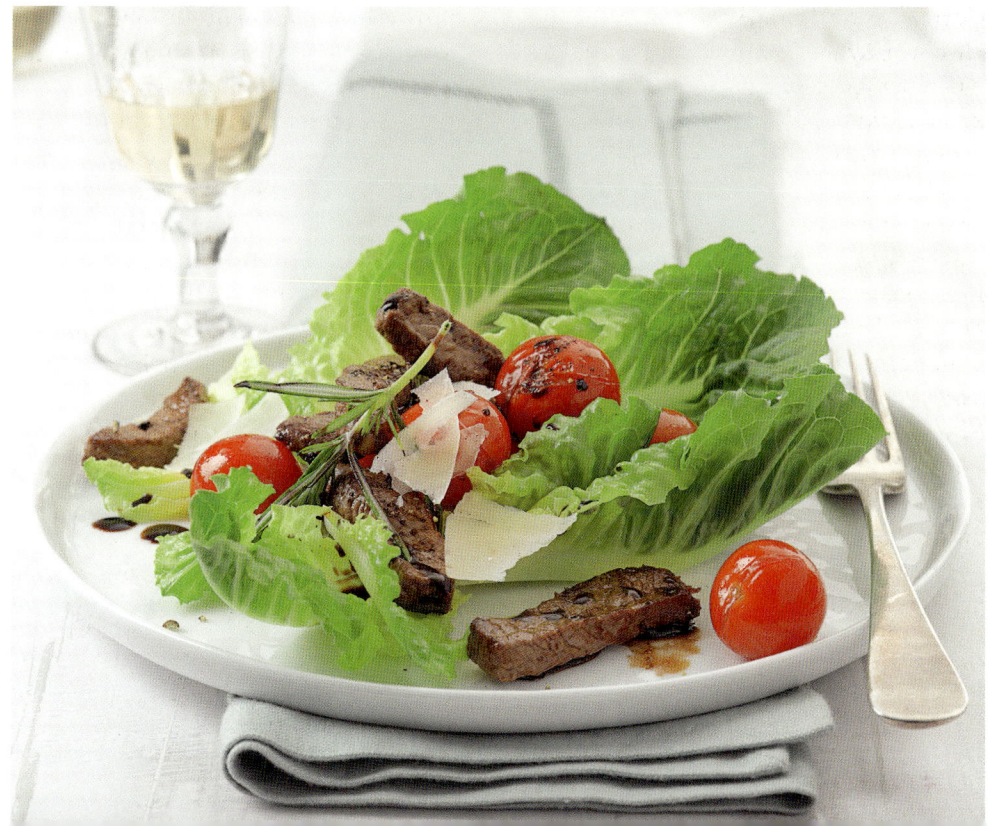

Ratatouille-Auflauf mit Käsesauce und Nussbröseln

Zubereitungszeit: ca. 25 Minuten
plus 25 Minuten Backzeit

Für 2 Portionen: 200 g Zucchini | 100 g Aubergine | Salz | 300 ml Milch (1,5 %) | 30 g Koch- und Backeiweiß | 75 g geriebener Käse, z. B. Gouda oder Edamer | 1 TL getrockneter Oregano | Pfeffer | je 1 rote und gelbe Paprikaschote | 2 EL Olivenöl | 1 Dose Pizzatomaten (425 g) | je 25 g grob gehackte Mandeln und Haselnüsse | außerdem: etwas Olivenöl für die Form

1. Den Backofen auf 200° (Umluft 180°) vorheizen.
2. Die Zucchini und die Aubergine waschen, putzen und längs in ½ cm dicke Scheiben schneiden. Die Schnittflächen mit etwas Salz bestreuen, 15 Minuten ziehen lassen.
3. Für die Käsesauce die Milch in einem Topf mit dem Eiweißpulver verquirlen. Unter ständigem Rühren kurz aufkochen, bis die Milch leicht angedickt ist.

Den Käse und den Oregano unterrühren, die Mischung mit Salz und Pfeffer würzen und beiseitestellen.
4. Die Paprika waschen, vierteln, putzen und in Streifen schneiden. Die Zucchini- und Auberginenstreifen trockentupfen, mit den Paprika und 1 EL Öl mischen. In einer Pfanne ohne Fett 2 Minuten braten. Das restliche Öl unter die Tomaten mischen, diese mit Salz und Pfeffer würzen.
5. Eine Auflaufform leicht fetten und den Boden mit der Käsesauce bedecken. Gemüsestreifen und Tomaten abwechselnd in die Form schichten. Die Nussbrösel darauf verteilen.
6. Im vorgeheizten Backofen (mittlere Schiene) ca. 25 Minuten backen.

Pro Portion:
443 kcal | 26 g E | 19 g KH | 29 g F

Tipp: Sie können den Auflauf auf 4 Portionen aufteilen und als Vorspeise reichen.
Mediterrane Note: Kapern und Oliven sorgen für den südlich-sonnigen Kick.

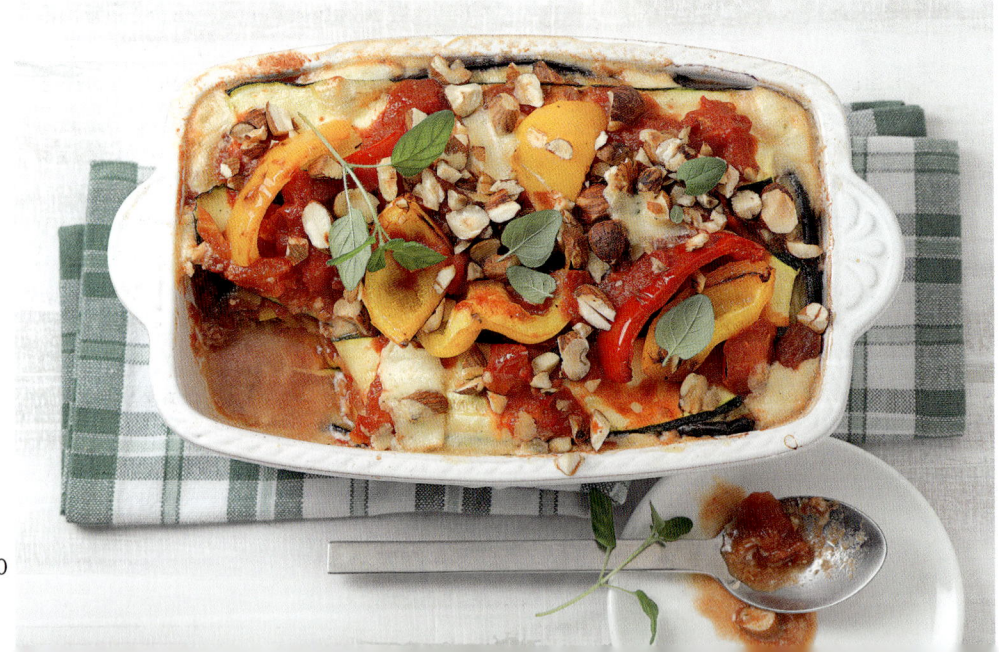

Kleine Hühnchenschnitzel in Mandelkruste

Zubereitungszeit: ca. 7 Minuten

Für 2 Portionen: 2 Eier | Salz | Pfeffer | 50 g gemahlene Mandeln | 2 Hühnerbrustfilets à 125 g | 1 EL Rapsöl

1. Den Backofen auf 180 (Umluft 160°) vorheizen.
2. Die Eier mit Salz und Pfeffer in einem tiefen Teller verquirlen. In einen zweiten Teller die gemahlenen Mandeln geben.
3. Die Filets waschen, trockentupfen und gegebenenfalls mit einem scharfen Messer von Sehnen und Äderchen befreien. Zwischen zwei Lagen Frischhaltefolie mit einer schweren Pfanne oder einem Fleischklopfer plattieren, rundum salzen und pfeffern.
4. Die Schnitzel erst im Ei, dann in den gemahlenen Mandeln wälzen und gut darin andrücken.
5. Das Öl in einer beschichteten Pfanne erhitzen, die Schnitzel darin von beiden Seiten kurz goldgelb anbraten, im vorgeheizten Backofen in 4 Minuten fertig garen.

Pro Portion:
362 kcal | 43 g E | 2 g KH | 20 g F

Für die Brotzeitbox: Die Hühnchenschnitzel können Sie wunderbar mit ins Büro nehmen und dort kalt essen. Zupfen Sie sich ein paar Blätter Eisbergsalat zurecht und essen Sie eine Scheibe Vollkornbrot dazu.

Für Vegetarier: Nehmen Sie statt der Filets pro Portion je einen Laib Camembert »leicht«

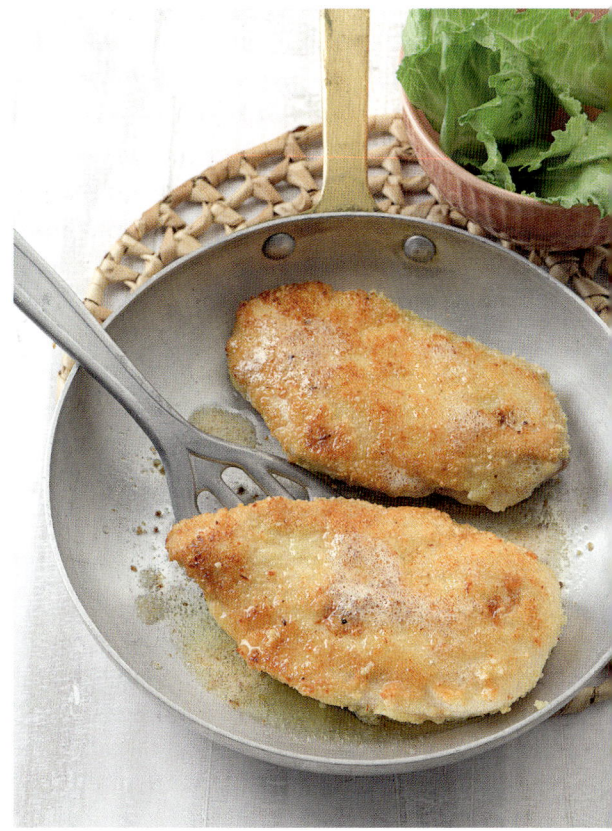

Kräutervielfalt: Statt die Schnitzel mit Panade zuzubereiten, können Sie sie in der Pfanne garen und noch heiß in frischen, fein gehackten Kräutern wenden, etwa in Petersilie oder Basilikum.

Herbstlicher Pfifferlingssalat: Für eine köstliche Beilage schneiden Sie Lauchzwiebeln in Röllchen, dünsten sie in Olivenöl an, geben die geputzten Pilze und gewürfelte getrocknete Tomaten dazu. Mit Thymian, Salz und Pfeffer würzen.

Dip-Tipp: Probieren Sie einen frischen Curryschmant: Je 2 EL Crème legère und Frischkäse mit 1 Schuss Sahne und 1 TL Curry verrühren und kurz aufkochen.

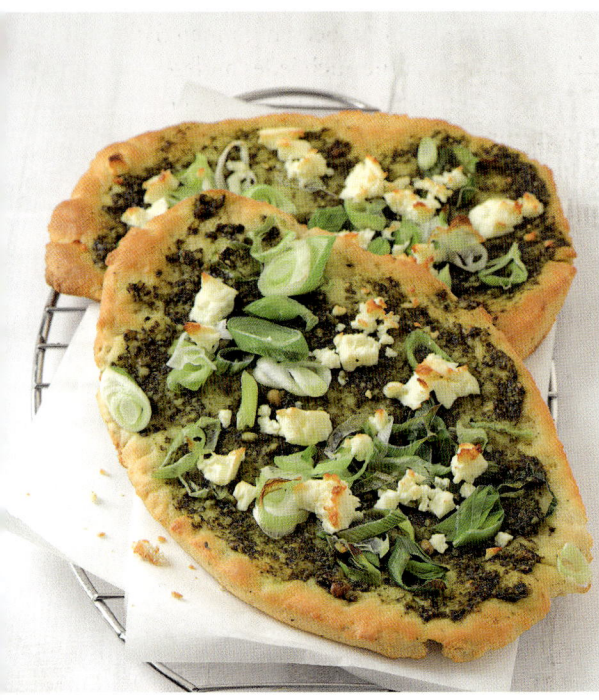

Fladen mit Schafskäse und Lauch

Zubereitung: ca. 20 Minuten plus Backzeit

Für 4 Fladen (8 Portionen): 200 g Mehl | 3 TL Backpulver | 250 g Quark (Magerstufe) | 100 ml Milch | 100 ml Olivenöl | 1 EL gemischte getrocknete Kräuter wie Herbes de Provence | 200 g Koch- und Backeiweiß | Salz | 1 kleine Stange Lauch | 125 g Schafskäse | 4 EL Basilikum-Pesto (aus dem Glas) | schwarzer Pfeffer | außerdem: Mehl für die Arbeitsfläche

1. Das Mehl mit dem Backpulver in eine Schüssel sieben und mit dem Quark, der Milch, dem Öl, den Kräutern, dem Eiweißpulver und 1 Prise Salz mit dem Handrührgerät zu einem geschmeidigen Teig verkneten. 30 Minuten zugedeckt ruhen lassen.

2. Inzwischen den Backofen auf 210° (Umluft 190°) vorheizen. Den Lauch putzen und gründlich waschen, die weißen und hellgrünen Anteile in Ringe schneiden. In etwas Salzwasser kurz garen, abgießen, abschrecken und anschließend gut abtropfen lassen. Den Schafskäse zerbröseln.

3. Den Teig in vier gleich große Stücke teilen und diese auf einer bemehlten Arbeitsfläche etwa suppentellergroß ausrollen. Auf ein mit Backpapier ausgelegtes Blech geben und mit dem Pesto bestreichen. Lauch und Schafskäse auf den Fladen verteilen und mit Salz und Pfeffer würzen.

4. Im vorgeheizten Ofen auf der unteren Schiene ca. 20 Minuten goldbraun backen und lauwarm servieren.

Pro Portion:
425 kcal | 32 g E | 24 g KH | 22 g F

Tipp: Die Fladen sind eine tolle Grundlage für Pfefferschoten, Paprika, Oliven oder andere mediterrane Zutaten – sie passen hier perfekt!

Auf Vorrat: Die Fladen können auch gut 15 Minuten vorgebacken werden. Dann können Sie sie bei Bedarf unaufgetaut in 12 bis 15 Minuten im vorgeheizten Backofen bei 190° zu Ende backen.

Winterfreuden: Mit klein geschnittenen Äpfeln, Speck und Zwiebeln belegt, wird aus dem Fladen ein herbstlicher Genuss.

Für Pizzafans: Sie können die Fladen auch zur Lieblingspizza umgarnieren: Bestreichen Sie den Teig mit Tomatenmark oder passierten Tomaten statt Pesto, würzen mit Chiliflocken und geben etwas Salami und Parmesan darauf.

Himbeer-Joghurt-Schichtdessert

Zubereitungszeit: ca. 5 Minuten

Für 2 Portionen: 300 ml Magermilch-joghurt (0,5 % Fett) | 2 EL Ahornsirup | 45 g Nuss-Nougat-Eiweißpulver | 200 g frische Himbeeren | 6 EL Knuspermüsli (zum Beispiel aus dem Naturkostladen)

1. Den Joghurt mit dem Ahornsirup und dem Eiweißpulver glatt rühren. Die Himbeeren verlesen (nicht waschen).
2. Die Joghurtmischung, die Himbeeren und das Knuspermüsli abwechselnd in zwei Gläser schichten. Vor dem Servieren 1 Stunde kalt stellen.

Pro Portion:
387 kcal | 26 g E | 50 g KH | 8 g F

Tipp: Anstelle der Himbeeren können Sie nach Lust und Laune auch jedes andere frische Beerenobst sowie Pfirsiche oder Aprikosen verwenden. Nur keine Ananas oder Kiwi, sonst wird der Joghurt bitter.

Statt Müsli: Anstelle des fertigen Müslis können Sie den »Knusper« auch ganz einfach selbst machen: Rösten Sie 2 EL Haferflocken in einer heißen Pfanne ohne Fett, geben dann 2 TL Honig hinzu, rühren alles gut durch und geben den Pfanneninhalt zum Abkühlen in einen Teller.

Winter-Vitamine: Probieren Sie doch mal Physalis oder gewürfelte Mango.

Für die Brotzeitbox: Schichten Sie die Lagen in gut verschließbare Weckgläser – für eine entspannte Naschpause im Büro mit der Lieblingskollegin.

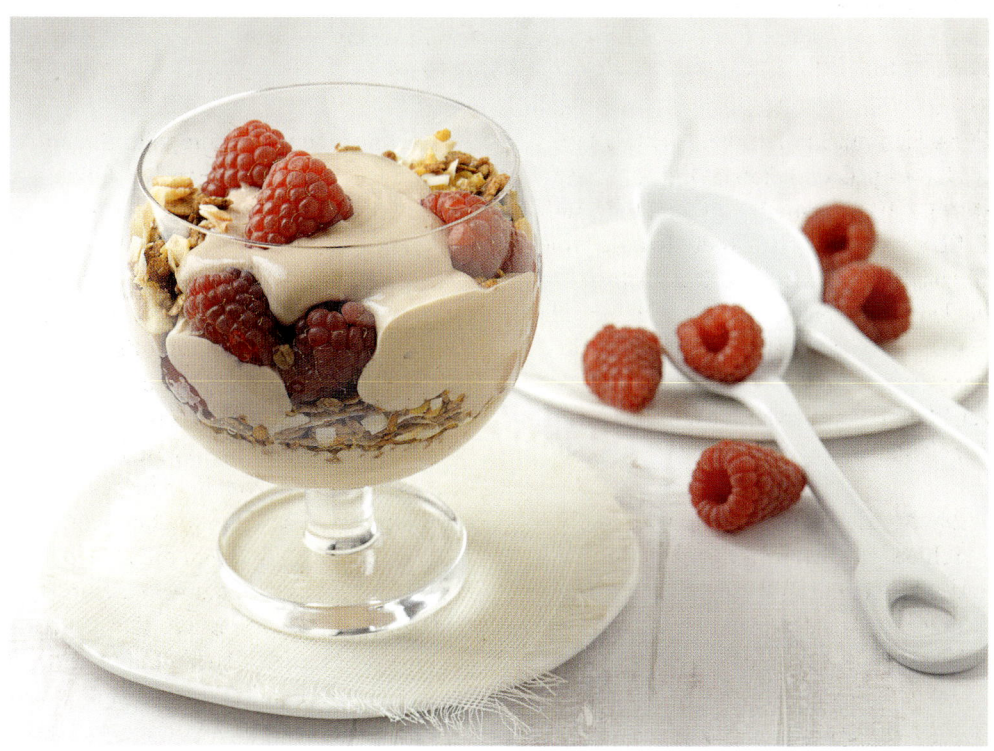

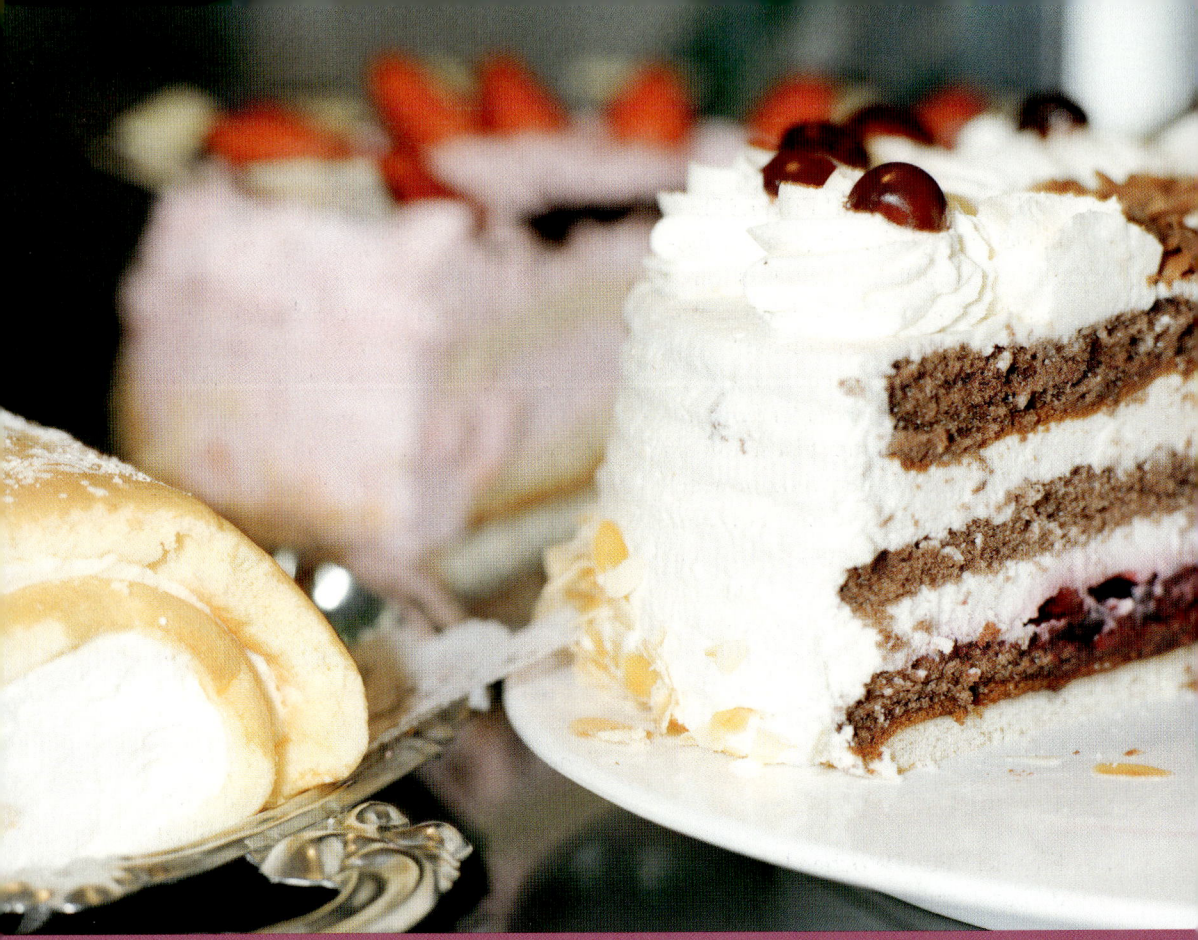

Fehltritte: So finden Sie wieder zurück

Familienfeste, Feiertage, Urlaub und Geschäftsreisen: Solche »besonderen Lebenslagen« werfen selbst Willensstarke aus der Bahn. Da hilft ein fester Plan, um wieder in die Spur zu kommen.

FREUDE, FRUST, FAMILIENFESTE – es gibt viele Dinge, die einen in alte Essgewohnheiten zurückwerfen. Das wäre auch gar nicht weiter tragisch, wenn wir sie locker als kleine, menschliche Fehltritte mitnehmen, genießen und danach vergessen würden. Doch leider funktioniert das nicht. Denn meist ist schon ein minimaler Ausreißer der willkommene Anlass zum Aufgeben – nach der Devise: »Wenn ich sowieso schon ein Stück Kuchen gegessen habe, kommt's aufs zweite auch nicht mehr an, und dann muss die ganze Platte weg.«

1_Analyse
»Es lief doch alles so gut ...«

Der Klassiker: Fünf Wochen lang lief alles wunderbar – und dann kommt wahlweise Weihnachten, eine gigantische Geburtstagsfeier, ein Familienfest mit Rundum-die-Uhr-Essen oder einfach eine feucht-fröhliche Party dazwischen. Die guten Vorsätze sind innerhalb kürzester Zeit vergessen, und die Folgen ziehen sich wochenlang hin.

»Wenn ich einmal gesündigt habe, finde ich einfach nicht zurück« – dieser Seufzer gehört zum Standardrepertoire der meisten Diätgeschädigten. Ob der Anlass ein Fest, Frust, Langeweile, Heißhunger, ein Fernseh-Marathon oder einfach unbändige Lust auf Schokolade war, macht keinen großen Unterschied. Das Ergebnis ist gleich. Der »Jetzt-ist-sowieso-alles-egal«-Effekt mit anschließendem Essgelage und dem Verdrängen aller guten Vorsätze ist in einer solchen Situation vorprogrammiert.

2_Lösungen
Sie brauchen einen guten Plan

Wenn Sie einmal genauer darüber nachdenken, werden Sie feststellen, dass auch diese »Alles-zu-spät«-Haltung – wie so vieles beim Abnehmen – vom Kopf gesteuert wird. Deshalb sollten Sie Ihre Abwehrstrategien ebenfalls auf mentalen Schachzügen aufbauen. Zuerst einmal brauchen Sie dafür einen Plan, mit dem Sie typische Konfliktsituationen gedanklich durchspielen und sich dabei überlegen, was Sie einem Rückfall entgegenzusetzen haben. Denken Sie zum Beispiel einmal an das klassische Feiertags-Familienessen. Wenn Sie dort antreten und grimmig verkünden »Diesmal rühre ich von all den Leckereien nichts an«, klingt das zwar tapfer und willensstark, doch Sie erteilen sich damit erstens ein Verbot und setzen sich zweitens selbst unter Druck – beides erzeugt nur innere Widerstände. Stattdessen brauchen Sie ein realistischeres Ziel. Zum Beispiel dieses: »Ich nehme mir ein Stück Kuchen, genieße es und höre danach auf.« Oder: »Ich esse ein Stück von dem guten Braten, aber ich nehme nur einen Knödel und dafür mehr Rotkohl dazu.«

Gegen das Fehlschlagen eines Planes gibt es keinen besseren Trost als sofort einen neuen zu machen.

JEAN PAUL

Es gibt noch viele weitere mentale Kniffe, die nach diesem Prinzip funktionieren. Deshalb stellen wir Ihnen hier einige der besten davon vor:

Ablenkung vom Essen mit Bewegung und frischer Luft. Damit das Mittagsessen nicht fließend in den Kaffeeklatsch und anschließend ins Abendessen übergeht, können Sie neben den guten Vorsätzen (siehe Seite 135) auch Aktivitäten auf Ihren Plan schreiben. Ein Spaziergang, ein Kinobesuch oder ein kleiner Ausflug in die Umgebung – warum sollten Feste und Feiern immer nur aus Sitzen und Essen bestehen? Bewegung, frische Luft und Erlebnisse tun gut, bringen alle in Schwung und lenken auch vom ewigen Thema Essen ab.

Ihr kleines Set gegen süße und fettige Versuchungen sollten Sie unterwegs immer dabeihaben.

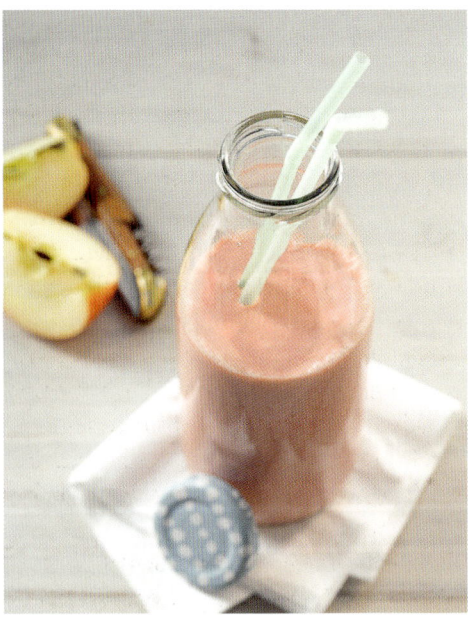

Ausgleich bei der nächsten Mahlzeit. Wenn mal »dick aufgetragen« wurde, können Sie sich ein Hintertürchen offenhalten. Machen Sie sich für diesmal nichts draus, dass Sie den Versuchungen erlegen sind. Planen Sie stattdessen direkt den Ausgleich. Gab's beim Frühstück oder Brunch viel zu viel, weil das lange Sitzen so gemütlich war? Absolut verzeihlich, wenn Sie danach mittags nur Salat, Obst, Gemüse oder eine leichte Suppe essen. Aber bitte möglichst nicht komplett auf eine Mahlzeit verzichten, damit Sie nicht aus dem Rhythmus kommen!

Unauffälliges Verzichten. Auch das Essen aus Höflichkeit – wie es zum Beispiel bei geschäftlichen Einladungen oder Dienstreisen oft sein muss – kann zum Gute-Vorsätze-Killer werden. Der Erste-Hilfe-Plan besteht hier ebenfalls im unauffälligen Verzichten. Versuchen Sie, im Restaurant so zu essen, wie Sie es an Ihren perfekten Tagen zu Hause tun: Mit viel Gemüse, Eiweiß (zum Beispiel einem saftigen gegrillten Hähnchensteak), frischem Obst und Salat. Selbst im Hotel sind Sie nicht dazu verurteilt, mehrmals am Tag die Speisekarte durchzuprobieren. Planen Sie auch mal ein Abendessen mit Snacks im Hotelzimmer ein. Dazu eignet sich alles, was sich verpacken und von zu Hause mitnehmen oder im nächsten Supermarkt besorgen lässt: Joghurt, Quark, Obst, Rohkost, Shakes, Käse am Stück, Wurst in Scheiben oder ein Tütchen mit Nüssen. Wer viel auf Reisen ist, sollte immer sein kleines »Survival-Paket« dabeihaben: Ess-Besteck, ein Taschenmesser, eine verschließbare Schüssel und Wasserflaschen gehören da hinein.

Hektik beim Kochen meiden. Sie kommen oft hungrig nach Hause und würden gerne selbst kochen, doch es fehlt einfach die Zeit dazu? Und schwupps ist es passiert: Sie schlingen die schnellen Kohlenhydrate herunter, um danach wieder einmal frustriert festzustellen: »Ich kriege das mit dem Besser-Essen ja doch nicht hin.« Auch was dies betrifft, sind Sie in guter Gesellschaft: Fast 80 Prozent aller Deutschen würden gerne jeden Tag etwas Frisches und Selbstgekochtes essen! Dass sie es trotzdem nicht tun, begründen die meisten damit, dass ihnen einfach die Zeit fehle.

Vielleicht überlegen Sie sich mal ein anderes Szenario als die übliche Hetze zwischen Feierabend und Fernsehprogramm: Sie nehmen sich am Wochenende bewusst Zeit zum Kochen beziehungsweise zum Vorkochen. Ihr Partner oder Ihre Partnerin macht mit – und vielleicht sind sogar die Kinder dabei. Oder Freunde kommen dazu, mit denen Sie sich reihum abwechseln. Sie treten auf diese Weise nicht heißhungrig auf den letzten Drücker an, sondern stehen gut gelaunt mit viel Zeit, Schürze und Musik in der Küche.

Auf geht's zum XXL-Kochen, bei dem nicht nur das nächste Mittagessen entsteht, sondern auch drei Mahlzeiten für die nächste Woche. Die wandern fertig portioniert ins Tiefkühlfach, um im Laufe der Woche – wenn die Zeit wieder einmal zu knapp zum Kochen ist – innerhalb von wenigen Minuten schön warm und gesund auf dem Tisch zu stehen. Gerichte, die sich gut zum Vorkochen eignen, finden Sie in diesem Buch zum Beispiel ab Seite 142.

Per Tagebuch Konfliktmanagement trainieren. In der Motivationsforschung, zum Beispiel auf dem Gebiet des Sports, hat sich das gedankliche Durchspielen von Lösungen bewährt, mit denen man Hindernisse aus dem Weg räumen kann. Das heißt, dass nicht allein positive Gedanken zum gewünschten Erfolg führen, sondern dass auch das Einkalkulieren von Rückschlägen äußerst hilfreich ist. Was werde ich tun, wenn ich doch wieder einen Ess-Anfall bekomme? Wie schaffe ich es, morgen zum Joggen zu gehen, auch wenn es regnet? In welchen Situationen gebe ich besonders oft auf und finde nicht zurück? Wie könnte ich die meiden beziehungsweise rechtzeitig entschärfen? Beobachten Sie sich genau, um aussagekräftige Notizen machen zu können, und schreiben Sie in Ihrem Tagebuch passende Lösungen auf. Das Aufschreiben hilft dabei, die besten Lösungen zu finden.

Schlummern Sie gut. Dass Schlafen schlank macht, haben Sie ja schon gelesen (siehe Seite 45). Doch das ist leider nicht selbstverständlich. Häufig ist mangelnder Schlaf die Ursache dafür, dass wir uns nicht so richtig wohlfühlen und dadurch in alte Gewohnheiten zurückfallen. Wer müde durch den Tag geht, empfindet schneller Hungergefühle, isst mehr, nimmt leichter zu und wird immer unzufriedener mit sich selbst und mit anderen. Beachten Sie deshalb ein paar Regeln, die Ihnen in jeder Lebenslage helfen, die große Kraft des Schlafes für Ihr Vorhaben zu nutzen:

● Sieben bis acht Stunden Schlaf pro Nacht sind ideal. Wer zu wenig schläft, bekommt Probleme mit dem Stoffwechsel: Der Pegel der Stresshormone im Blut steigt an, und das macht hungrig. Bei weniger als sechs Stunden Schlaf kann der Körper nicht optimal regenerieren, sodass er am folgenden Tag ständig Energiebedarf anmeldet. Übertreiben sollten Sie es aber nicht: Wer regelmäßig neun oder zehn Stunden lang im Bett liegt, verbringt zu viel Zeit inaktiv und hat einen »schlapperen« Kreislauf.

● Meiden Sie am Abend (empfindliche Menschen: schon am Nachmittag) Muntermacher wie Kaffee und Alkohol.

● Ein bisschen Eiweiß vor dem Schlafen-

gehen – wie ein Stückchen Käse oder die gute, alte heiße Milch mit einem kleinen (!) Löffel Honig – ist ein gutes Betthupferl.

Schlank im Schichtdienst. Wer zu unregelmäßigen Zeiten nachts und in Schichten arbeitet, hat häufig Gewichtsprobleme. Wechselnde Arbeitszeiten sind auf die Dauer Stress für Körper und Seele. Eine Ernährungsumstellung ist deshalb für Schichtdienstler besonders schwierig. Die Ich-bin-dann-mal-schlank-Methode bietet Ihnen dazu einige Hilfestellungen:

● Grundsätzlich beginnt Ihr Tag mit dem Aufstehen und einem Frühstück, das gute Kohlenhydrate enthält, und endet vorm Schlafengehen – gleichgültig, zu welchem Zeitpunkt das ist – mit einer eiweißreichen Mahlzeit. Dazwischen ernähren Sie sich, wie die Ich-bin-dann-mal-schlank-Ernährungsuhr (siehe Seite 23) es für jede Tageszeit vorgibt.

● Sie arbeiten in der Frühschicht, also zum Beispiel von morgens um vier bis mittags um dreizehn Uhr? Dann essen Sie in dieser Zeit zweimal: Einmal am Vormittag (möglichst leicht) und einmal am Mittag. Beginnt Ihr Dienst spät, dauert vielleicht vom frühen Nachmittag bis Mitternacht, fallen ein Nachmittags-Snack und das Abendessen in diese Zeit. Sie brauchen sich also nicht vollständig vom natürlichen Tag-Nacht-Rhythmus zu verabschieden.

● Schwieriger wird es, wenn Sie die Nacht durchhalten müssen, also zum Beispiel um 22 Uhr antreten und morgens um sechs Uhr wieder gehen können. Bevor Sie spätabends zur Arbeit aufbrechen, sollten Sie sich zu Hause noch mit einer

---

MEINE ERFAHRUNG

Wie konnte ich nur so unüberlegt futtern und oft mit einem Schlag den Erfolg von vier Wochen wieder kaputt machen? Wenn ich es endlich mal geschafft hatte, drei Kilo abzunehmen, brauchte ich nur einen minimalen Anlass, um alle Regeln über Bord zu werfen. Als ich las, dass das weit verbreitet ist, habe ich genau die Abläufe studiert, die bei mir immer wieder dazu führten. Daraus entwickelte ich einen Plan: Ich habe nicht mehr nach Lust und Laune gekauft, sondern mit Liste. All das Zeug, das ich immer »für die Kinder« oder »für Besuch« eingepackt hatte, kam mir nicht mehr ins Haus. Allein das war schon ein Riesenerfolg für mich: an den Regalen vorbeizugehen und zu denken: »Das brauche ich nicht.« Ein schönes Gefühl der Unabhängigkeit!

Marie, 29 Jahre

proteinreichen Mahlzeit stärken. Ein nächtlicher Imbiss (zum Beispiel Käse, ein hartgekochtes Ei oder ein Naturjoghurt) nach den ersten vier Stunden liefert Energie zum Durchhalten bis zur ersten Mahlzeit nach dem Job.

● Ob für Sie zu Hause ein kohlenhydrathaltiges Frühstück (für Sie ist es ja »morgens«) oder ein eiweißreiches »Abendessen« (für Sie beginnt danach die Schlafenszeit) besser passt, können Sie wählen, wie es sich am besten mit Ihrem Alltagsrhythmus und eventuell wechselnden Schichten vereinbaren lässt. Wenn Sie sich gemäß der Ich-bin-dann-mal-schlank-Uhr für die Eiweißmahlzeit entscheiden, findet Ihr Frühstück mit Brot oder Müsli nach dem Aufwachen statt.

Notlösung für Nachtschwärmer. Wer nicht mit den Hühnern schlafen geht, gehört ebenfalls zur Gruppe derjenigen, die besonders gefährdet sind, beim Abnehmen Rückschläge zu erleben und schnell wieder aufzugeben. Selbst wenn der Tag gut gelaufen ist und alles inklusive Abendessen geklappt hat: Die Gefahr von Verführungen ist noch nicht vorbei, wenn die Nacht lang wird. Denn wer kann schon standhaft bleiben, wenn die ganze Clique nach Mitternacht noch die Imbissbude stürmt? Notlösung: Bevor Sie das ganze Paket mit Currywurst-Pommes-Bier ordern, halten Sie Ausschau nach einer Döner-Bude. Dort lassen Sie sich Fleisch, Krautsalat und Joghurt auf einen Teller statt ins Brötchen packen, und die Nacht kann ohne Schuldgefühle zu Ende gehen. Auch im Fastfood-Restaurant geht der Big Mac zur Not ohne Weißbrot.

Hintertürchen Heimwehtag. In den goldenen Ich-bin-dann-mal-schlank-Regeln (siehe ab Seite 20) haben Sie es bereits gelesen: Unsere Methode sieht neben perfekten Tagen auch die sogenannten Heimwehtage vor, die eine wichtige psychologische Bedeutung haben. Sie schützen nämlich vor dem am Anfang dieses Kapitels erwähnten »Jetzt-ist-sowieso-alles-egal«-Effekt. Wenn es einmal drunter und drüber geht und Sie selbst hin- und hergerissen sind, ob Sie aufgeben wollen oder doch noch einen Weg zum Durchhalten finden, denken Sie einfach daran, dass eine Rückkehr auf Zeit durchaus immer einmal erlaubt ist.

Sie werden bald merken, dass Sie gar nicht mehr so scharf auf all die Versuchungen sind, wenn der Reiz des Verbotenen plötzlich verschwunden ist. So gelingt es Ihnen, viel lockerer mit dem vermeintlichen Thema Versagen umzugehen. Ziehen Sie Bilanz: »Heute war ein Heimwehtag, morgen gehe ich wieder zurück in mein gesünderes Leben und in meine schlanke Zukunft.«

Die Auswahlmöglichkeiten reduzieren. Je mehr Angebote uns zur Verfügung stehen, desto weniger schaffen wir, weil wir uns verzetteln – das ist psychologisch bewiesen. Ein Überangebot an Möglichkeiten lähmt uns, statt zu beflügeln. Sobald es anstrengend wird, eine Entscheidung zu treffen, greifen wir schnell mal zu etwas, das unserer Faulheit Rechnung trägt. Halten Sie sich also nur an ein Prinzip (klar, dass wir Ihnen an dieser Stelle die Ich-bin-dann-mal-schlank-Methode nahelegen) und versuchen Sie nicht, allzu viele weitere gut gemeinte

Ratschläge zu beherzigen. Ein Satz erklärt dieses Phänomen am besten: »Ich habe schon viele Diäten gemacht – manchmal sogar mehrere gleichzeitig. Und es hat doch nichts gebracht.«

Urlaub ist kein Ausnahmezustand. In den Ferien geht es vielen Leuten nicht anders als um Weihnachten herum: Ein voller Bauch ist Brauch. »Gutes Essen gehört einfach dazu – Das war schon immer so!« – »Warum soll ich mir die wertvolle Zeit mit Hungern verderben?« Die Liste der Das-habe-ich-mir-jetzt-aber-verdient-Rechtfertigungen ist lang. Und die Ernährungsumstellung endet sehr oft mit der Ankunft im Urlaubs-

Für Ihre Urlaubsplanung: Die mediterrane Küche ist ideal fürs Abnehmen mit der Ich-bin-dann-mal-schlank-Methode!

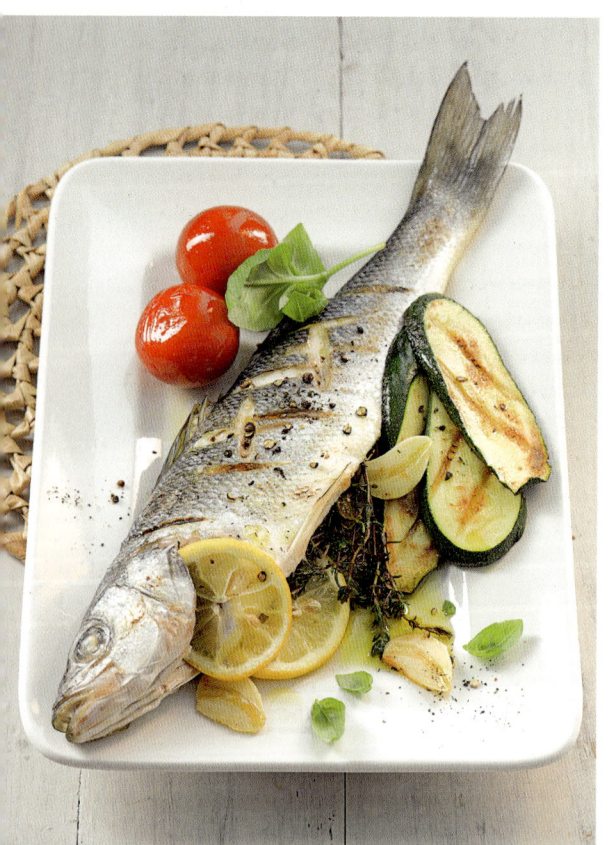

und Ess-Paradies. Auch das zählt aber zur Kategorie der schlechten Gewohnheiten, die man sich abgewöhnen kann. Gerade im Urlaub lässt sich nämlich einiges erreichen, was im Alltag eher schwierig ist. Rufen Sie sich so oft wie möglich ins Gedächtnis, dass Schlemmen und Entspannen nicht untrennbar zusammengehören. Planen Sie dafür ein paar Maßnahmen ein:

● Am Frühstücksbuffett haben Sie mehr Auswahl als zu Hause. Frische Früchte, Joghurt, frisch gekochte Eier, Obstsalat, Vollkornbrot und Müsli aus Getreideflocken – hier können Sie sich die Basis für einen perfekten Tag zusammenstellen und dabei die gezuckerten Törtchen, den süßen Pudding und die Weißbrote einfach übersehen.

● Im Alltag haben Sie selten so viel Zeit wie im Urlaub, um rauszugehen, Sport zu treiben und aktiv zu sein. Nutzen Sie die Gelegenheit!

Übrigens: Die mediterrane Küche, wie sie in vielen südlichen Ländern angeboten wird, passt perfekt zur Ich-bin-dann-mal-schlank-Methode. Salate und Gemüse mit Olivenöl zu Fisch, Meeresfrüchten oder Fleisch machen es leichter, die Fastfood-Buden links liegen zu lassen. Fisch und Meeresfrüchte schmecken außerdem nirgends so gut wie am Meer – weil sie dann unvergleichlich frisch sind. Zum Dessert gibt's einen Kaffee statt Kuchen – auch das ist kein Problem, denn der Espresso oder Mokka ist ein Genuss für sich und gehört zum Urlaub im Süden einfach dazu. Ein Löffelchen Zucker zum Kaffee und ein, zwei Cantuccini oder Amarettini dazu dürfen Sie sich ausnahmsweise gönnen.

3_Schlank-Ritual
Mir wird einiges klar ...

Entspannung, Bewegung, gesunde Ernährung – was haben Sie sich in den drei Bereichen als neues Teilziel gesetzt, als Sie bei Ihrem täglichen Morgenritual Ihre drei Farbkarten in die Hand genommen haben? Nutzen Sie die »Basics« von Seite 44 oder werden Sie kreativ und denken sich selbst etwas aus.

»Kreativ« ist ein gutes Stichwort in Sachen Entspannung: Nehmen Sie doch mal einen Bleistift oder Buntstifte zur Hand und zeichnen etwas. Dabei geht es nicht darum, dass Ihre Nachfahren das Ergebnis bei Christie's versteigern können. Malen Sie einfach drauflos: Vielleicht sich selbst, wie Sie vorm Kühlschrank hocken und überlegen, welcher Happen als Nächstes dran ist. Oder Sie malen pappiges Fastfood und knackiges Gemüse – zwei Extreme in einem Bild. Oder sich selbst als Pflanze: dick und saftig oder gertenschlank? Die spielerische Beschäftigung mit diesen Themen hilft Ihnen, Ihre Lage mit Humor zu nehmen, sich zu entspannen und sich selbst mal wieder mit etwas Abstand zu sehen. Dann können Sie mit dem Ausrutscher abschließen und mit neuer Motivation weitermachen. Die Bilder können Sie ja aufbewahren und später drüber lachen.

Vielleicht malen oder zeichnen Sie ja ohnehin gern oder haben ein anderes künstlerisches oder handwerkliches Hobby – wann haben Sie sich das letzte Mal richtig Zeit dafür genommen? Wenn wir tun, was wir richtig gerne und gut machen, kommen wir in einen schönen Zustand von Balance und Wohlbefinden.

4_Motivations-Kick
Das macht Sie zufrieden

Sie finden diesen Motivations-Kick auch in gesprochener Form auf der beiliegenden CD (Track 16).

Sie sind heute im Supermarkt und bleiben vor all den Dingen stehen, die Sie sonst immer kaufen. Bevor Sie ins Regal greifen, bremsen Sie sich: Halt! Sie überlegen ganz genau: Macht mich das zufrieden? Esse ich das mit Genuss? Ist es gut für meinen Körper?

Wenn Sie sich die Antwort »Nein« geben, legen Sie es zurück ins Regal. Denn Sie wissen genau, dass Sie es später bereuen werden, wenn Sie jetzt zugreifen. Und dass Sie sich freuen, wenn Sie es nicht tun. Sie sind stolz, dass Sie das geschafft haben, und machen es beim nächsten Lebensmittel genauso. Sie suchen gezielt nach Ihren neuen Freunden im Supermarkt, nach allem, was gut für Sie ist und Ihre Pläne unterstützt.

Das Regal mit den Süßigkeiten meiden Sie, die schnellen Verführungen lassen Sie einfach links liegen. Ihr Gefühl sagt es Ihnen, wenn Sie richtig liegen.

Sie steuern Ihren Einkaufswagen in die Bereiche, in denen Sie Frisches, Leichtes und Ungezuckertes finden. Dort bleiben Sie gerne, denn hier können Sie Ihre Erfolge genießen.

Ein Blick in Ihren Einkaufswagen bestätigt Ihnen: Sie sind auf dem richtigen Weg und werden dort auch bleiben.

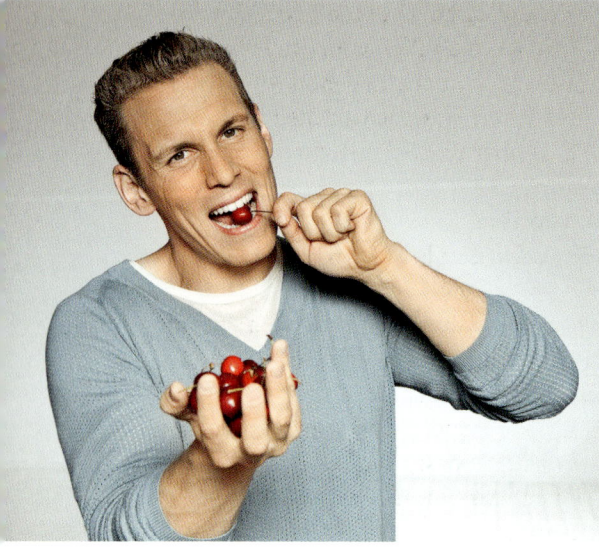

Fettnäpfchen gefunden? Macht nichts. Dann war heute eben Ihr Heimwehtag und morgen geht's weiter.

5_Visualisierung
Ich weiß, dass ich es schaffe

Sie finden die zugehörige gesprochene Visualisierung auf der dem Buch beiliegenden CD als Track 17. Hören Sie vorher bitte die Einführung (Track 2) – oder die Kurzeinführung (Track 3), wenn Sie schon einige Male die lange Einführung angehört haben.

Manche Dinge und Situationen muss man sich bewusst vor Augen führen, um den nächsten Schritt machen zu können. Zum Beispiel die Tatsache, dass erfolgreiche Menschen nett zu sich selbst sind. Die klopfen sich innerlich auf die Schulter: »Zeig ruhig noch mehr davon!« Diese Visualisierung hilft Ihnen, so eine wohlwollende innere Stimme zu entwickeln.

Auf diese Weise bleiben sie auch nach Fehltritten an Ihren Zielen dran, statt gleich aufzugeben.

6_Rezepte
Schneller Ausgleich nach dem Fehlgriff

Sie haben einen (oder gleich mehrere) der in diesem Kapitel beschriebenen Fehltritte erlebt? Sie stecken mitten in einem Tag, an dem nichts so klappt, wie Sie sich vorgestellt haben? Für solche gelegentlichen Tage voller Fettnäpfchen sollten Sie ein Rezept für »danach« in der Schublade haben. Vielleicht reicht beim Mittagessen ein Salat, wenn das Frühstück spät und allzu süß oder der Vormittags-Snack entgegen Ihren guten Vorsätzen doch wieder ein Butterkuchen vom Bäcker um die Ecke war. Eventuell kommen Sie abends mit dem Shake von Seite 147 aus, wenn Sie sich mittags oder beim Nachmittags-Imbiss zu viel gegönnt haben. Hier finden Sie schnelle Ausgleiche nach kleinen oder größeren Ess-Sünden.

Wenn Sie zu Hause in der Regel gut klarkommen und nun auch endlich unterwegs oder am Arbeitsplatz keine Ausnahmen mehr machen möchten, können Sie sich die folgenden Rezepte auch zum Mitnehmen zubereiten. Sie sind bestens geeignet für perfekte Tage außerhalb der eigenen vier Wände.

Pikanter Salat mit Harzer Käse

Zubereitungszeit: ca. 15 Minuten

Für 2 Portionen: 1 EL grobkörniger scharfer Senf | 2 EL Apfel-Balsamicoessig | 15 g Vanille-Eiweißpulver | 5 EL kaltgepresstes Rapsöl | Salz | Pfeffer | 100 g weißer Rettich | 1 kleine rote Zwiebel | 5 Radieschen | 8 Kirschtomaten | 300 g Harzer Käse | 1 Bund Schnittlauch

1. Den Senf mit dem Essig, dem Vanille-Eiweißpulver, dem Öl, Salz und Pfeffer zu einer Vinaigrette rühren.
2. Den Rettich in feine Scheiben hobeln, die Zwiebel schälen und in sehr feine Ringe schneiden. Die Radieschen waschen, putzen und in Scheiben oder Stifte schneiden, die Tomaten waschen und halbieren. Den Käse in mundgerechte Stücke schneiden.
3. Alle Zutaten in einer Schüssel mit der Vinaigrette mischen und 10 Minuten ziehen lassen. Eventuell noch einmal mit Salz und Pfeffer abschmecken.
4. Den Schnittlauch abbrausen, trockenschütteln, in feine Röllchen schneiden und über den Salat streuen.

Pro Portion:
555 kcal | 22 g E | 10 g KH | 33 g F

Tipp: Sie können noch etwas Lachsschinken in feine Streifen schneiden und mit in den Salat geben.
Das passt dazu: Einige ganz dünne, knusprig getoastete Scheiben Saatenbrot (siehe Rezept auf der nächsten Seite) sind die perfekte Ergänzung zum Salat!
Käse-Allerlei: Harzer Käse ist eine Eiweißbombe und dazu noch praktisch fettfrei. Aber auch andere herzhafte Käsesorten passen in diesen Salat, beispielsweise mittelalter Gouda oder Bergkäse.
Für die Brotzeitbox: Der Salat eignet sich als leckere Mittagsmahlzeit im Büro.

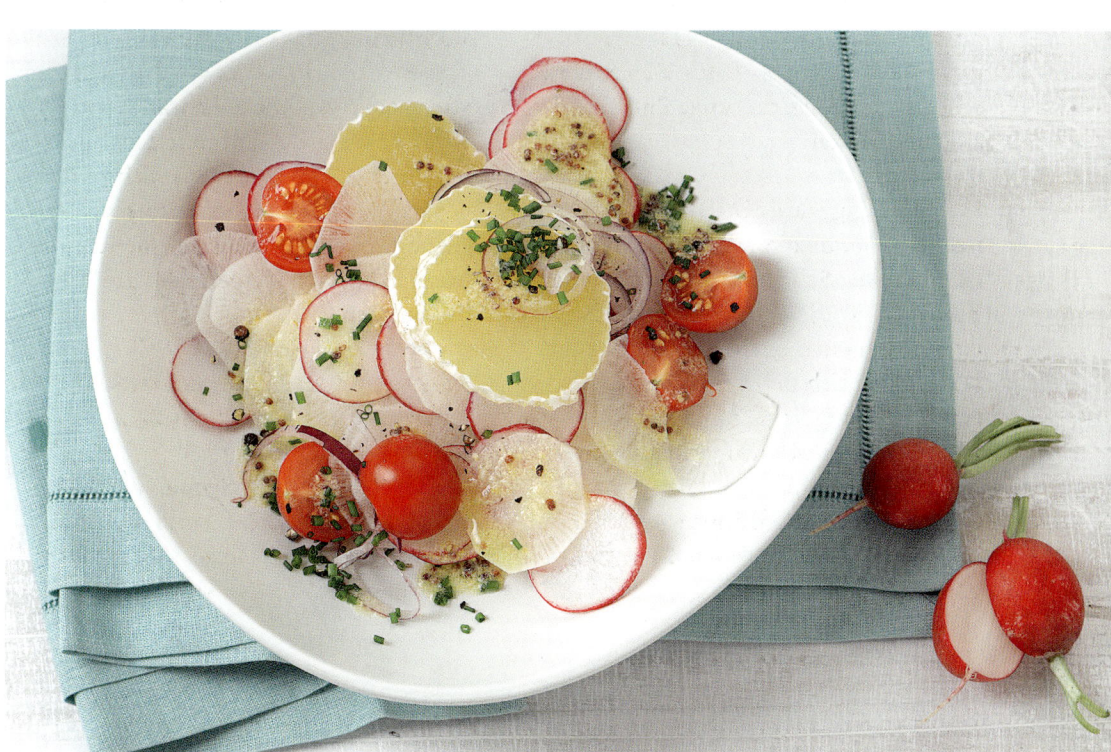

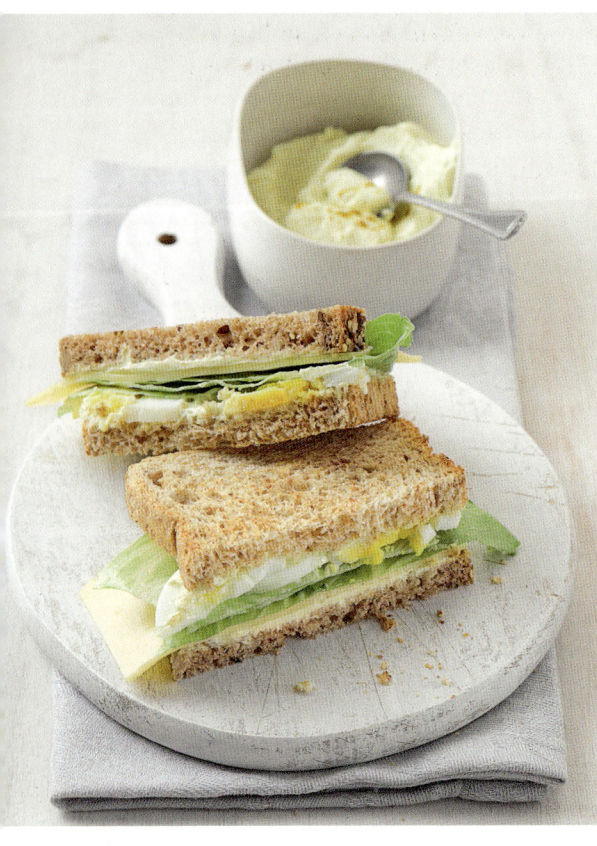

bestreichen. Die Vollkornbrote mit je 1 Scheibe Käse, den Eierscheiben und Salatblatt belegen, die Toastscheiben darüberklappen.

Pro Portion:
546 kcal │ 27 g E │ 33 g KH │ 34 g F

Mit Fleisch: Wer statt Käse lieber Aufschnitt mag, kann sein Sandwich mit gekochtem Schinken belegen.
Mit Fisch: Auch Thunfisch aus der Dose (im eigenen Saft, ohne Öl) passt gut. Schmecken Sie die Creme dann mit Limettensaft statt Curry ab. Achten Sie beim Einkaufen auf Thunfisch mit dem MSC-Siegel für nachhaltigen Fischfang.

Saatenbrot

Zubereitungszeit: ca. 40 Minuten plus 3 Stunden Back-/Wartezeit; Vorbereitung am Vortag

Für 2 Brote à 500 g (je 12 Scheiben).
Für den Vorteig: 275 g Weizenmehl (Type 550) │ 10 g frische Hefe oder ½ Päckchen Trockenhefe

Für den Hauptteig: 650 g Weizenmehl (Type 550) │ 400 g Koch- und Backeiweiß │ 25 g Salz │ 10 g frische Hefe oder ½ Päckchen Trockenhefe │ 100 ml Buttermilch │ 100 g gemischte Saaten wie Kürbiskerne, Sonnenblumenkerne, Sesam und Leinsamen │ außerdem: Mehl für die Arbeitsfläche

1. Am Vortag den Vorteig ansetzen: Das Mehl in eine Schüssel sieben, in die Mitte eine Mulde drücken und die Hefe hineinbröckeln bzw. -streuen.

Käse-Sandwiches mit Currycreme und Ei

Zubereitungszeit: ca. 10 Minuten
Für 2 Portionen: 2 Eier │ 100 g Frischkäse (bis 5 % Fett) │ ½ TL Currypulver │ 2 Scheiben Vollkorntoast │ 2 Scheiben Vollkornbrot │ 2 Scheiben Gouda │ 2 Blatt Eisbergsalat │ Salz │ Pfeffer

1. Die Eier hart kochen und gut abschrecken, dann pellen und in Scheiben schneiden. Den Frischkäse mit dem Currypulver und evtl. etwas Wasser glattrühren und würzen.
2. Die Toastscheiben kurz toasten. Alle Brotscheiben mit der Currycreme

2. 400 ml lauwarmes Wasser zugeben und den Vorteig mit den Knethaken des Handmixers einige Minuten kneten. Mit Klarsichtfolie abgedeckt mindestens 12, besser bis zu 16 Stunden bei Zimmertemperatur stehen lassen.
3. Am nächsten Tag das Mehl für den Hauptteig mit dem Eiweißpulver und dem Salz in eine Schüssel sieben. Die Hefe hineinbröckeln bzw. -streuen und den Vorteig, die Buttermilch und die Saaten dazugeben, alles mit den Händen zu einem lockeren Teig verkneten.
4. Den Teig auf der bemehlten Arbeitsfläche noch 5 Minuten weiterkneten. Dabei eventuell Mehl (Type 550) hinzufügen, sodass der Teig nicht mehr an den Händen klebt und sich geschmeidig anfühlt. In einer Schüssel mit Klarsichtfolie noch einmal zugedeckt bei Zimmertemperatur ca. 2 Stunden gehen lassen, bis sich das Volumen verdoppelt hat.
5. Den Teig erneut auf die bemehlte Arbeitsfläche legen und ca. 1 Minute durchkneten. Zu zwei gleich großen Laiben formen, auf ein mit Backpapier ausgelegtes Backblech legen und mit einem Tuch bedeckt weitere 90 Minuten gehen lassen.
6. Inzwischen den Backofen auf 250° (Umluft 220°) vorheizen. Eine feuerfeste Schale mit Wasser auf den Ofenboden stellen. Das Blech mit den Brotlaiben in den Ofen schieben (mittlere Schiene). Die Hitze auf 190° (Umluft 170°) reduzieren.
7. Nach 20 Minuten die Wasserschale entfernen und die Hitze auf 170° (Umluft 150°) reduzieren, die Brote in weiteren 20–25 Minuten fertig backen.

Aus dem Ofen nehmen und auf einem Gitter vollständig auskühlen lassen.

Pro Brotscheibe:
223 kcal | 19 g E | 30 g KH | 9 g F

Vollkorn-Variante: Sie können im Hauptteig bis zu 250 g Vollkornmehl verwenden. Geben Sie dann aber weitere 75 bis 100 ml Buttermilch dazu.
Auf Vorrat: Sie können das Brot nach dem Backen auch einfrieren. Hierfür die vollständig erkalteten Laibe in Scheiben schneiden, in Gefrierbeuteln portionsweise einfrieren und bei Bedarf im Toaster erwärmen.

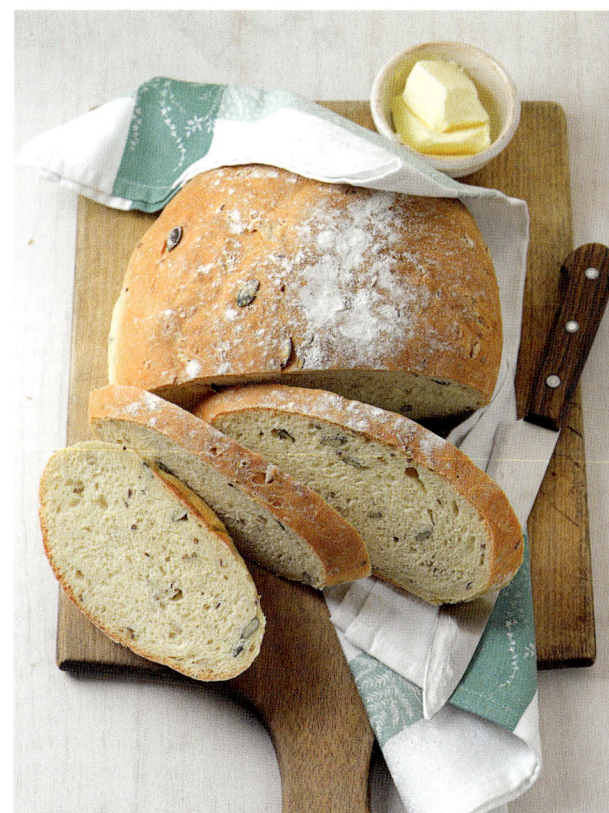

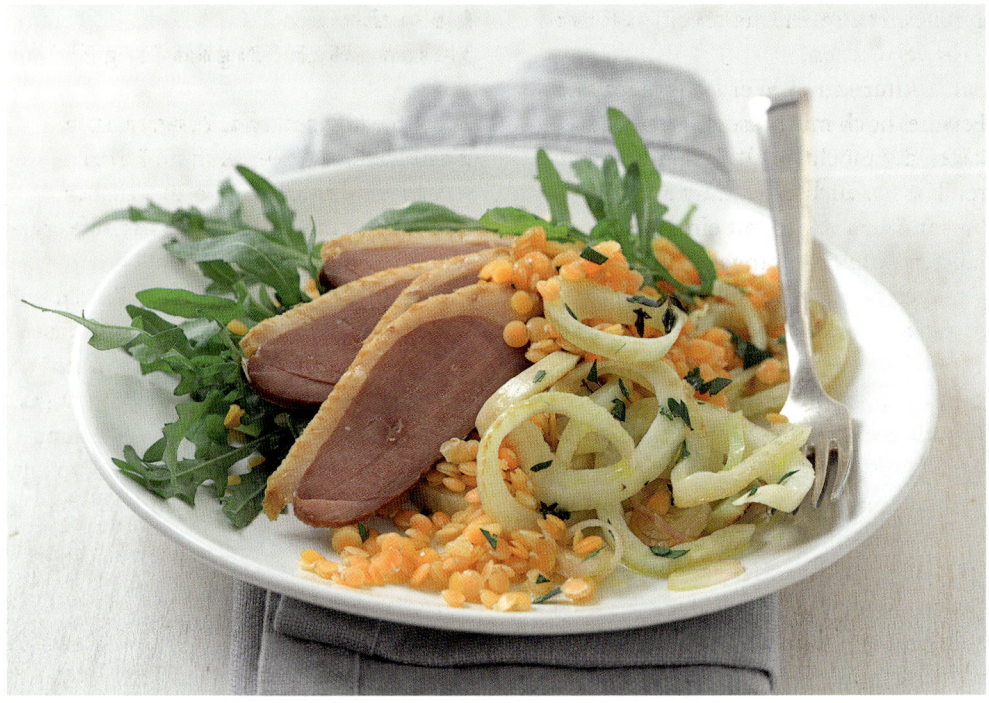

Geräucherte Entenbrust auf feinem Fenchel-Linsen-Salat

Zubereitungszeit: ca. 7 Minuten

Für 2 Portionen: 1 Tasse rote Linsen (ca. 200 g) | 1 Fenchelknolle | 1 Schalotte | 1 EL Olivenöl | 1 Thymianzweig | 1 Handvoll Petersilie | Salz | Pfeffer | 3 EL weißer Balsamicoessig | 1 Handvoll Rucola | 100 g geräucherte Entenbrust in Streifen

1. Die Linsen in einem Sieb unter kaltem Wasser spülen, bis dieses klar bleibt. In 2 Tassen Wasser ohne Salz weich kochen.
2. Den Fenchel waschen und putzen, die Schalotte schälen und beides quer in feine Streifen schneiden. Das Öl in einer Pfanne sanft erhitzen, Fenchel und Schalotte darin zusammen mit dem Thymian bissfest dünsten.
3. Die Petersilie und die gegarten Linsen hinzufügen. Mit Salz und Pfeffer würzen und mit dem Essig ablöschen. Den Rucola abbrausen, trockenschleudern, von den harten Stielen befreien, eventuell etwas klein schneiden und ebenfalls untermischen.
4. Den Salat auf zwei Teller verteilen und die geräucherte Entenbrust darauf anrichten.

Pro Portion:
485 kcal | 32 g E | 53 g KH | 16 g F

Tipp: Wenn Sie beim Metzger keine geräucherte Entenbrust in Scheiben bekommen, können Sie stattdessen auch geräucherte Putenbrustscheiben für den Salat verwenden.

Salat-Alternative: Wer sich weder mit Fenchel noch mit Linsen anfreunden kann, der möchte vielleicht einen anderen Hülsenfrüchte-Salat im Repertoire haben. Wie wäre es mit einem raffinierten Bohnen-Orangen-Chutney? Dazu Orangen filetieren, rote Zwiebeln glasig dünsten und die Orangenspalten dazugeben, mit einem Schuss Orangensaft ablöschen. Chili, Vanillemark und vorgekochte Bohnen nach Wahl noch kurz miterhitzen. Fertig!

Würz-Tipp: Zur Ente passt Vanille geschmacklich besonders gut. Aber auch Brombeeren oder Johannisbeeren, beispielsweise in einem Salat oder eingekocht mit Rotwein und Gewürzen, harmonieren perfekt zu dem Geflügel.

Für Vegetarier: Als fleischlose Variante ist ein sehr würziger, in Scheiben geschnittener Käse zu empfehlen, zum Beispiel Bergkäse oder Scamorza.

Für die Brotzeitbox: Dieses Gericht schmeckt auch kalt und passt prima in die Dose fürs Büro.

Sanddorn-Dickmilch Shake

Zubereitungszeit: ca. 5 Minuten

Für 2 Portionen: 500 ml Dickmilch | 5 EL Sanddornvollfrucht mit Honig (Reformhaus) | 45 g Vanille-Eiweißpulver | außerdem: einige Eiswürfel

1. Alle Zutaten mit den Eiswürfeln in den Mixer geben, in 2 bis 3 Minuten auf höchster Stufe glatt pürieren.
2. Den Shake in zwei Gläser füllen und sofort eiskalt genießen.

Pro Portion:
340 kcal | 24 g E | 31 g KH | 11 g F

Tipp: Sie können zum Pürieren auch einen Pürierstab verwenden. Dann sollten Sie das Eis vorher im Crusher oder in einem Gefrierbeutel mithilfe eines Hammers zerkleinern.

Im Sommer: In Förmchen für Eis am Stiel (gibt's zum Beispiel im Haushaltswarengeschäft) wird ein erfrischender Süßigkeiten-Ersatz aus dem Shake. Dazu einfach diesen über Nacht oder für mindestens 6 Stunden im Gefrierfach kühlen. Besonders Kinder lieben diese eiskalte Erfrischung am Stiel.

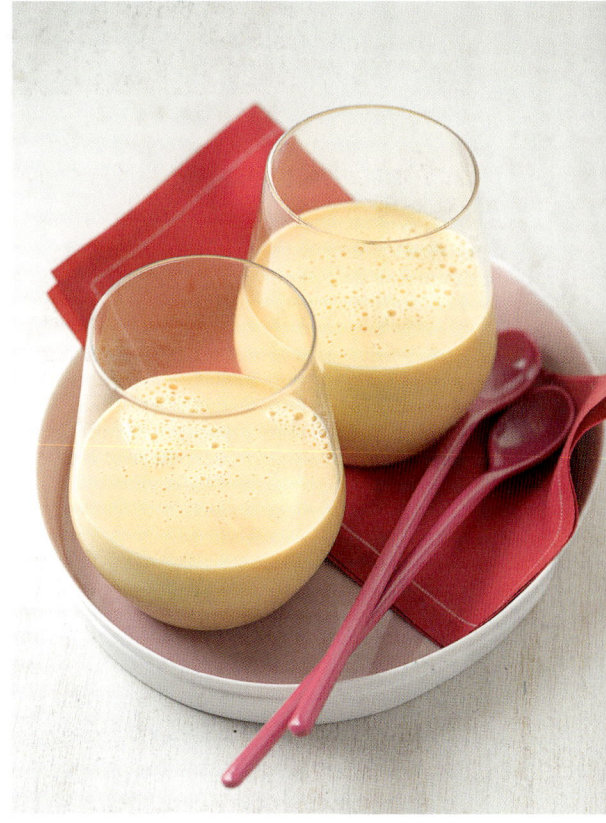

Gehen Sie weiter auf Ihrem Weg!

Auf der CD finden Sie mit Track 18, der Visualisierung »Mir gelingt ein perfekter Tag«, einen Begleiter, der Sie stets an Ihr großes Ziel erinnert und Sie auf Ihrem Weg dorthin beziehungsweise auf Ihrem weiteren Weg unterstützt und immer wieder neu motiviert.

Was haben Sie bisher schon alles erreicht! Wie lange haben Sie davon geträumt, auf der Waage Ihr Wunschgewicht zu sehen – und nun sind Sie ganz nah dran oder vielleicht sogar schon dort. Sie können stolz auf sich sein!

Wahrscheinlich haben Sie nun weitere Pläne: Noch ein paar Pfunde wegschmelzen – das geht jetzt, mit Ihren guten neuen Gewohnheiten, wie von selbst. Noch beweglicher werden oder mehr Muskeln aufbauen, zum Beispiel bei einem Yogakurs oder im Fitnessstudio. Vielleicht haben Sie ja auch schon des Öfteren von einem Tanzkurs geträumt, ob Tango, Salsa oder Wiener Walzer – auch dafür fühlen Sie sich nun fit und flott genug.

Gleich beim ersten Hüngerchen zuschlagen? Sie doch nicht! Denn Sie wissen ja, dass die nächste Mahlzeit bald kommt, und helfen sich mit einem großen Glas Wasser, ein paar Nüssen oder einem Stück leckeren Käse über den kurzen Schwäche-Moment hinweg.

Sie haben die gesunde Ernährung lieben gelernt und wollen sich auch weiterhin gesund ernähren – es ist Ihnen zum Bedürfnis geworden! Vielleicht mögen Sie es, morgens mit dem Rad zum Bauernmarkt zu fahren und knackiges, feldfrisches Gemüse in Ihren Korb zu packen. Für die Dickmacher im Supermarkt haben Sie nur ein Achselzucken übrig. Sie atmen beim Einkaufen ruhig und tief, und wenn Ihre Augen doch mal an einer süßen oder fetten Versuchung hängen bleiben, blinzeln Sie ein paarmal und gehen einfach weiter.

Wenn eine Versuchung doch mal übermächtig zu werden droht, greifen Sie in die optische Trickkiste aus der Visualisierung in Track 9 auf der CD.

Sie planen nun jeden Tag drei feste Mahlzeiten ein – im Sommer vielleicht im Garten oder auf dem Balkon, zum Beispiel mit gegrilltem Fisch, frischen Kräu-

Wer seine Ziele nicht an den Sternen festmacht, kommt nicht mal auf den Kirchturm.

PATRICK SWAYZE

tern und Salaten. Sie decken sich zu jeder Mahlzeit den Tisch schön und einladend. Sie lieben Lebensmittel, und das ohne schlechtes Gewissen.

Statt zu den alten Dickmachern zu greifen, gönnen Sie sich auch sonst lieber etwas Gutes: Sie kaufen sich etwas Schönes zum Anziehen (in Ihrer neuen Kleidergröße!) oder tun irgendetwas anderes, um sich noch anziehender und selbstbewusster zu fühlen: zum Friseur gehen, sich ein neues Parfum oder Rasierwasser zulegen ... oder eine »Angeber-Runde« durch die Stadt auf dem neuen Fahrrad drehen – voller Freude an der Bewegung, die Ihnen jetzt viel leichter fällt als früher.

Sie haben auch gelernt, sich gezielt zu entspannen, und wissen, wie wichtig Gelassenheit ist, um nicht im täglichen Stress in alte Gewohnheiten zurückzufallen. Sie setzen ganz bewusst immer wieder Relax-Einheiten in Ihrem Alltag ein, damit Sie entspannt drüberstehen können.

Mit all den positiven Kicks, die Sie bekommen haben, und Ihren tollen kleinen und großen Erfolgen geht es Ihnen heute so viel besser! Warum sollten Sie irgendetwas an Ihren neuen, guten Gewohnheiten ändern? Perfekte Tage sind jetzt die Regel: Sie werden satt, sind gesund, strahlen Lebensfreude und Energie aus. Und wenn Sie doch mal auf der Geburtstagsfeier zu ein, zwei Tortenstücken greifen oder abends zu spät essen, verzeiht Ihr Körper das jetzt viel schneller als früher, weil Ihre fitten kleinen Muskelkraftwerke mit der überschüssigen Energie locker fertig werden.

In kleinen Schritten sind Sie ans große Ziel gekommen oder werden dort bald sein. Sie haben sich nicht lumpen lassen und dieses große Ziel genau da festgemacht, wo Sie es in Ihren Träumen gesehen haben: bei Ihrem Wunschgewicht, bei Fitness, Schönheit und Gesundheit.

Vergessen Sie mal für einen Moment die kleinen Schritte und machen Sie ruhig ein paar Luftsprünge!

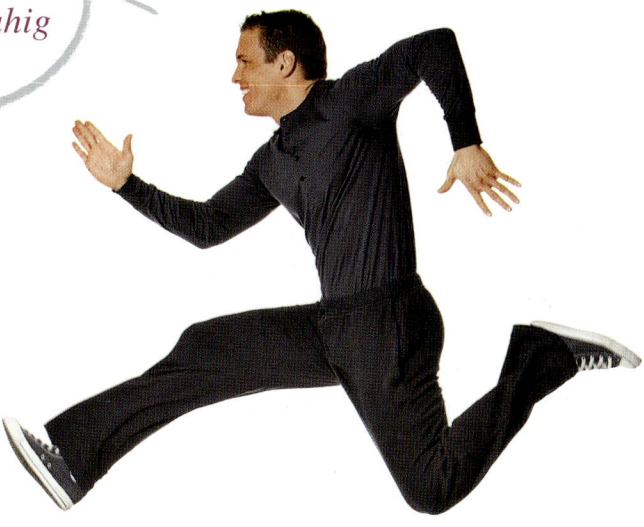

Bücher,
die weiterhelfen

Weitere (Hör-)Bücher von Patric Heizmann

Ich bin dann mal schlank: Das Erfolgsprogramm; GRÄFE UND UNZER VERLAG

Ich bin dann mal schlank. Die Erfolgsmethode; Draksal Fachverlag

Ich bin dann mal schlank: Gut essen. Richtig bewegen. Anders denken (Hörbuch auf CD, auch als MP3-Download erhältlich); Draksal Fachverlag

Ich bin dann mal schlank. Das Koch- und Rezeptbuch; Draksal Fachverlag

mit Timo Krüger: Ich bin dann mal schlank. Die Fitness-DVD zur Erfolgsmethode von Patric Heizmann!; Riva Verlag

Weitere Bücher von Sebastian Benthe

mit Antje Klein: Ich bin dann mal einkaufen: Der Schlankführer durch den Supermarkt; Draksal Fachverlag

Weitere Bücher zum Thema Abnehmen aus dem GRÄFE UND UNZER VERLAG, München

Grillparzer, Marion:
- Die neue GLYX-Diät. Abnehmen mit Glücks-Gefühl
- Mini-Trampolin. Schlank & fit im Flug

Hofmann, Dr. med. Inge: Schlank ab 40. Das Erfolgsprogramm

Pape, Detlef/Schwarz, Rudolf/Trunz-Carlisi, Elmar/Gillessen, Helmut:
- Schlank im Schlaf. Die revolutionäre Formel
- Schlank im Schlaf. Der Fitness-Turbo
- Schlank im Schlaf. Das Kochbuch
- Schlank im Schlaf für Berufstätige

Weitere Bücher zu den Themen Fitness, Figur & Gesundheit aus dem GRÄFE UND UNZER VERLAG, München

Grasberger, Delia: Autogenes Training (Buch mit CD)

Hainbuch, Dr. Friedrich: Progressive Muskelentspannung (Buch mit CD)

Hederer, Markus: Laufen statt Diät

Mannschatz, Marie: Meditation. Mehr Klarheit und innere Ruhe (Buch mit CD)

Rüdiger, Margit: Bauch, Beine, Po

Trökes, Anna:
- Die Yoga-Box. 60 Übungskarten mit Begleitbuch und Poster
- Crashkurs Yoga. Blitzschnell und unkompliziert einsteigen

Tschirner, Thorsten:
- Fit mit Hanteln
- Fit mit dem Thera-Band

Tschirner, Thorsten/Firus, Anika: Doppelt schnell zur Traumfigur mit zwei Thera-Bändern

Winkler, Nina:
- Bauch, Beine, Po intensiv
- Core-Training für Bauch, Beine, Po (Buch mit DVD)

Bücher anderer Verlage

Besser-Siegmund, Cora: Easy Weight. Der mentale Weg zum natürlichen Schlanksein oder: Abnehmen beginnt im Kopf; Junfermannsche Verlagsbuchhandlung

Besser-Siegmund, Cora; Siegmund, Harry: Wingwave-Coaching. Wie der Flügelschlag eines Schmetterlings (Buch mit CD); Junfermannsche Verlagsbuchhandlung

Grimm, Hans-Ulrich: Die Suppe lügt; Droemer Knaur

Küstenmacher, Werner Tiki/Seiwert, Lothar: Simplify your Life. Einfacher und glücklicher leben; Droemer Knaur

Lampert, Werner: 100 Lebensmittel, die Sie glücklich machen; Ecowin Verlag

Mc Kenna, Paul: Ich mach dich schlank!, Goldmann Verlag

Peters, Achim: Das egoistische Gehirn. Warum unser Kopf Diäten sabotiert und gegen den eigenen Körper kämpft

Seiwert, Lothar: 30 Minuten für optimales Zeitmanagement; Piper

Bezugsquellen für Eiweiß zum Kochen und Backen

Die Rezepte in diesem Buch wurden auf der Basis von Hanuko Koch- und Backeiweiß entwickelt. Wenn Sie ein Eiweißpulver anderer Hersteller verwenden, achten Sie darauf, dass es geschmacksneutral, ungesüßt und zum Kochen und Backen geeignet ist. Je nach Produkt und Zusammensetzung des Rezeptes kann es zu Abweichungen bei den erforderlichen Flüssigkeitsmengen kommen.

HANUKO Koch- und Backeiweiß
www.hanuko.de

Inko X-Treme Muscle 95 (Hersteller: inkospor)
www.amazon.de, www.powerfit24.de

Power-Protein 90 (Hersteller: Body Attack)
www.body-attack.de

Protein 90 plus (Hersteller: Power System)
www.power-system-sport.de, in vielen Drogerien erhältlich, z. B. bei Rossmann, Budnikowski, dm

Eiweißpulver Neutral (Hersteller: SECRET of HEALTH)
www.secret-of-health.eu

SUPER HI PRO 128 (Hersteller: POWER STAR FOOD)
www.powerstar.de

Adressen, die weiterhelfen

Patric Heizmann »Ich bin dann mal schlank«
Das Erfolgsprogramm im Internet – mit Online-Coach unter www.ich-bin-dann-mal-schlank.de oder www.patric-heizmann.de/facebook

ADFC Allgemeiner Deutscher Fahrrad-Club e. V., Bundesgeschäftsstelle
Grünenstr. 120, 28199 Bremen
www.adfc.de
Unter der Rubrik »Über uns« › »Vor Ort« finden Sie auf der Website die Vertretung an Ihrem Heimatort und die jeweiligen Angebote wie Feierabendtouren, Diskussionen zur Verkehrslage in der jeweiligen Stadt und vieles mehr.

Deutscher Turner-Bund e. V.
Otto-Fleck-Schneise 8, 60528 Frankfurt am Main
www.dtb-online.de
Hier finden Sie unter anderem in der Rubrik »Sportarten« die Beschreibungen und entsprechende Links zu vielen spannenden Freizeitsportarten.

Deutsche Gesellschaft für Ernährung (DGE) e.V.
Godesberger Allee 18, 53175 Bonn
www.dge.de und www.dge-medienservice.de
Hier finden Sie unter anderem viele interessante Tipps und Links zu Ernährungs- und Gesundheitsthemen sowie Medien zum Bestellen.

Bundeszentrale für gesundheitliche Aufklärung (BzgA)
Ostermerheimer Str. 200, 51109 Köln
www.bzga.de
Über die Suchfunktion oder beim Stöbern können Sie sich auch hier zu vielen aktuellen Ernährungs- und Gesundheitsthemen schlaumachen.

Slow Food Deutschland e. V.
Luisenstraße 45, 10117 Berlin
www.slowfood.de

Die weltweite Vereinigung fördert das bewusste Genießen, die Kultur des Essens und Trinkens, eine verantwortliche Landwirtschaft und Fischerei, das traditionelle Lebensmittelhandwerk und die Bewahrung der regionalen Geschmacksvielfalt.

aid Infodienst Verbraucherschutz Ernährung Landwirtschaft e. V.

Heilsbachstr. 16, 53123 Bonn
www.aid.de
www.was-wir-essen.de
Vielfältige Infos zu Lebensmittelherstellung, gesunder Ernährung und diversen Erkrankungen; mit Saisonkalender, Rezepten und vielem mehr.

Österreichischer Fachverband für Turnen

Schwarzenbergplatz 10
A-1040 Wien
www.oeft.at

Schweizerischer Turnverband (STV)

Bahnhofstraße 38
CH-5001 Aarau
www.stv-fsg.ch

Österreichische Gesellschaft für Ernährung

Zimmermanngasse 3, A-1090 Wien
www.oege.at

Schweizerische Gesellschaft für Ernährung

Schwarztorstr. 87, CH-3001 Bern
www.sge-ssn.ch

Internet-Tipps

www.ich-bin-dann-mal-schlank.de
Wissenswertes rund um Ernährung, Bewegung und Entspannung von Patric Heizmann und seinem Expertenteam – mit Online-Coach.

www.patric-heizmann.de
Tipps, Termine, Tourneedaten und zahlreiche Informationen über und von Patric Heizmann. Mit Heizmann-Forum und Facebookseite.

www.sebastian-benthe.de
Leckere Rezepte des Ich-bin-dann-mal-schlank-Kochs für alle, die sich gesund und eiweißreich ernähren wollen.

www.mit-dem-rad-zur-arbeit.de
Eine Gemeinschaftsaktion von ADFC und AOK, bei der man allein oder im Team regelmäßige Fahrten zur Arbeit »sammelt« und tolle Preise gewinnen kann.

www.ferien-fahrradschule.de
Eine schöne Ferienidee für alle, die das Fahrradfahren nie richtig gelernt haben oder sich auf dem Rad unsicher fühlen.

www.natural-running.com
Der Laufexperte Dr. Marquardt stellt hier sein Wissen zur Verfügung, bietet Kurse ubnd Seminare an und stellt die von ihm entwickelten Fußtrainer vor.

www.kuechengoetter.de
Eine Fundgrube gesunder, leckerer Rezepte – geben Sie z. B. das Suchwort »Ballaststoffe« ein.

Register

Rezeptregister

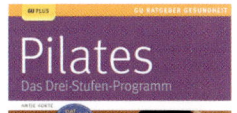
Pilates
Das Drei-Stufen-Programm

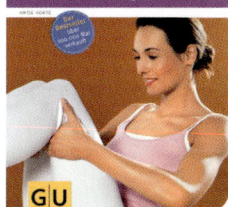

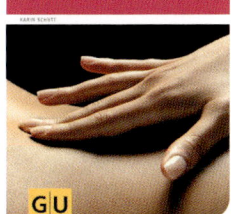
Massagen

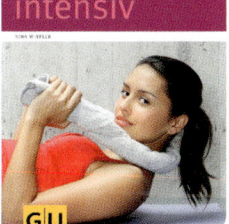
Bauch, Beine, Po
intensiv

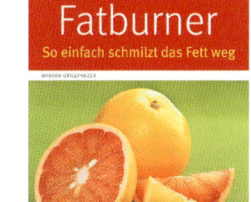
Fatburner
So einfach schmilzt das Fett weg

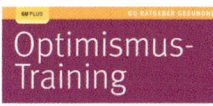
Optimismus-Training

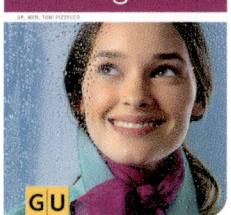

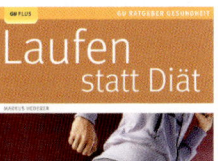
Laufen
statt Diät

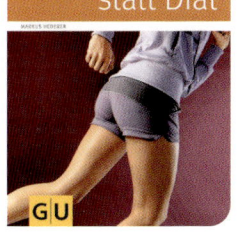

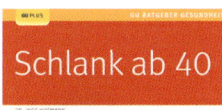
Schlank ab 40

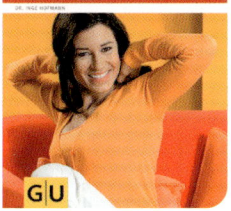

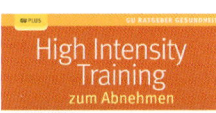
High Intensity Training
zum Abnehmen

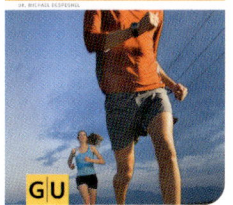

DIE GU RATGEBER GESUNDHEIT
Für Ihr Wohlbefinden nur das Beste

Sie tun etwas für Ihre Gesundheit – wir tun alles, um Sie dabei zu unterstützen. Mit Büchern voll **fundierter** und **praxisnaher Erkenntnisse**, geschrieben von **echten Experten** mit langjähriger Erfahrung. **Motivierende Schreibe** und **klarer Aufbau** gehören zu unserem Markenzeichen und sind uns ein großes Anliegen. Alle Übungen, Tipps und Anleitungen sind **mehrfach geprüft** und so geschrieben, dass jeder sie leicht nachvollziehen kann. Natürlich werden alle Inhalte immer auf dem **aktuellen Stand** gehalten.

Und jetzt neu:

GU PLUS

→ Der GU-Folder bietet einen echten Zusatznutzen – als Poster, Einkaufshilfe oder praktische Übersicht.

→ Die 10 GU-Erfolgstipps vermitteln spezielles Praxis-Know-how aus dem reichen Erfahrungsschatz der Autoren, das den Ratgeber einzigartig macht.

Impressum

© 2011 GRÄFE UND UNZER VERLAG GmbH, München

Projektleitung: Maria Hellstern
Redaktionelle Mitarbeit (Text): Journalistenbüro Hamburg (Franziska Pfeiffer, Martina Radloff)
Lektorat: Barbara Kohl
Bildredaktion: Elke Dorlinger, Henrike Schechter
Umschlaggestaltung und Layout: independent Medien-Design, Horst Moser, München
Herstellung: Petra Roth
Satz: Lydia Geißler
Lithos: Repro Ludwig, Zell am See
Druck und Bindung: Druckhaus Kaufmann, Lahr

Syndication
www.jalag-syndication.de

CD
Sprecher: Frank Behnke
Musik und Produktion:
VIAS ENTERTAINMENT
VIAS ENTERTAINMENT ist ein Unternehmen der VIAS PROJECTS GmbH

ISBN 978-3-8338-2480-7

1. Auflage 2011

Food- und Stillproduktion
Carsten Eichner: S. 3, 24, 34, 46, 52, 65-70, 78-81, 87, 90-93, 102-105, 116-119, 126, 129-133, 136, 140, 143-147, U4 re.

Bildnachweis
Getty: S. 50, 82; Jump: S. 2 li., 6, 8, 14, 32, 56, 94, 111; Mauritius: S. 42; Masterfile: S. 120; Plainpicture: S. 2 re., 30, 58, 72, 106, 134, U4 li. + Mitte; GU Archiv (Johannes Rodach): S. 26, 27, 142; Holger Roschlaub: U1, Klappe vorne oben, S. 18, 63, 89, 101, 115, 128, 149; Sven Sindt: S. 17; Udo Bojahr: Klappe vorne unten, S. 4, 23, 77

Wichtiger Hinweis

Alle Ratschläge, Anwendungen und Übungen in diesem Buch wurden vom Autor sorgfältig recherchiert und in der Praxis erprobt. Sie sind für Menschen mit normaler Konstitution geeignet. Dennoch können nur Sie selbst entscheiden, ob und inwieweit Sie diese Vorschläge umsetzen können und möchten. Lassen Sie sich in allen Zweifelsfällen zuvor durch einen Arzt oder Therapeuten beraten. Weder Autor noch Verlag können für eventuelle Nachteile oder Schäden, die aus den im Buch gegebenen praktischen Hinweisen resultieren, eine Haftung übernehmen.

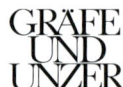

Ein Unternehmen der
GANSKE VERLAGSGRUPPE

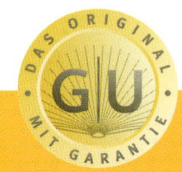